现代国药名典丛书

中国药物新字典

江忍庵 编

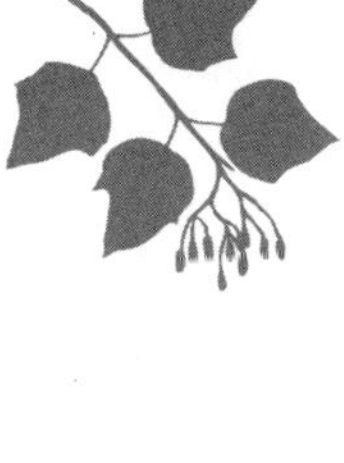

上海交通大學出版社
SHANGHAI JIAO TONG UNIVERSITY PRESS

内容提要

《中国药物新字典》是民国时期较早编纂出版的一部药物辞书，具有从传统本草著作向现代药典转变的起步特征。江忍庵编，1931 年上海中国医药研究会出版。全书仿《康熙字典》体例，按药名首字部首归类，共分十二集，每集所分之部，每部所列之词条，按笔画为序排列。前置总目录和检字表，便于检索。采录药物以“通行于中国者为限”，编写方法主要是 “采录古今名人本草汇合而成”，但 “偏重于性质功用”，每一种药名下设置有名称、种类、性质、功用、禁忌、用法、附录等细目。全书收罗颇多，词条文字较为简明扼要。本次据原书影印出版，供中医药人士参考。

图书在版编目（CIP）数据

中国药物新字典 / 江忍庵编 . —上海：上海交通大学出版社，2018
ISBN 978-7-313-18854-0

Ⅰ. ①中…　Ⅱ. ①江…　Ⅲ. ①药物 – 中国 – 词典　Ⅳ. ① R98-61

中国版本图书馆 CIP 数据核字（2018）第 013541 号

中国药物新字典

编　　者：江忍庵
出版发行：上海交通大学出版社　　地　　址：上海市番禺路 951 号
邮政编码：200030　　电　　话：021-64071208
出 版 人：谈　毅
印　　制：苏州市越洋印刷有限公司　　经　　销：全国新华书店
开　　本：710mm × 1000mm　1/16　　印　　张：29.75
字　　数：455 千字
版　　次：2018 年 8 月第 1 版　　印　　次：2018 年 8 月第 1 次印刷
书　　号：ISBN 978-7-313-18854-0/R
定　　价：300.00 元

出版说明

中医药学是中国古代科学的瑰宝，也是打开中华文明宝库的钥匙。中国古代药学著作主要以本草类图书为主，历代都有官府重修本草和民间新撰本草著作出现，内容日趋增多，知识日益丰富，但编修体例变化不大。晚清以来，中国传统药学著作的编写出现重大变化。西方药典编写方法不断影响，中医药科学化思潮不断扩展，中药新研究成果不断涌现，中药新分类体系不断梳理，中药教材和普及读物不断需求，都是传统大型综合本草著作无法承担的。与此同时，中药辞典应运而生，代替综合本草著作，承担起总结中药学知识的任务，中药辞典编纂蔚然成风。

据不完全统计，民国时期编纂出版的中药辞典多达十余种，比较重要的药典有[①]：

书名	编纂者	出版
《中华药典》	卫生部	内政部卫生署 1930 年铅印本
《国药字典》	陈景岐	上海中西书局 1930 年铅印本
《中药大辞典》	卫生报馆	上海卫生报馆 1930 年铅印本
《中国药物新字典》	江忍庵	上海中国医药研究会 1931 年铅印本
《药性字典》	吴克潜	上海大众书局 1933 年铅印本
《中国药学大辞典》	陈存仁	上海世界书局 1934 年铅印本
《中华新药物学大辞典》	吴卫尔	中国新医学研究会 1934 年铅印本
《应用药物辞典》	章巨膺	民友印刷所 1934 年铅印本
《实用药性辞典》	胡安邦	上海中央书店 1935 年铅印本
《标准药性大字典》	潘杏初	上海医药研究学会 1935 年铅印本
《药物辞典》	董坚志	上海文业书局 1937 年铅印本
《药性辞源》	冯伯贤	上海中央书店 1937 年铅印本
《中西药典》	张公让	张公让诊所 1943 年铅印本

民国时期的中药辞典编纂工作虽然处于探索阶段，但大多是参考了古今中外各方面资料基础上编写而成，内容丰富，资料翔实。这些药典的编写体例、内容均较传统本草著作有很大变化，主编者多秉持对中药知识“以科学方法整理”的理念，“采用现代科学实验方法”而产生的新的中药学知识被编写者大量吸收，新式辞典严谨、规范、简明、清晰的编写风格逐渐吸收、融合，随着编纂经验的积累，编排体例亦不断完善，并有合理、便捷的展现。这些药典的主要特点有：① 科学性。内容上既重视对传统本草著作的总结、提炼，又大量吸收了中药科学研究的新成果，尤其重视药物成分、形态、分科、用量的各自清晰的表述。② 条理性。通过词目的设置，将传统本草著作中混在一起的性味、归经、功效、主治等叙述内容，进行分门别类，分条纂述，有序排列；对于新科研成果，亦通过药物“有效成分”“生理效应”等新设条目予以系统归纳，科学表述。③ 检索性。通过建立索引系统，或采用笔画顺序等编排体例，使读者便于查找所需内容。④ 便利性。通过系统化梳理，使每一种药物的相关内容集中在同一词条下，可以独立成章，不必前后翻找；对不同药物的知识，通过统一的编排体例与叙述模式，以消除阅读理解的障碍。

这批中药辞书是现代中药研究著作中具有基础性的重要成果。对于这批具有开创性意义的中药学术成果进行收集、整理、出版，既可成为当代中药研究者重要的参考资料，也是“切实把中医药这一祖先留给我们的宝贵财富继承好、发展好、利用好”（习近平语）的一项重要工作。

这批出版于二十世纪三四十年代的药典，流传至今，已经较难访寻查阅，即便是国内一些重要的图书收藏机构，也没有一家能全部收藏这批药典的。我们希望通过不断努力，把这批中药药典汇成“现代国药名典丛书”影印出版。

《中国药物新字典》，江忍庵编[②]，民国二十年（1931）上海中国医药研究会出版，全书正文 428 页，每页上中下三栏，竖排。全书药品排列方式仿《康熙字典》[③]，按药名首字部首归类，共分十二集，每集所分之部，每部所列之词条，按笔画为序排列。前置总目录和检字表，便于检索。编者认为传统本草著作有“三病一憾”：一病“荟萃群流，未衷一是，纷纭聚讼，好恶难分”；二病“收取未免太滥”；三病所载怪物“何从而得之”；一憾“卷帙太繁，检查匪易，殊不适用于近代医界中人”。采录药物以“通行于中国者为限”，编写方法主要是“采录古今名人本草汇合而成”，但“偏重于性质功用，且经著者加以甄别，排众说而执一是，删繁就简，剀切详明，务求实地试验之用”。每一种药名下设置有名称、种类、性质、功用、禁忌、用法、附录等细目。药品别名虽有单独条目，仅注详见某条，不再叙述。首有编者叙言、凡例。

全书是编者“凭一人之识见，竭一年之心力，编纂就绪”，虽收罗颇多，但发明较少，[④]词条文字较为简明扼要。全书所载药物较传统本草著作更便于一般人阅读查检。

《中国药物新字典》是民国时期较早编纂出版的一部药物辞书，具有从传统本草著作向现代药典转变的起步特征。本次据原书影印出版，供中医药人士参考。

桑行之

2018 年 4 月

注　释：

① 据《中国中医古籍总目》及焦振廉《民国时期中医药著作概述》、王鼎等《民国时期本草著作的特征初探》、李楠《民国时期中药辞典的编纂及其对中药学发展的影响》统计，民国时期编纂的中医药类辞典达 28 种，其中中药辞典 15 种。需要说明的是，这 15 种中药辞典中，《辞典本草》内容与一般本草著作无异，徒具辞典之名，而程瀚章《新医药辞典》实为西医药学辞典，收录内容与中药无关，这两部书应予剔除。

② 江忍庵，另编有《加批徐灵胎医书全集》《加批校正金匮心典》《分类楹联宝库》等。

③ 本书字头下标注反切、直音、韵部，也是与《康熙字典》相同的。

④ 编者在《叙言》里自己也提到：“务求简括，不取烦冗，虽于考据一端，或嫌疏漏。”

新舊適用

中國藥物新字典

上海醫藥研究會刊

上海廣益書局發行

中華民國二十一年六月續版

中國藥物新字典

精裝一冊

著作者 古吳江忍庵

出版者 中國醫藥研究會

發行者 廣益書局 上海棋盤街中市

總發行所 廣益書局 上海福州路中市

分發行所 廣益書局 北平 漢口 江西 宜昌 廣州 長沙 開封 重慶

定價大洋二元

函購酌加寄費

敘言

自神農著本草後。名賢輩出。代有其人。發明新藥。日見其多。正所以補先聖之不足。爲後學之津梁耳。統觀本草各書。尤當以綱目爲巨擘。綱目判別種類。綜核大成。旁證曲引。並蓄兼收。卽尋常一物之微。靡不羅而致之幕下。並集諸家方劑。證明其功用。如萬派之歸宗。百川之滙海。噫。洋洋乎大觀哉。然而薈萃羣流。未衷一是。紛紜聚訟。好惡難分。反令閱者興望洋之歎。此一病也。中國素以人道爲重。而人類內列入人膽人勢人骨天靈蓋等。連及木乃伊像人各物。收取未免太濫。此亦一病也。又如鱗部之兩頭蛇。獸部之雙頭鹿。與夫罔兩彭侯等怪物。禽部之鳳凰及姑獲鬼車等鳥。更何從而得之。此又一病也。抑且卷帙太繁。檢查匪易。殊不適用於近代醫界中人。識者憾之。本社有鑒於斯。知余粗通醫理。囑令改編。余乃不揣譾陋。費一載之光陰。竭半生之心力。從事修訂。別出新裁、根據綱目及他種本草、一一刪正之。仿字典之成規。定藥品之次序。務求簡括。不取煩冗。雖於攷據一端。或嫌疏漏。而於性質功用二者。皆加注重。詳細審定。執兩用中。絕無游移兩可之談、不獨使醫家得此。用備檢查。即粗知文字輩。亦可稍識藥物之功能。況復一字之下。綴以音註。凡翻過普通字典者。咸得依據一字而檢閱之。否則藥物繁夥、參以異名。為數不下幾千種。苟不知何者為草、何者為木。何者為水土金石。何者為禽獸鱗蟲、而欲於倉卒之間檢尋一意中之藥、寧非難事。今得是編。供餉於醫界。而難題從此解決矣。余用是聊誌數言。敘於簡端。

古吳江忍庵謹識

凡例

一　本編采錄古今名人本草滙合而成。依據字典分部列入。以藥物之通行於中國者爲限。故定名曰中國藥物新字典。

一　本編搜羅宏富。集其大成。牛溲馬勃。悉爲藥籠中物。間或采及藥之別名。以補字典之不足。且有爲醫方所習見者。尤宜提綱挈領。點清眉目。備閱者之檢查。幸勿以重出譏之。

一　本編按照字典分部。每一字下。除音註外。必有藥物排列於後。少或一二味。多或四五十味。朗若列眉。有條不紊。較諸舊本綱目之難於檢查者。實有霄壤之別。

一　本編以藥物爲主體。而以字典爲輔。故與尋常字典不同。凡無藥物之字。

雖普通者亦不錄。

一　本編與綱目有別。綱目妙在攷據之精詳。可備采藥者之研究。而是書專備醫家審査。故特偏重於性質功用。且經著者加以甄別。排衆說而執一是。刪繁就簡。剴切詳明。務求實地試驗之用。

一　本編雖不注重攷據。然其中有醫方所不經見者。有藥肆所不備列者。間或載其出處與形狀。掛一漏萬。知難免矣。

一　本編依據字典。計分十二集。每集所分之部。每部所列之字。均照筆畫多寡。順序而下。惟無藥者概不攔入。如子集之丨亠冖凵匚部。丑集之夂部。寅集之屮幺彐部。卯集之斗无部。辰集之氏部。巳集之爻部。午集之用癶部。未集之聿臣舌舛色部。酉集之身釆部。戌集之隶非面首部。亥集之鬲黹龠部。俱付闕如。

中國藥物新字典總目錄

總目錄

檢字表

凡較難尋檢之字均照筆畫排列注明頁數於下

百 午二六
竹 未一
米 未六
羊 未二四
羽 未二九
老 未三〇
耳 未三〇
肉 未三一
自 未三七
血 申六四
行 申六五
衣 申六五
西 申六六

●七畫

兌 子一八
初 子二三
坐 丑一一
孝 寅一
每 辰三九
阜 午二八
良 未三九
見 酉一
角 酉一
豆 酉三
豕 酉四
貝 酉一二
赤 酉一三
走 酉一五
車 酉一六
辛 酉一七
辰 酉一八

●八畫

乳 子五
亞 子一〇
來 子一六
兒 子一九
兎 子一九
兩 子二〇
卷 子二九
和 丑四
周 丑四
夜 丑一三
奈 丑二〇
孟 寅二
承 卯五
東 辰一
武 辰三九
知 午三三
羌 未二七
金 戌一
長 戌一三
雨 戌二五
靑 戌三一

●九畫

前 子二四
南 子二八

●檢字表

中國藥物新字典 子集

●一部

【一】衣悉切質韻。

【一枝蒿】(種類)山草類。出巴里坤。(性質)性溫。氣味如草。(功用)活血解毒。驅風理怯。治一切積滯沉痼陰寒等疾。

【一粒金丹】(名稱)一名洞裏神仙。又名野延胡。江南人呼爲飛來牡丹。(種類)草類。根下結粒大如豆。各處皆有。(功用)治跌打損傷。消癰腫瘰癧。犬蛇毒。搗敷火丹。痔腫風痺。閃朒腰痛。

一畫

【丁】低經切靑韻。

【丁香】(名稱)卽鷄舌香。又名丁子香。雄者顆小爲公丁香。雌者顆大爲母丁香。(種類)香木類。(性質)辛溫。(功用)壯陽事。暖陰戶。治胃冷壅脹。嘔噦呃逆。痃癖奔豚。腹痛泄瀉。口臭齒䘌。痘瘡灰白。(禁忌)熱證勿用。忌見火。畏欝金。

【丁香皮】(功用)治心腹冷氣諸病。用代丁香。

【丁香枝】(功用)治一切冷氣。腹脹吐瀉等證。

【丁香根】(性質)辛熱有毒。(功用)治風熱毒腫。不入心腹之用。

【丁香花】(性質)味辛微溫。

（功用）盦茶弔露。清利頭目。

【丁香油】（性質）氣味甘辛。性大熱。（功用）壯陽暖腎。透竅驅寒。力更速於丁香。治胃寒痛及疝痛陰寒。或滴少許入煎藥。或以油塗臍上痛處。暖丹田除水瀉。塗暖臍膏貼。解蟹毒

【丁香露】（性質）氣烈。味微辛。（功用）治寒澼胃痛。

【七】砌一切。質韻。

【七仙草】（種類）草類。（功用）治杖瘡

【七葉黃荊】（名稱）一名豬臥草。烏蛇草又名七葉黃金。俗呼扦扦活。（種類）草類。（性質）味甘。（功用）治跌撲損傷閃腰挫氣痛

二畫

【三】思甘切。覃韻。

【三七】（名稱）本名山漆。又名金不換。形似人參。故稱參三七。（種類）山草類用根。（性質）甘苦微溫。（功用）散血定痛。治吐血衄血血痢血崩。目赤癰腫。爲金瘡杖瘡要藥。（禁忌）無瘀血者勿用。

【三七葉】（功用）治折傷跌撲。出血傅之卽止。腫經夜卽消。餘功同根。

【三白草】（種類）隰草類。（性質）甘辛寒有小毒。（功用）治水腫脚氣。利大小便。消痰破癖。除積聚。消疔腫。

【三角風】（名稱）一名三角尖。（種類）草類（功用）主風濕流注疼痛及癰疽腫毒。

【三寶薑】（種類）蔬菜類。出臺灣。（功用）治百病有效。

【三生蘿蔔】（種類）蔬菜類。此係人工所製造者。（製法）

取水蘿蔔一枚。周圍鑽七孔。入巴豆七粒。入土種之。待其結子。取子又種。待蘿蔔成。仍鑽七孔。入巴豆七粒再種。如此三次。至第四次將開花時。連根拔起。陰乾。收貯罐內。(功用)專治鼓脹。取一枚。搗碎。煎湯服之。極重者二枚立愈。

【三家洗盌水】(種類)水類。(功用)治惡瘡久不癒。煎沸入鹽洗之。不過三五度。

【上】侍漾切。漾韻。

【上黨參】(名稱)一名黃參。黃潤者良。(種類)山草類。出山西潞安太原等處。(性質)味甘性平。(功用)治肺虛。能益肺氣。

【下】諧雅切。馬韻。

【下馬仙】大戟之別名。(功用)詳見大戟條。

三畫

【不】夫物切。物韻。

【不灰木】(名稱)一名無灰木。(種類)石類。出上黨。(性質)甘大寒。(功用)治熱疿瘡。和棗葉石灰爲粉傅之。除煩熱陽厥。

【不凋木】(種類)灌木類。(性質)苦平。(功用)調中補衰。治腰脚。去風氣。却老變白。

【不死草】(種類)草類。出柳州。(功用)食之延年。暑時置盤中。食物不腐。幷可辟蠅。

【丑】恥有切。有韻。

【丑寶】牛黃之別名。詳見牛黃條。

●丶部

【丹】德安切。寒韻。

【丹參】(名稱)一名赤參。山參。又名郗蟬草。木羊乳。逐馬。奔馬草。(種類)山草類。用根。(

性質）味苦微寒。（功用）破宿血。生新血、安生胎墜死胎。調經脈除煩熱功兼四物。爲女科要藥治風痺癥瘕目赤腫痛（禁忌）畏鹹水忌醋反藜蘆。

【丹砂】（名稱）卽硃砂。（種類）石類出辰州者良。（性質）甘微寒。體陽性陰。（功用）瀉心經邪熱鎭心定驚辟邪。肝明目祛風止渴解毒定癲狂。止牙痛下死胎。（禁忌）獨用多用令人呆悶。畏鹽水忌一切血。

【丹竈泥】（種類）土類出嶺南羅浮山（功用）治暈船不服水土等證。

【丹戩】（名稱）一名飛龍。（種類）蟲類狀如鼠婦靑股赤頭。（性質）味辛有毒。（功用）主心腹積血。

●丨部

三畫

【中】豬弓切東韻。

【中藥】卽山豆根詳見山豆根條。

●丿部

一畫

【乃】儺海切賄韻。

【乃東】夏枯草之別名詳見夏枯草條。

●乙部

一畫

【乜】米野切。

【乜金藤】（種類）蔓草類。（性質）性溫無毒。（功用）治中風痰迷半身不遂左攤右瘓不省人事痰涎上壅攻心作嘔用一錢白湯磨下幷治小兒急慢驚風大者五分小者一二分神效。

【九】紀有切有韻。

【九仙子】(名稱)一名仙女嬌。(種類)蔓草類。(性質)苦涼。(功用)治咽痛喉痺。以新汲水或醋磨汁含咽甚良。

【九牛草】(種類)山草類。(性質)微苦有小毒。(功用)解風勞治身體痛與甘草同煎服。不入衆藥用。

【九熟草】(名稱)一名烏粟。又名雀粟。(種類)草類。(性質)甘溫。(功用)去出汗止洩瀉悶。

【九龍草】(種類)山草類。(性質)溫。(功用)行血脈治風痺。跌撲損傷。雙單蛾。痛風。幷除臭蟲。

【九香蟲】(名稱)一名黑兜蟲。(種類)蟲類。產貴州。(性質)鹹溫。(功用)治膈脘滯氣。脾腎虧損。壯元陽。

【九里香草】(種類)草類。(功用)治肚癰。搗碎浸酒服。

【九鼎連環草】(名稱)一名九葉雲頭艾。(種類)山草類。(性質)溫。(功用)通行氣血。治風痺有效。

【九頭獅子草】卽馬齒莧。詳見馬齒莧條。

七畫

【乳】如羽切。讀如如上聲。麌韻。

【乳汁】(種類)人類。(性質)甘鹹平。(功用)潤五臟。補血液。止消渴。澤皮膚。淸煩熱。理噎膈。悅顏。利腸。眼科用點赤澀多淚。(禁忌)虛寒滑泄胃弱者禁服。

【乳粉】(製法)取首生男兒無病之乳。白而稠者佳。或暴曬。用茯苓粉收。或水頓取粉尤良。其法以小鍋燒水滾。用銀瓢如碗。大傾乳少許入瓢。

浮滾水上晒。再浮冷水上立乾。刮取粉再頓再刮如攤粉皮法。（功用）此粉同參末等分蜜丸名參乳丸。大補氣血。

【乳餅】（名稱）又名乳腐。此係牛乳所作。（性質）甘平。（功用）潤五臟。利大小便同酸漿水煮服治赤白痢。

【乳香】（名稱）卽熏陸香。一名馬尾香天澤香摩勒香多伽羅香。（種類）香木類。出諸番。圓大如乳頭明透者良。（性質）苦溫辛香。（功用）去風伸筋。調氣活血。託裏護心。生肌止痛。治心腹諸痛癰疽瘡腫。産難折傷亦治癲狂。並止泄痢。（禁忌）瘡疽已潰勿服。膿多勿敷。氣虛亦勿用。

【乳藤】（名稱）卽乳汁草。（種類）蔓草類。出粵中。（性質）寒涼（功用）排膿敗毒。生肌止痛。消腫益血。爲諸乳毒癰瘡之聖藥。並能行乳汁通氣而能入血分。

【乳蟲】（名稱）一名土蛹。（種類）蟲類。（性質）甘溫。（功用）補虛羸。益胃氣。溫中明目。

【乳穴水】（種類）水類。爲近乳穴處流出之泉。（性質）甘溫。（功用）久服肥健人能食。體潤不老。與鍾乳同功。

十畫

【乾】歌女切。音干。寒韻。

【乾薑】（名稱）以白淨結實者良。故又名白薑。（種類）蔬菜類。（性質）辛熱。（功用）逐寒燥濕。發表溫經。定嘔消痰。開五臟六腑。通四肢關節。宣諸絡脈。治冷痺寒痞。反胃下利。腹痛癥瘕積脹。開胃扶脾消食去滯。

【乾漆】(種類)喬木類。(性質)性溫毒烈。(功用)行血殺蟲。破年深凝結之積滯瘀血。續筋骨絕傷。血見乾漆即化爲水。(禁忌)虛人及慣生大瘡者禁用。

【乾地黃】(名稱)即近時所稱之生地。(種類)隰草類。以懷慶肥大菊花心者良。(性質)甘苦而寒。沉陰而降。(功用)滋陰退陽。生血涼血。治血虛發熱。勞傷咳嗽。痺痿驚悸。吐衄尿血。血運崩中。調經安胎。利大小便。(禁忌)忌萊菔葱蒜銅鐵器。凡脾虛泄瀉。胃虛食少者禁用。

【乾冬菜】(種類)蔬菜類。冬間以白菜爲之。年久者佳。(功用)開胃下氣。益血生津。治年久咳嗽。并治湯火傷。

【乾陀木】(種類)木類。出西域安南。褐色。爲之乾陀。用皮。(性質)溫平。(功用)主癥瘕氣塊。溫腹暖胃。止嘔逆。破宿血。

十二畫

【亂】路玩切。翰韻。

【亂髮】(名稱)一名血餘。又名人退。(種類)人類。胎髮尤良。(性質)苦平。(功用)補陰消瘀。治諸血病。血痢血淋。舌血鼻血。小兒驚熱。合諸藥煎膏。涼血去瘀長肉。(用法)皂莢水洗淨。燒灰存性。

●二部

二畫

【互】胡誤切。音護。遇韻。

【互草】即常山。詳見常山條。

【五】吳魯切。麌韻。

【五子實】(種類)果類。今潮州有之。(性質)甘溫。(功用)霍亂金瘡宜食之。

【五加皮】(名稱)一名五佳。五花文章草白刺追風使。(種類)灌木類。(性質)辛苦而溫。(功用)順氣化痰。堅骨益精袪風勝濕。逐皮膚瘀血。療筋骨拘攣。治虛羸五緩。陰痿囊濕。女子陰癢。小兒脚弱。明目縮便。愈瘡療疝。釀酒尤良。(禁忌)下部無風寒濕而有火及肝腎虛而有火者。勿服。

【五加葉】(功用)用作蔬食。可去皮膚風濕。

【五味子】(名稱)一名荎藸。玄及。會及。(種類)蔓草類。北產者良。(性質)性溫。五味俱備。酸鹹爲多。(功用)斂肺氣。滋腎水。益氣生津。補虛明目。強陰濇精。退熱斂汗。止嘔住瀉。寗嗽定喘。除煩渴。消水腫。解酒毒。收耗散之氣。瞳子散大。(禁忌)嗽初起。脈數有實火者忌用。(用法)入滋補藥。蜜浸蒸。入勞嗽藥生用。

【五倍子】(名稱)一名文蛤。又名百蟲倉。(種類)蟲類。(性質)酸濇鹹寒。(功用)斂肺降火。生津化痰。止咳止血。斂汗解酒。療消渴。泄痢瘡癬。五痔。下血脫肛。膿水濕爛。子腸墜下。散熱毒。消目腫。斂瘡口。其色黑。能染鬚。(禁忌)嗽由外感。瀉非虛脫者禁用。

【五斂子】(名稱)一名五稜子。又名陽桃。(種類)果類。出閩粵。(性質)酸甘濇平。(功用)治風熱。生津止渴。

【五辛菜】(種類)蔬菜類。以葱蒜韭蓼蒿芥五種合成之。(性質)辛溫。(功用)歲朝食之。助發五臟氣。常食溫中去惡氣。消食下氣。(禁忌)熱病後勿食。

【五色符】(名稱)白符一名女木。(種類)草類有青符白符赤符黑符黃符五種。隨各色以補其臟(性質)苦微溫。(功用)主欬逆五臟邪氣。調中益氣。明目殺蟲

【五母麻】(名稱)一名鹿麻。天麻歸澤麻。苦草(種類)草類。(性質)味苦有毒(功用)主痿痺不便下痢。

【五靈脂】(種類)禽類。此係寒號蟲之屎(性質)甘溫純陽。氣味俱厚。(功用)入肝經血分通利血脈散血和血。血閉能通。經多能止。治血痺血積血暈血痢。腸風崩中諸血病。心腹氣血一切諸痛。除風殺蟲。化痰消積。療驚疳瘡疝。蛇蠍蜈蚣傷。(禁忌)血虛無瘀者忌用(用法)研末。酒飛去砂石用。行血宜生。止血宜炒。

【五穀蟲】(名稱)即糞蛆。(種類)蟲類(性質)寒(功用)治熱病譫妄毒痢作吐小兒疳積疳瘡(用法)漂淨曬乾。或炒或煅爲末。

【五色石斛】(種類)石草類。產雲南。色紺紅者佳。(功用)療胃熱益虛羸。

【五色石脂】分見下青黃赤白黑五條。

【井】子郢切。梗韻。

【井泉水】(種類)地水類。(性質)甘平(功用)新汲者療病宜人。解熱悶煩渴。

【井華水】(名稱)平旦第一汲爲井華水(性質)甘涼。(功用)清熱助陰。宜煎補陰藥及氣血淡火藥。

【井底泥】（種類）土類（性質）寒。（功用）塗火瘡。療妊娠熱病。取傅心下及丹田。可護胎氣。

【井中苔】（種類）苔草類（性質）甘大寒。（功用）治漆瘡水腫。療湯火傷。

【井泉石】（種類）石類。（性質）甘大寒。（功用）治諸熱。解心臟熱結。熱嗽。小兒熱疳。療赤眼。消腫毒（用法）研末水飛用。

【井口邊草】（種類）草類。（功用）小兒夜啼。私安席下。勿令母知。

六畫

【亞】倚駕切。鴉去聲。禡韻。

【亞麻】（名稱）一名鵶麻。即壁蝨胡麻（種類）穀類。用子（性質）甘微溫（功用）治大風瘡癬疥。療火傷。

人部

【人】日寅切。眞韻。

【人參】（名稱）即人蓡。又名黃參。血參。餘名不備錄（種類）山草類。以吉林老山野參爲上。（性質）生甘苦微涼。熟甘溫。（功用）補氣。瀉火。益土生金。開心益智。添精神。定驚悸。除煩渴。生津液。治虛勞內傷。發熱自汗（禁忌）肺有火及肺氣不利者勿用。忌鐵。反藜蘆（用法）去蘆用。補劑用熟。瀉火用生。

【人參條】（名稱）遼參之橫生蘆頭者。謂之參條（功用）其力甚薄。祇能生津止渴。其性橫行手臂。凡指臂無力者服之有效。

【人參鬚】（名稱）亦橫生於蘆頭者。比參條更細。謂之參鬚。（功用）與參條同。而其力愈薄。

【人參葉】（功用）生津潤燥。

【人參蘆】（功用）能涌吐痰涎。體虛人用之以代瓜蒂。

【人參子】（功用）力能發痘行漿。

【人肝藤】（種類）蔓草類。生嶺南。（功用）治游風手脚軟痺。解諸藥毒及蠱毒。

【人面子】（種類）果類。出海南。（性質）味甘性平。（功用）醒酒解毒。治遍身風毒痛癢。

【人中白】（名稱）一名溺白沍。（種類）人類。（性質）鹹涼。（功用）降火散瘀。治肺瘀鼻衂。勞熱消渴。痘瘡倒陷。牙疳口瘡。（禁忌）陽虛無火者忌用。

【人中黃】（名稱）一名甘中黃。用甘草納竹筒中。冬月浸入糞缸。至春取出陰乾取末。（種類）人類。（性質）甘寒。（功用）清痰火。消食積。大解五臟實熱。治陽毒熱狂。痘瘡血熱。黑陷不起。（禁忌）傷寒非陽明實熱。痘瘡非紫黑乾枯。均禁用。

【人言】即信石。詳見信石條。

【人蝨】（名稱）頭蝨黑。着身而白。謂之白蝨。身蝨白。着頭變黑。即稱爲頭蝨。（種類）蟲類。（性質）鹽平。微毒。（功用）治疔腫及脚指間肉刺瘡。蝨血可治眼毛倒睫。

二畫

【仁】日寅切。眞韻。

【仁頻】檳榔之別名。詳見檳榔條。

三畫

【仙】息焉切。音仙。先韻。

【仙茅】（名稱）一名獨茅。茅瓜

子。婆羅門參(種類)山草類。用根。(性質)辛熱有小毒。(功用)助命火益陽道明耳目補虛勞治失溺無子心腹冷氣不能食腰脚冷痺不能行(禁忌)相火盛者忌服。

【仙人草】(種類)石草類。(功用)治小兒酢瘡頭小而硬者。煮湯浴幷擣傅並治丹毒。又挼汁滴目明目去翳。

【仙人凍】(名稱)一名涼粉草。(種類)山草類出惠州(功用)療飢潤顏。夏時取汁和米粉食之。

【仙人骨】(種類)石類。(功用)治一切瘡。取粉敷用。

【仙半夏】(種類)(性質)詳見半夏。(製法)法係仙人所傳用大半夏一斤石灰一斤滾水七八碗入盆內攪涼。澄清去渣將半夏入盆內手攪之日曬夜露七日足撈出控乾用井華水洗洗三四次。泡三日。每日換水三次撈起控乾用白礬八兩皮硝一斤。滾水七八碗將礬硝共入盆內攪涼溫將半夏入內浸七日日曬夜露足取出清水洗三四次泡三日。每日換水三次取出控乾入後藥。甘草兩薄荷各四兩丁香五錢白荳蔻三錢。沉香一錢枳實木香川芎肉桂各三錢。陳皮枳殼五味子青皮砂仁各五錢。右共十四味切片滾水十五碗。晾涼將半夏同藥入盆內泡二七日足。日曬夜露攪之。將藥取出與半夏同白布包住。放在熱坑用器皿扣炷三炷香時藥與半夏分胎半夏乾收用(功用)化痰開鬱。行氣理痺痰疾中風不語服之卽效。(禁忌)虛人有痰火者勿服。

【仙靈脾】即淫羊藿詳見淫羊藿條。

【仙靈脾酒】(種類)穀部造釀類。(功用)治偏風不遂强筋堅骨。

【仙鶴草】(種類)草類。(功用)治勞傷吐血有神功。

【仙人杖】(種類)苞木類。與仙人杖草不同。(性質)鹹平。(功用)治噦氣嘔逆小兒吐乳驚癇大人吐食反胃。並下魚骨哽。(禁忌)忌牛肉。

【仙人杖草】(種類)菜蔬類。(性質)甘小溫。(功用)作茹食。去痰癖。除風冷。堅筋骨。令人不老

【仙人掌草】(種類)石草類。(性質)苦澀寒。(功用)治腸痔瀉血。與甘草浸酒服。焙末油調。摻小兒白禿瘡。

【仙人掌子】(名稱)一名鳳栗。又名千歲子。(種類)即仙人掌上所生之子。屬果類。(性質)味甘性平。(功用)補諸虛。久服輕身延年。

【代】渡礙切。隊韻。

【代赭石】(名稱)赭石生於代郡。故名。又名須丸血師土朱。鐵朱。(種類)石類。(性質)苦寒。(功用)治衄血崩帶胎動產難翻胃噎膈哮呷有聲。金瘡長肉。

四畫

【仰】擬兩切。養韻。

【仰盆】(種類)蔓草類。苗似承露仙。根圓如仰盆狀。(性質)辛溫有小毒。(功用)治蠱飛尸喉痺磨傅皮膚惡腫。

【仰天皮】即地衣草。詳見地衣

草條。

【仲】柱鳳切。送韻。

【仲思棗】（名稱）一名仙棗。（種類）果類（性質）甘溫。（功用）補虛益氣潤五臟去痰嗽冷氣。

【伏】扶斛切音服。屋韻。

【伏牛花】（名稱）一名隔虎刺花。（種類）灌木類。（性質）苦甘平。（功用）治久風濕痺四肢拘攣。骨肉疼痛。風眩頭痛。（附錄）根枝葉治一切腫痛風疾每服一錢研末酒下。

【伏鷄子】（名稱）一名承露仙。（種類）蔓草類。用根（性質）苦寒（功用）解百藥毒。諸熱煩悶天行黃疸瘧瘴中惡。並傅癰腫。

【伏龍肝】（名稱）即竈心土。（種類）土類（性質）辛微溫。（功用）治咳逆反胃吐衄崩帶尿血遺精。腸風癰腫。尤能催生下胎（禁忌）無寒濕勿用。

【休】希優切。尤韻。

【休羽】蒺藜之別名。詳見蒺藜條。

五畫

【伯】補赫切音百。陌韻。

【伯勞】（名稱）一名伯鷯。博勞。伯趙鵙鴂（種類）禽類。用毛。（性質）平有毒。（功用）小兒繼病。取毛帶之。繼病者。母有娠乳兒。兒病如瘧痢。他日相繼腹大。或瘥或發。他人有娠。相近亦能相繼也。

【伽】其耶切音茄。歌韻。

【伽南香】（名稱）俗作奇楠。一作琪㻞。（種類）香木類。出兩廣。（性質）辛熱。氣香。（功用）下氣。辟惡。通竅。醒神。固脾。縮二便。益命火。能閉精固氣。治一切心痛胃痛腹痛氣痛極有驗。

【何】核莪切歌韻。

【何首烏】(名稱)一名交藤。又名瘡帚亦名夜合餘不備錄。(種類)蔓草類用根。(性質)苦濇微溫。(功用)添精髓。斂血氣。强筋骨烏鬚髮。治勞瘦風虛久痢惡瘧崩帶瘡痔瘻癧癰腫。(禁忌)忌葱蒜萊菔。諸血無鱗魚。(製法)用米泔水浸。竹刀刮皮切片用黑豆與首烏拌勻鋪柳甑。入砂鍋九蒸九曬用。(附錄)其藤名夜交藤有陰陽交合之象故治夜不能寐。

【佛】符勿切物韻。

【佛手柑】(種類)果類。(性質)辛苦微溫。(功用)理氣止嘔。健脾進食除心頭痰水平肝胃氣痛。(附錄)佛手花功用同。惟性稍緩。

【佛手草】(名稱)形如百合。故又名百合草。(種類)草類。出杭州。(功用)治瘡。不論何種惡瘡煎湯洗之即愈。

【佛甲草】(種類)石草類。(性質)甘寒微毒。(功用)研貼湯火灼傷。

【佛掌花】(種類)草類。(功用)治疔瘡。

【佛桑花】(種類)木類。與木槿相似。(功用)潤容補血。

【佛前舊供花】(功用)治臁瘡爛腿用香油浸貼即愈。

六畫

【佩】步昧切隊韻。

【佩蘭】(名稱)即薰草。一名香草。又名零陵香。(種類)芳草類。其葉如麻。對節方莖。(性質)辛溫。(功用)散風邪。

辟惡氣.治血氣腹脹頭痛齒匶.

【使】色矣切.音史.紙韻.

【使君子】(名稱)一名留求子.(種類)蔓草類.出閩蜀.(性質)甘溫(功用)健脾胃.除虛熱.殺臟蟲.治五疳.便濁瀉痢.瘡癬.爲小兒諸病要藥.(禁忌)忌飲熱茶.犯之作瀉.

【來】勒孩切.灰韻.

【來禽】林檎之別名.(功用)詳見林檎條.

七畫

【侯】何樓切.尤韻.

【侯騷子】(種類)果類.(性質)甘冷.(功用)消酒輕身.

【保】補襖切.皓韻.

【保心石】(種類)石類.生鹿腹中.係食解毒各草所結成者.又爲泰西采珍藥製成者.(功用)能令毒氣不攻於心.幷治胸傷煩悶大熱燥渴等證.

【保和枝】(種類)果類.荔枝之一種.產泉郡北陳巖山蓮花峯.實大色黃(功用)消胸膈煩悶.調逆氣.導營衛.其核燒灰酒服.止下痢腹痛.

【信】細印切.震韻.

【信石】(名稱)卽砒石.一名人言.生者名砒黃.鍊者名砒霜.(種類)石類.出信州.(性質)辛酸大煖有大毒(功用)殺蟲.可用少許.幷治癖積風痰.多服則傷人.外科敷藥多有用之者.

八畫

【俳】蒲諧切.音牌.佳韻.

【俳蒲木】(種類)木類.(性質)甘平.(功用)主少氣.止煩.

【倉】雌岡切。陽韻。

【倉庚】（名稱）即鸝。一名黃鸝。（種類）禽類。（性質）甘溫。（功用）補益陽氣。助脾。食之不妬。

【倒】朶襖切。皓韻。

【倒弔果】（名稱）俗名弔搭果。（種類）果類。形似山梨而小。（性質）溫暖。（功用）利胸膈。健脾消食。

【倒捻子】（名稱）即都念子。李時珍以為非是。（種類）果類。（性質）甘溫（功用）活血補血又止腸滑。

【倒挂藤】（種類）蔓草類。有逆刺如懸鉤（性質）味苦。（功用）主一切老血及產後諸疾結痛血上欲死。

【倚】讀若以紙韻。

【倚待草】（種類）山草類。（性質）甘溫（功用）治血氣虛勞。腰膝疼弱風緩羸瘦絕陽無子。婦人老血浸酒服之功效尤速。

【倭】烏戈切。音渦。歌韻。

【倭硫黃】（種類）石類出日本者最佳。（性質）微酸大熱。有小毒。（功用）補下元。助陽道。益命門火衰。於老人尤宜。滅斑殺蟲治瘡通血止瀉痢。

九畫

【假】皆啞切。音賈。馬韻。

【假蘇】詳見荆芥條。

【假素馨】（名稱）即青藤仔花。出廣中。（功用）煎湯洗瘡疥良。

【側】札色切。職韻。

【側子】（名稱）一作荝子。（種類）毒草類。（性質）辛大熱。有大毒。（功用）治冷風濕痺。筋骨拘攣腰脚疼冷。

【側栢葉】(種類)喬木類。(性質)苦濇微寒(功用)補陰涼血。能止吐衄崩淋腸風尿痢。一切血證。去冷風濕痺歷節風痛。塗湯火傷。生肌殺蟲。炙罨凍瘡。汁烏髭髮。

十一畫

【催】蠶隈切。音崔。灰韻。

【催生蘭】(名稱)一名報喜蘭。(種類)芳草類。出嶺南。(功用)主催生。

【催風使】(名稱)五加皮亦名催風使。(種類)山草類。生天台山中。(功用)治風有效。

十二畫

【僧】思增切。蒸韻。

【僧鞋菊】(名稱)一名鵰哥菊。入藥稱浙烏頭。(種類)隰草類。產於浙地。(功用)追風活血。取根入藥酒良。

十五畫

【優】衣休切。音憂。尤韻。

【優殿】(種類)蔬菜類。生安南。合浦亦有之。(性質)辛溫。(功用)溫中去惡氣。消食。

●儿部

二畫

【元】愚袁切。元韻。

【元寶草】(種類)隰草類。生陰土近水處。(性質)辛涼。(功用)治吐血衄血。跌撲閃腰挫痧。癰毒。

四畫

【光】姑汪切。陽韻。

【光明鹽】(名稱)一名石鹽。聖石。水晶鹽。(種類)鹵石類。(性質)鹹甘平。(功用)治頭痛諸風。目赤痛多眵淚。功同戎鹽而力差次之。

五畫

【兌】渡會切。泰韻。

【兌草】(種類)蔓草類葉黃有毛(性質)酸辛(功用)輕身益氣長年。

六畫

【兒】日移切讀如而支韻。

【兒茶】(名稱)一稱孩兒茶。(種類)土類出南番以細茶末納竹筒埋土中日久取出。搗汁熬成塊(性質)苦濇微寒(功用)清上膈熱化痰生津止血收濕定痛生肌塗金瘡口瘡陰疳痔腫。

【兎】禿誤切吐去聲遇韻。

【兎肉】(種類)獸類(性質)辛平一云酸冷(功用)治熱氣濕痺止消渴涼血解熱毒小兒食之稀痘瘡(禁忌)孕婦勿食食之令兒缺唇。

【兎血】(性質)鹹寒(功用)涼血活血解胎中熱毒催生易產。

【兎腦】(功用)塗凍瘡催生滑胎。

【兎骨】(功用)治熱中消渴止霍亂塗瘡疥(附錄)兎頭骨燒灰存性可治頭眩痛癲疾。餘與上同。

【兎肝】(功用)瀉肝熱故能明目。

【兎皮】(功用)燒灰存性治婦人帶下及難產胞衣不下。

【兎毛】(功用)燒灰存性治小便不利。

【兎矢】(名稱)一名明月砂又名翫月砂兎蕈(功用)殺蟲明目治勞瘵五疳痘後生翳。

【兎棗】(種類)草類(性質)味酸(功用)主輕身益氣。

【兎肝草】(名稱)一名雞肝。(性質)甘平(功用)主金瘡。止血生肌。

【兎兒酸】(名稱)即穿地鈴。(

功用）治跌打損傷。

【兜耳一枝箭】（種類）草類。（性質）苦寒（功用）行血凉血入肺淸火治吐血勞傷。肺癰肺痿骨蒸黃疸。

九畫

【兜】德謳切。鬭平聲。尤韻。

【兜納香】（種類）芳草類。（性質）辛溫（功用）溫中除暴冷惡瘡腫瘻止痛生肌。

【兜婁婆香】即懷香又藿香亦有此名分詳懷香藿香二條。

●入部

四畫

【全】從員切。先韻。

【全蠍】（名稱）一名蛜蝌。主簿蟲。蠆尾蟲（種類）蟲類。（性質）辛甘平。有毒。（功用）治頭風眩掉。驚癇搐掣。口眼喎斜。癱瘓疾風。瘖。耳聾。帶疝。厥陰風木之病（禁忌）類中風慢脾驚屬虛者忌用（用法）全用去足焙。或用尾。尾力尤緊。

六畫

【兩】里養切。良上聲。養韻。

【兩頭尖】（名稱）即烏喙。（種類）毒草類（性質）辛溫有大毒（功用）治大風頑痺。（禁忌）虛人勿服。孕婦尤忌。

●八部

【八】卜滑切。黠韻。

【八角蓮】（種類）草類。（功用）治一切毒蛇傷。

【八角金盤】（種類）木類。（性質）苦辛平有毒（功用）治痲痺風毒打僕瘀血停積。（禁忌）虛人勿用。

二畫

【六】閭育切。屋韻。

【六月霜】（名稱）一名六月冷。即曲節草（種類）草類。（性質）苦寒（功用）解暑熱消積滯。止痢疾。幷治傷寒時疫。

【六安茶】（種類）木類。（功用）能清骨髓中浮熱。用多年陳久者。幷能稀痘。

【六畜心】（名稱）六畜。謂牛羊豬馬雞駝也。（功用）治健忘驚悸。心虛作痛。

【六畜毛蹄甲】（性質）鹹平有毒。（功用）治鬼疰蠱毒寒熱驚癇。

●冫部

三畫

【冬】鄒翁切。冬韻。

【冬青】即女貞。詳見女貞條。

【冬灰】（種類）土類。即冬月竈中所燒之薪柴灰。（性質）辛溫微有毒。（功用）熨治心腹冷氣痛及血氣絞痛。又治溺死凍死。蝕諸癰疽惡肉。

【冬瓜】（名稱）一名白瓜。（種類）蔬菜類。（性質）甘微寒。（功用）瀉熱益脾。利二便。消水腫。止消渴。散熱毒癰腫。

【冬瓜瓤】（性質）甘平。（功用）止熱渴。利小腸。治五淋

【冬瓜子】（性質）甘平。（功用）補肝明目。

【冬瓜皮】（功用）治折傷損痛。

【冬瓜葉】（功用）治消渴瘧疾寒熱。研傅多年惡瘡。

【冬瓜藤】（功用）煎湯洗黑黯幷瘡疥。

【冬葵子】（名稱）秋葵復種。經冬至春作子者。名冬葵子。（種類）隰草類。（性質）甘寒淡滑。（功用）潤燥利竅。通營衛。滋氣脈。行津液。利二便。消水腫。通關格。下乳滑胎。

【冬蟲夏草】（性質）甘平。（功用）保肺益腎。止血化痰。已勞嗽。

四畫

【冰】卑膺切。蒸韻。

【冰】（種類）水類。（性質）甘寒。（功用）傷寒陽毒。熱甚昏迷者。以一塊置膻中良。解燒酒毒。

【冰片】（名稱）一名龍腦香。又名片腦。（種類）香木類。作梅花片者良。（性質）辛溫香竄。善走能散。（功用）透骨通竅。散火逐邪。聰耳明目。消風化濕。治驚癇痰迷、目赤膚翳。耳聾鼻瘜。喉痺舌出。骨痛齒痛。痘陷產難。三蟲五痔。（禁忌）風病未入骨髓者禁用。

【冰臺】艾之別名。詳見艾條。

八畫

【淩】離蠅切。音陵。蒸韻。

【淩霄花】詳見紫葳條。

十四畫

【凝】宜澄切。蒸韻

【凝水石】（名稱）一名寒水石。白水石。凌水石。鹽精石。（種類）石類。（性質）辛鹹大寒。（功用）治熱盛口渴水腫。

●刀部

【刀】德鏖切。豪韻。

【刀鞘】（種類）器用類。（功用）治中惡腹痛。燒灰酒服。

【刀豆】（名稱）一名挾劍豆。（種類）穀類。（性質）甘溫。（功用）溫中下氣。利腸胃。益腎補元。止呃逆。

【刀豆根】（功用）治頭風。

【刀豆殼】（功用）治腰痛。久痢。喉癬牙根臭爛。婦人經閉腹痛。

【刀鎗草】（種類）草類細葉黃花。出粵西。（功用）止金瘡血。

四畫

【列】力蘖切。屑韻。

【列當】（名稱）一名栗當。又名草蓯蓉。花蓯蓉。（種類）山草類。用根。(性質)甘溫。(功用)治男子五勞七傷。補腰腎。令人有子。去風。

五畫

【初】楚於切。魚韻。

【初生臍帶】(名稱)一名命蔕。(種類)人類。(功用)燒灰飲服止瘧。解胎毒。傅臍瘡。

【別】彌孽切。屑韻。又筆揭切。

【別羇】(名稱)一名別枝。(種類)草類。(性質)苦微溫。(功用)主風寒濕痺。身重。四肢疼。酸寒歷節痛。

六畫

【刺】七賜切。讀若次。寘韻。

【刺蜜】(名稱)一名草蜜。又名給教羅。(種類)果類。(性質)甘平。(功用)治骨蒸發熱。痰嗽。暴痢下血。開胃止渴。除煩。

【刺菱】(種類)果類。有四尖角刺手者。(性質)甘平。(功用)生食補脾健胃。止渴生津。益血。消食。煮食健脾。止洩利。

【刺梨】(種類)果類。形如棠梨而多刺。(性質)甘而酸濇。(功用)除煩悶。消積滯。

【刺暈】(種類)木類。形似烏柿有刺。刺人即暈。故名。(功用)治瘰癧止痛。

【刺虎】(種類)草類。(性質)味甘。(功用)主一切腫痛。風疾。

【刺桐花】(名稱)即海桐。(種類)喬木類。(功用)止金瘡血。

【刺李子】即金櫻子。詳見金櫻子條。

【刺兒菜】(種類)蔬菜類。生口外。(性質)甘涼。(功用)清火疏風豁痰。解一切疔瘡癰疽腫毒。

【刺蒺藜】(名稱)一名茨。(種類)隰草類。(性質)辛苦而溫。(功用)散肝風。瀉肺氣。勝濕。破血。催生。墮胎。通乳。閉。消癥瘕。(附錄)蒺藜苗可洗疥癬風瘡作痒。

七畫

【前】齊妍切。音錢。先韻。

【前胡】(種類)山草類。(性質)甘苦辛微寒。(功用)解表下氣。泄熱降痰。治痰飲哮喘。欬嗽。嘔逆。痞膈。霍亂。(禁忌)無實熱與外感者忌用。

八畫

【剛】歌康切。音岡。陽韻。

【剛子】即巴豆。詳見巴豆條。

十畫

【割】歌遏切。音葛。曷韻。

【割田藨】即蓬蘽。詳見蓬蘽條。

十三畫

【劉】離尤切。音留。尤韻。

【劉寄奴】(名稱)一名金寄奴。又名烏藤菜。(種類)隰草類。(性質)苦溫。(功用)破血下脹。去瘀止痛。通婦人經脈。癥結。

●力部

九畫

【勒】羅劾切。職韻。

【勒魚】(種類)鱗類。(性質)甘平。(功用)開胃暖中。作鯗尤良。

●勹部

二畫

【勾】歌謳切。

【勾金皮】(種類)草類。(功用)治無名腫毒。惡毒。止牙痛。瘰咽喉乳蛾。

九畫

【匏】蒲敖切。音庖。肴韻。

【匏瓜】詳見壺蘆條。

【匏火】(種類)火類。(功用)宜煎救急諸藥。

●匕部

二畫

【化】虎跨切。花去聲。禡韻。

【化州橘紅】(種類)果類。出化州。(性質)辛微溫(功用)理氣化痰功力十倍。

三畫

【北】補黑切。職韻。

【北雲朮】(種類)草類。出遼東。(功用)治風雲傷食一切病。

【北雁砂】(功用)治一切眼病。

●匚部

九畫

【區】曲紆切。音軀。虞韻。

【區余】(種類)草類。(性質)味辛。(功用)主心腹熱癰。

●十部

【十】時熠切。緝韻。

【十姊妹】(名稱)一名佛見笑。(種類)草類。用根葉。(功用)研末用蜜糖調治傷寒危篤立效。

一畫

【千】七煙切。先韻。

【千里及】(種類)蔓草類。(性質)苦平有小毒。(功用)治時疫瘴瘧。

【千里光】(名稱)一名九里明。一名黃花草。(種類)草類。(功用)治諸瘡癬癰毒破爛。及鵝掌風。兼治蛇傷。

【千步峰】(種類)土類。此即人家行步地上高起之土。俗稱千脚泥。(功用)治便毒初發。用生薑蘸醋磨泥塗之。

【千金子】即續隨子。詳見續隨子條。

【千金花】(種類)草類。(性質)氣香味苦。(功用)浸酒治滯下。

【千金藤】(種類)蔓草類。(功用)治一切血毒諸氣。霍亂瘧瘴。痰嗽不利。癰腫大毒。

【千金鑑】(種類)草類。(功用)治蛇蠍咬傷。傳瘡上生肌止痛。

【千歲蘽】(名稱)一名蘽蕪。一名苣瓜。(種類)蔓草類。(性質)甘平。(功用)補五臟。益氣。續筋骨。長肌肉。去諸痺。

【千年艾】(種類)隰草類。用葉。(性質)辛苦微溫。(功用)治男子虛寒。婦人血氣諸痛。

【千年健】(種類)草類。(功用)壯筋骨。止胃痛。酒磨服。入藥酒尤佳。(禁忌)忌萊菔。

【千張紙】(種類)木類。(功用)治心氣痛。

【千年老鼠屎】(種類)草類。即紫背天葵根。(性質)涼。(功用)能清熱毒。治癰疽疔瘡瘰癧。及痔瘡諸症

二畫

【升】詩膺切。蒸韻。

【升麻】(名稱)一名周麻。(種類)山草類。用根。(性質)甘辛微苦。(功用)表散風邪。升散火鬱。治時氣毒癘。頭痛。寒熱。肺痿吐膿。下痢後重。久泄脫肛。崩中帶下。痘瘡斑瘡。風熱毒癬。解百藥毒。吐蠱毒。殺精鬼。(禁忌)陰虛火升者忌用。

三畫

【半】布玩切。翰韻。

【半夏】(名稱)一名守田。水玉。地文。和姑。(種類)毒草類。(性質)辛溫有毒。體滑性燥。能走能散。(功用)和胃健脾。除濕化痰。發表開鬱。下逆氣。至煩嘔。發聲音。救暴卒。又能行水氣。以潤腎燥。利二便。止咽痛。治欬逆頭眩。痰厥頭痛。眉棱骨痛。脇痛胸脹。傷寒寒熱。痰瘧不眠。反胃吐食。散痞

除瘧．消腫．止汗．爲治濕痰之主藥．（禁忌）無脾濕而有肺燥者禁服．忌羊血．海藻．飴糖．反烏頭．（用法）生用有毒．須用薑汁拌炒以制之．

【半夏麯】（製法）韓飛霞造麯十法．（一）薑汁浸造．名【生薑麯】（功用）治淺近諸痰．（二）礬水煮透．兼薑和造．名【礬麯】（功用）最能却水．治淸水痰．（三）煮皂角汁．鍊膏．和半夏末爲麯．或加南星．或稍加麝香．名【皂角麯】（功用）治風痰．開經絡．（四）用白芥子等分．或三分之一．竹瀝和成．畧加麯和．名【竹瀝麯】（功用）治皮裏膜外結核隱顯之痰．（五）麻油浸半夏三五日．炒乾爲末．麯和造成．油以潤燥．名【麻油麯】（功用）治虛熱勞欬之痰．（六）用臘月黃牛膽汁．略加熟蜜和造．名【牛膽麯】（功用）治癲癇風痰．（七）用香附．蒼朮．撫芎．等分熬膏．和半夏末作麯．名【開鬱麯】（功用）治鬱痰．（八）用芒硝居半夏十分之三．煮透爲末．煎大黃膏和成．名【硝黃麯】（八功用）治中風卒厥．傷寒宜下．由於痰者．（九）用海粉．雄黃．居半夏之半．爲末．煉蜜和造．名【海粉麯】（功用）治積痰沉痼．（十）用黃牛肉煎汁煉膏．卽霞天膏．和半夏末爲麯．名【霞天麯】（功用）治沉痾痼痰．以上並照造麯法．草盦七日．待生黃衣．懸掛風處．愈久愈佳．

【半天回】（種類）石草類．生施州．苗作赤斑色．采根用．（性質）苦濇而溫．（功用）同瀉

櫻雞翁藤野蘭根並用治婦人血勞幷五勞七傷

【半邊蓮】(種類)隰草類。(性質)辛平(功用)治寒齁氣喘及瘧疾寒熱幷治蛇傷。

【半嬌紅】(名稱)一名老鶴紅。水鷄冠。(種類)草類。(功用)治風痺跌撲煮羊肝食退目中紅障。

【半天河水】(名稱)一名上池水此卽竹籬頭水及空樹穴中水(種類)水類。(性質)甘微寒(功用)治鬼疰狂邪氣惡毒洗諸瘡

七畫

【南】那含切。音男。覃韻。

【南瓜】(種類)蔬菜類。(性質)甘溫(功用)補中益氣。(禁忌)不可與羊肉同食令人氣壅。

【南瓜蒂】(功用)煎服保胎並塗疔瘡。

【南瓜瓤】(功用)治湯火傷。

【南棗】(種類)果類出金華(性質)甘溫(功用)補中益氣潤心肺調營衛補血生津功十倍大棗(附錄)陳年南棗核燒灰存性摻走馬牙疳。

【南藤】(名稱)一名石南藤丁公藤丁公寄丁父風藤。(種類)蔓草類。(性質)辛溫(功用)逐冷氣排風邪強腰脚療金瘡。

【南藤酒】(種類)穀部造釀類。(功用)治風虛逐冷氣除痺痛强腰脚。

【南連】(名稱)一名土連。(種類)山草類(性質)性較川連尤寒(功用)治鼻疳。

【南天燭】(名稱)卽楊桐一名南燭草木燭一作竹餘名不

錄。(種類)灌木類。(性質)苦酸濇平。(功用)强筋益氣力。止泄除脾。久服令人不老。(附錄) 子功用同。

十畫

【博】補郝切。藥韻。

【博落迴】(種類)毒草類。莖葉如蓖麻。(性質)有大毒。(功用) 傅惡瘡瘻瘤瘜肉白癜風。(禁忌)莖中有黃汁入口必死用者愼之。

●卜部

三畫

【占】支淹切。音詹。鹽韻。

【占斯】(名稱)一名炭皮。又名良無極。(種類)寓木類。是樟樹上寄生樹。(性質)苦溫。(功用) 治邪氣濕痺。寒熱疽瘡。除水堅積血瘕月閉。小兒躄不能行。諸惡瘡癰腫。止腹痛。令女人有子。

●卩部

四畫

【印】乙晉切。因去聲。震韻。

【印紙】(種類)服器類。(功用)治婦人斷產無子。剪有印處燒灰水服。

六畫

【卷】據院切。音眷。霰韻。

【卷柏】(名稱)俗名萬年松。又名長生不死草。餘不錄。(種類) 苦草類。(性質)生用辛平。炙用辛溫。(功用)生者破血通經。治癥瘕淋結。炙者止血。治腸風脫肛。(附錄)卷柏生於地上者名地柏。治臟毒下血。與黃芪同用。

【卷耳】即蒼耳。又名葈耳。詳見蒼耳條。

●厂部

七畫

【厚】荷漏切。音候。宥韻。又上聲有韻義同。

【厚朴】（名稱）卽榛樹。一名烈朴。赤朴。厚皮。重皮。（種類）喬木類用皮。（性質）苦辛溫。（功用）下氣散滿。平胃調中。消瘀化食。厚腸胃。行結水。破宿血。殺臟蟲。治反胃嘔逆。喘欬瀉痢。冷痛霍亂。（禁忌）誤服脫人元氣。孕婦禁用。

【厚朴花】（功用）與厚朴同性。稍和緩。

【厚朴子】（名稱）一名逐折。（功用）療鼠瘻。明目益氣。

八畫

【原】愚袁切。音元。元韻。

【原蠶砂】（名稱）一名晚蠶砂。卽二蠶矢。（種類）蟲類。（性質）辛甘而溫。（功用）炒黃浸酒。治風濕爲病。支節不隨。皮膚頑痺。腰脚冷痛。冷血瘀血。炒熱熨患處亦良。麻油調敷。治爛弦風眼。

【原雄蠶蛾】（性質）氣熱性淫。有小毒。（功用）主固精強陽。

●厶部

【參】師音切。侵韻。

【參條】【參鬚】【參蘆】【參葉】四種均詳見人部人參。

【參果根】（名稱）一名百連。烏蓼。鼠莖。鹿藊。（種類）草類。（性質）苦有毒。（功用）治鼠瘻。

●又部

二畫

【及】忌熠切。緝韻。

【及己】（名稱）一名獐耳細辛。（種類）山草類。（性質）苦平有毒。（功用）殺蟲。療瘡。治頭瘡白禿。皮膚蟲痒。可煎汁浸幷傳之。不可入口。

【反】甫晚切．阮韻．

【反舌】詳見百舌條．

【反毛雞】（種類）禽類．此卽翻翅雞．毛翮皆反生向前．（功用）治反胃．以一隻煑爛去骨．入人參當歸食鹽各半兩．再同煑爛．食之至盡．

中國藥物新字典 丑集

●口部

【口】可毆切有韻。

【口津唾】（名稱）一名靈液。神水金漿醴泉。（種類）人類。（性質）甘鹹平（功用）辟邪魔。消腫毒明眼目悅肌膚。

二畫

【古】姑五切覽韻。

【古瓦】（種類）土類（性質）甘寒（功用）止消渴解煩熱治折傷筋骨塗小兒生毒鱔拱瘋。及湯火傷。

【古磚】（種類）土類。（功用）虛寒下痢。及小腹多冷者可用此磚燒熱。布裹坐之令熱氣入腹即愈。並療寒濕脚氣。

【古鏡】（種類）金類。（性質）辛平。（功用）治驚癇邪氣。小兒諸惡。煮汁和諸藥煮服。並能催生及治暴心痛。

【古文錢】（種類）金類（性質）辛平有毒。（功用）煮汁服。通五淋。幷治婦人生產橫逆。及心腹痛。磨汁點眼能去障翳赤腫。

【古厠木】（種類）雜木類。（功用）熏杖瘡。令冷風不入。

【古櫬板】（種類）雜木類（功用）治中惡心腹痛並止小兒夜啼。

【古塚中水】（種類）水類。（性質）有毒殺人（功用）洗諸瘡皆瘥。

【叩】可毆切。音口有韻。又去聲宥韻。義同。

【叩頭蟲】(名稱)俗呼膈膊蟲。出北土者大而力厚。北人謂之跳百丈(種類)蟲類。(功用)治腰脚無力。幷可外用絕瘡。將此蟲置眉心。以頭向上。用膏藥蓋住。過時自愈。

【可】渴我切。哿韻。

【可可粉】(種類)喬木類。產於美洲及西印度熱帶下。(功用)可作飲料。

【可聚實】(名稱)一名長壽。(種類)草類。(性質)甘平。(功用)輕身。益氣。明目。

三畫

【吃】基乙切。物韻。又欺乙切。與喫同。

【吃力伽】朮之別名。(功用)詳見白朮條。

【合】曷閣切。合韻。

【合歡】(名稱)一名合昏。夜合。越人謂之烏賴樹。(種類)喬木類。用皮。(性質)甘平。(功用)安五臟。和心志。令人歡樂無憂。和血止痛。明目消腫。續筋骨。長肌肉。殺蟲。生油調塗蜘蛛咬傷。

【合新木】(種類)木類。(性質)辛平。(功用)解心煩。止瘡痛。

【合明草】(種類)隰草類。(性質)甘寒。(功用)主暴熱淋。小便赤濇。小兒瘈病。明目下水。止血痢。

【合玉石】(種類)石類。此卽礝玉砂。(性質)味甘。(功用)益氣。療消渴。

【吉】基一切。質韻。

【吉利草】(種類)山草類。用根。(性質)苦平。(功用)解蠱毒。

【吉祥草】(種類)草類。生西國。(性質)甘溫。(功用)明目强記補心力。(附錄)又一種葉如滓蘭者與此不同。

【吉弔脂】(種類)鱗部龍類。龍生三卵一爲吉弔。(性質)有毒。(功用)治風腫癰毒。癮疹赤瘙瘑瘡痔瘻皮膚頑痺。腕跌折傷內損瘀血以脂塗上炙手熱摩之。

【吉弔精】(名稱)一名紫稍花。(性質)甘溫。(功用)益陽秘精療眞元虛憊陰痿遺精餘瀝白濁小便不禁囊下濕癢。女人陰寒冷帶入丸散及坐湯用。

【吐】秃五切音土麌韻。

【吐鐵】(名稱)一名麥螺一名梅螺。(種類)介類。(性質)甘酸鹹寒。(功用)補肝腎益精髓明耳目。

四畫

【君】居氳切音軍文韻。

【君遷子】(名稱)卽牛奶柹一名丁香柹又名紅藍棗(種類)果類。(性質)甘濇平。(功用)止消渴去煩熱令人潤澤。

【含】胡南切音涵覃韻。

【含生草】(種類)苔草類。生西番。葉如卷柏而大。(性質)平。(功用)主婦人難產含之嚥汁卽生。

【含水藤】(名稱)一名大瓠藤。(種類)蔓草類用藤中水。(性質)甘平。(功用)解煩渴潤五臟去濕痺利小便治天行時氣。(附錄)其葉搗傅中水爛瘡皮皸。

【含春藤】(種類)蔓草類。生台州。(功用)治諸風。

【吳】五胡切虞韻。

【吳藍】(種類)隰草類。(性質)苦甘冷。(功用)除熱解毒治天行熱狂頭痛赤眼。

【吳茱萸】(種類)木類(性質)辛苦大熱有小毒(功用)潤肝燥脾溫中下氣除濕殺蟲去痰解鬱開腠理逐風寒治厥陰頭痛陰毒腹痛嘔逆吞酸痞滿噎膈食積瀉痢血痺陰疝痔疾腸風脚氣水腫口舌生瘡衝脈爲病氣逆裏急並能引熱下行利大腸壅氣下產後餘血(禁忌)血虛有火者禁用(用法)泡去苦烈汁用止嘔黃連水炒治疝鹽水炒治血醋炒。

【吸】希揖切音翕緝韻。

【吸毒石】(種類)石類出西洋島中毒蛇腦中石也大如扁豆置蛇頭不動者眞(功用)石置患處能吸一切腫毒用後須以人乳浸之。

【吹】出透切音炊支韻。

【吹火筒】(種類)器物類(功用)治小兒陰被蚯蚓呵腫令婦人以筒吹其腫處即消。

【呂】力語切音旅語韻

【呂宋果】(種類)果類(功用)治蛔蟲痞積中毒服毒婦人難產并治頭瘡臘梨及刀斧傷。

五畫

【和】胡訛切音禾歌韻。

【和合草】(名稱)即合情草(種類)草類出滇南(功用)治夫婦相憎疾煎酒服之即兩情歡好。

【和事草】葱之別名詳見葱條。

【周】支傷切音州尤韻

【周麻】即升麻詳見升麻條。

【咖】讀如加。

【咖啡】(種類)木類生熱帶各地(功用)可作飲料能消食去積。

六畫

【咬】絕巧切。與齩同。

【咬人狗】(種類)木類。出臺灣。(功用)治瘰癧。

七畫

【唐】駝昂切。音堂。陽韻。

【唐夷】(種類)草類。(性質)味苦無毒。(功用)主療踒折。

八畫

【啄】都屋切。屋韻。

【啄木鳥】(名稱)一名鴷。一名斲木。(種類)禽類。用肉。(性質)甘酸平。(功用)追勞蟲。治風癇並瘰痔瘻及牙齒疳䘌蟲牙。

【啄木舌】(功用)齲齒作痛。以綿裹尖咬之。

【啄木血】(功用)庚日向西熱飲。令人面色如朱。光彩射人。

【商】詩央切。陽韻。

【商陸】(名稱)一名當陸。餘不詳。(種類)毒草類。(性質)苦寒有毒。或作辛酸。(功用)療水腫脹滿。瘕疝癰腫。喉痺不通。濕熱之病。瀉蠱毒。傅惡瘡。墮胎孕。(禁忌)虛人勿服。

【問】務奮切。問韻。

【問荊】(名稱)一名接續草。(種類)隰草類。苗如木賊。(性質)苦平。(功用)主結氣瘤痛。上氣氣急。

九畫

【喝】呵遏切。曷韻。

【喝起草】蒼耳之別名。詳見蒼耳條。

十一畫

【嘉】基鴉切。音加。麻韻。

【嘉魚】(名稱)一名鯠魚。拙魚。丙穴魚。乃乳穴中小魚也。(種類)鱗類。(性質)甘溫。(功用)煮食治腎虛消渴勞瘦虛損。

【嘉香肉】(名稱)一名家鄉肉。(種類)獸類。此係醃豬肉。不及火腿。金華屬邑俱有之。(性質)鹹甘平。(功用)補虛開胃。和血生津。

【嘉慶子】即李。詳見李條。

●口部

二畫

【四味果】(種類)果類。出祁連山。(性質)味甘辛酸。(功用)明目養肝。寧神定志。和胃進食。下氣止欬。

【四方如意草】(名稱)一名地靈芝。(種類)草類。(功用)治神鬼二箭。活血追風。

三畫

【回】胡雷切。灰韻。

【回回豆】(種類)穀類。出西域。(功用)解麪毒。

【回燕膏】(名稱)即朝北燕窠土。(種類)土類。(功用)治瘰癧。

【回春泉】(種類)果類。荔枝中之一種。產潭郡康仙祠。葉大如掌。其實味劣不可口。(性質)苦澀酸辣。(功用)采以浸酒。能已風去痛。治癩。其葉亦然。

四畫

【困】庫悶切。坤去聲。願韻。

【困來草】(名稱)一名水灌頭。子如桑子而圓。(功用)治黃疸。與石芫荽並用。

八畫

【國】骨或切。職韻。

【國老】即甘草。詳見甘草條。

十一畫

【團】徒丸切。寒韻。

【團魚】鼈之別名。詳見鼈條。

●土部

【土】禿五切。麌韻。

【土附】(名稱)一名菜花魚。別

名土鯆。(種類)鱗類。(性質)甘溫。(功用)補脾胃。治噎嗝。除水腫濕氣。療一切瘡疥。(附錄)其子助相火。煖腰腎。用燒酒醉食。與對蝦同功。

【土鹵】(種類)山草類。(性質)甘平。(功用)輕身益氣。

【土黃】(種類)石類。(性質)辛酸熱有毒。(功用)枯瘤贅痔。乳食瘻癧。幷諸瘡惡肉。

【土蜂】(名稱)即馬蜂。(種類)蟲類。(功用)燒末油和傅蜘蛛咬傷。

【土蜂子】(性質)甘平有毒。(功用)治癰腫嗌痛。利大小便。並治婦人帶下。功同蜜蜂子。酒浸傅面。令人悅白。

【土蜂房】(功用)療疔腫瘡毒。

【土漆】(種類)木類。(功用)止金瘡出血。

【土菌】(名稱)一名杜蕈。地蕈，菰子。(種類)蔬菜類。(性質)甘寒有毒。(功用)燒灰傅瘡疥。

【土芋】(名稱)一名土卵。又名黃獨。(種類)蔬菜類。用根。(性質)甘辛寒有小毒。(功用)解諸藥毒。功能稀痘。

【土芋藤】(功用)燒灰傅痘爛成瘡。可無瘢痕。

【土人參】(名稱)俗名粉沙參。(種類)山草類。(性質)熟用氣香味淡。性善下降。(功用)清肅肺金。生津補氣。治咳嗽喘逆。痰湧火升。久瘧淋瀝。難產經閉。(禁忌)凡脾虛下陷。滑精夢遺者。俱禁用。孕婦亦忌。

【土貝母】(名稱)一名大貝母。(種類)山草類。(性質)味苦性平微寒。(功用)能消癰毒。化膿行滯。解廣瘡結毒。除風

濕。利痰。傳惡瘡。斂瘡口

【土茯苓】(名稱)一名土萆薢。刺猪苓山豬糞禹餘糧。仙遺糧冷飯團硬飯山地栗(種類)蔓草類。(性質)甘淡而平。(功用)健脾胃。袪風濕。利小便。止泄瀉。治筋骨拘攣。楊梅瘡毒。瘰癧瘡腫。(禁忌)忌茶。

【土當歸】(名稱)即荷包牡丹之根今人呼為活血草。(種類)山草類(性質)辛溫。(功用)除風和血。用酒煎服。可治金瘡。

【土紅花】(種類)草類。生福州。(功用)和血。

【土紅山】(種類)草類。生南恩州用葉(性質)甘微寒。(功用)主骨節疼痛。勞熱瘴瘧。

【土茜草】(名稱)一名地蘇木。過山龍。風車草又名活血丹。(種類)草類。(性質)平。(功用)功專活血治跌撲癰毒。癥瘕經閉。便血崩中帶下痔漏。(禁忌)無瘀者禁用。

【土落草】(種類)草類。出嶺南。(性質)甘溫(功用)治腹冷氣痛痃癖。

【土連翹】(名稱)即闊楊花子。今呼為南天竺草子似芝蔴，故一名山芝蔴(種類)草類。(性質)苦溫。(功用)治跌打損傷。能活血疏風。理七十二般風氣。為外科聖藥。惟不可多服。每服三分。

【土黎蘆】(名稱)即千葉水仙花。(種類)草類。花開黃白者入藥用根。(功用)曬乾研末。合通關散。搐鼻令入吐痰。一切風症多可用之。

【土檳榔】(種類)蟲類。相傳為蟾蜍矢。出粵西。(功用)治惡瘡。

【土殷孽】（名稱）一名土乳。（種類）土類。生於山厓土中。與鍾乳相似。（性質）鹹平。（功用）治婦人陰蝕。大熱乾痂。

【土馬騣】（種類）苔草類。（性質）甘酸寒。（功用）解煩熱。止鼻衄。通二便。塗耳瘡。沐髮令長黑。

【土撥鼠】（種類）獸類。出西番。（性質）甘平（功用）治野雞瘻瘡（附錄）頭骨治小兒夜臥不安懸之枕邊卽安。

三畫

【地】迪肆切。寘韻。

【地衣】（名稱）一名仰天皮。（種類）苔草類。（性質）苦冷微毒。（功用）明目。療瘡。治卒心痛中惡中暑。

【地筋】（名稱）卽菅茅。一名菅根。又名土筋。（種類）山草類。（性質）苦平。（功用）益氣止渴。除熱。利筋。

【地耳】（名稱）一名地踏菰。（種類）蔬菜類。（性質）甘寒。功用）明目益氣。令人有子。

【地膽】（名稱）一名蚖青。又名青蠵。（種類）蟲類。（性質）辛寒有毒（功用）蝕瘡中惡肉。鼻中瘜肉。散結氣石淋。功同斑蝥。

【地腎】（名稱）一名松黃。（種類）蔬菜類。或云卽松花蕈。（性質）甘平（功用）生津消痰。治溲濁不禁。

【地錦】（名稱）一名血見愁。餘名不備。（種類）石草類。（性質）辛平（功用）通流血脈。能散血止血。治金刃撲損出血。血痢。下血崩中。女子陰疝血結及癰腫惡瘡（禁忌）非血滯血瘀者勿用。

【地椒】(種類)木類(性質)辛溫有小毒(功用)治淋濼腫痛可作殺蛀蟲藥。

【地榆】(名稱)一名玉豉酸赭。(種類)山草類(性質)苦酸微寒性沉而濇(功用)入下焦除血熱治吐衄崩中腸風血痢。

【地黃】分見乾地黃熟地黃。

【地茄子】(種類)草類(性質)辛溫有小毒(功用)主中風痰涎麻痺下熱毒氣破堅積利膈消癰腫瘡癤散血墮胎。

【地膚子】(名稱)地膚一名地葵地麥落帚白地草鴨舌草餘名不錄(種類)隰草類(性質)甘苦氣寒(功用)益精強陰入膀胱除虛熱利小便通淋濁治癩疝散惡瘡。

【地膚葉】(功用)葉作浴湯去皮膚風熱丹腫洗眼除雀盲澀痛。

【地骨皮】(種類)灌木類此係枸杞之根(性質)甘淡而寒。(功用)降肺中伏火除肝腎虛熱能涼血而治五內煩熱吐血尿血消渴欬嗽外治肌熱虛汗上除頭風痛中平胸脅痛下利大小腸療在表無定之風邪傳尸有汗之骨蒸(禁忌)中寒者勿用。

【地骨皮露】(功用)解肌熱骨蒸治一切虛火。

【地楊梅】(種類)隰草類(性質)辛平(功用)治赤白痢。

【地骷髏】(種類)蔬菜類即蘿蔔種枯根(功用)能通肺氣解煤毒。

【地蜈蚣草】(種類)隰草類(性質)苦寒(功用)解諸毒及大便不通并療一切癰疽。

【地龍藤】(種類)蔓草類．(性質)味苦．(功用)主風血羸老腹內腰脚諸冷．

【地臘香】(種類)香木類．出哈密．(功用)可辟蚤蝨．

【地漿水】(名稱)一名土漿．(種類)水類．以新水沃黃土攪濁再澄清用．(性質)甘寒．(功用)治泄痢冷熱赤白腹內熱毒絞痛．解一切魚肉菜果藥物諸菌毒．及蟲螘入腹中喝卒死者．

【坐】族夥切．哿韻．又個韻．義同．

【坐拏草】(種類)毒草類．(性質)辛熱有毒．(功用)治風痺壯筋骨．兼治打撲傷損．

六畫

【垣】于元切．元韻．

【垣衣】(名稱)一名垣羸．天韭．鼠韭．昔邪．(種類)苔草類．(性質)酸冷．(功用)治黃疸．心煩．欬逆血氣．暴熱在腸胃．暴風口噤．金瘡內塞．并止衄血．傅湯火傷．

七畫

【城】匙盈切．音成．庚韻．

【城頭菊】(種類)草類．出杭城．(性質)辛甘．(功用)明目．去頭風．喉痺．痢毒．涼血．

【城頭菊葉】(功用)取枝葉鮮者．生搗罨疔瘡．并服其汁．兼治蛇咬．瘰癧．楊梅瘡．眼瘡．煎洗天泡瘡亦效．

九畫

【堯】宜聊切．音遙．蕭韻．

【堯韭】菖蒲之別名．詳見菖蒲條．

十畫

【塚】杜勇切．本作冢．

【塚上土】(種類)土類．(功用)五月一日取土入瓦器中埋在門外階下合家不患瘟疫時氣。

十一畫

【墓】姥誤切音暮遇韻。

【墓頭回】(種類)草類(功用)治崩中赤白帶下草用一把。酒水各半盞童便半盞新紅花一捻煎服。

十二畫

【墨】暮劾切音默職韻。

【墨】(名稱)一名烏金陳玄玄香烏玉玦(種類)土類(性質)辛溫(功用)止血生肌。飛絲塵芒入目濃磨點之點鼻止衄。豬胆汁磨塗諸癰腫。酒磨服治胞不下。

十三畫

【壁】卑激切錫韻。

【壁錢】(名稱)一名壁鏡俗稱壁繭壁蟢窠(種類)蟲類(功用)治牙疳喉痺止鼻衄點金瘡。

【壁蝨】(名稱)俗呼臭蟲又名木蝨(種類)蟲類(性質)氣腥味微鹹性平在上者有毒。(功用)治咽膈傳脚瘡點眼。拔疔。

【壁虎】卽守宮詳見守宮條。

【壁蝨胡麻】卽亞麻詳見亞麻條。

●士部

九畫

【壺】滑吾切音胡虞韻。

【壺盧】(名稱)一名瓠瓜匏瓜。(種類)蔬菜類(性質)甘平滑(功用)利水治腹脹黃腫。連子燒存性用。

【壺盧子】(功用)治齒䶨或腫或露齒搖疼痛同牛膝煎水含漱。

【壺盧葉】(性質)甘平(功用)爲茹耐饑。

【壺盧蔓鬚花】(功用)解胎毒。於除夕煎湯浴之可免出痘。

●夊部

七畫

【夏】系亞切禡韻。

【夏臺】(種類)草類艾之屬。(性質)味甘(功用)主百病。濟絕氣。

【夏枯草】(名稱)一名夕句。鐵色草餘不詳(種類)隰草類。用莖葉(性質)辛苦微寒。(功用)補肝血緩肝火解內熱散結氣治癭瀝濕痺目珠夜痛。

【夏枯草露】(功用)治瘰癧鼠瘻目痛羞明。

【夏布舊蚊帳】(種類)服器類。用靑色者(功用)燒灰存性。麻油調敷治走游風陰蝨。

●夕部

【夕】習繹切音席陌韻。

【夕句】夏枯草之別名詳見夏枯草條。

三畫

【多】德阿切歌韻。

【多伽羅香】即乳香詳見乳香條。

五畫

【夜】異謝切耶去聲禡韻。

【夜合】合歡之別名詳合歡條。又何首烏亦名夜合。

【夜明砂】(名稱)即蝙蝠屎。一名天鼠屎(種類)禽類。(性質)辛寒(功用)活血消積。治目盲障翳瘧魃驚疳乾血氣痛同鱉甲燒烟辟蚊。

【夜蘭】(名稱)一名蚊蟄樹又名神符樹(種類)木類出嶺南用葉(功用)治一切風寒諸病。

【夜關門】(種類)有草木二種。草本者良(功用)能追風斂癰瘡。治疝氣。

●大部

鐸文切。泰韻。又鐸餓切。

【大】音馱。個韻。義同。

【大青】（種類）隰草類。用莖葉。（性質）微苦鹹。大寒。（功用）解心胃熱毒。治傷寒時疾熱狂。陽毒發斑。黃疸。熱痢。丹毒。喉痺。

【大黃】（名稱）一名將軍。餘名不詳。（種類）草類。川產。錦紋者良。（性質）大苦大寒。（功用）蕩滌腸胃。下燥結。除瘀熱。治傷寒時疾。發熱譫語。溫熱瘴瘧。下痢赤白。腹痛裏急。黃疸水腫。癥瘕積聚。留飲宿食。心腹痞滿。二便不通。吐血衄血。血閉。血枯。損傷積血。一切實熱。血中伏火。行水除痰。蝕膿。消腫。能推陳出新。（禁忌）若病在氣分。胃虛血弱者禁用。

【大戟】（名稱）一名邛鉅。又名下馬仙。（種類）毒草類。（性質）苦寒有毒。（功用）能瀉臟腑水濕。行血發汗。利大小便。治十二水。腹滿急痛。積聚癥瘕。頸液。癰腫。風毒。脚腫。通經。墮胎。（禁忌）反甘草。誤服損真氣。

【大空】（種類）灌木類。用根皮。（性質）苦平有小毒。（功用）殺三蟲。作末和油塗髮。蟣虱皆死。

【大蒜】（名稱）即葫。（種類）蔬菜類。（性質）辛熱有毒。（功用）開胃健脾。消穀化食。辟穢驅邪。通五臟。達諸竅。去寒滯。解暑氣。辟瘟疫。消癰腫。破癥積。殺蛇蟲蠱毒。治中暑不醒。搗貼足心。能引熱下行。治鼻衄不止。搗納肛門。能通幽門治關格不通敷臍能達下焦消水利大小便切片灼艾灸一切癰疽惡瘡腫核（禁忌）惟性熱氣臭生痰動火散氣耗血昏目損神伐性虛弱有熱之人切勿沾唇忌蜜

【大麥】（名稱）一名牟麥（種類）穀類（性質）鹹溫微寒（功用）止渴除熱益氣調中

【大麥芽】（性質）甘溫（功用）能助胃氣上行而資健運快脾寬腸和中下氣消食除脹散結袪痰化一切米麪果食積尤善通乳（禁忌）如無食積用之反消腎氣且能墮胎

【大麥苗】（功用）治諸黃利小便

【大麥奴】（功用）解熱疾消藥毒

【大麻仁】（名稱）即作布之麻俗稱火麻（種類）穀類（性質）甘平（功用）謂利大腸緩脾潤燥治胃熱便難破積血利小便通乳催生並治風痺

【大麻仁酒】（種類）穀部造釀類（功用）治骨髓風毒疼痛

【大木皮】（種類）木類（性質）苦濇而溫（功用）治一切熱毒氣

【大腹皮】（名稱）一名大腹檳榔（種類）果類（性質）辛微溫（功用）泄肺和脾下氣行水通大小腸治水腫脚氣痞脹痰膈瘴瘧霍亂（禁忌）氣虛者忌用

【大腹子】（性質）辛濇溫（功用）與檳榔同功

【大風子】（種類）喬木類（性質）辛熱有毒（功用）取油治瘡癬疥癩有殺蟲刼毒之功若入丸藥則去油用

【大茴香】（名稱）古名蘹香。（種類）蔬菜類（性質）辛溫。（功用）暖丹田補命門開胃下食調中止嘔療小腸冷氣。癩疝陰腫腹痛霍亂乾濕脚氣（禁忌）能昏目發瘡若陽道數舉得熱則吐者均戒。

【大母藥】（種類）草類出四川雪山有雌雄二種（功用）補元氣益髓脈功同人參

【大豆黃卷】（名稱）一名豆蘖。（種類）穀類。（性質）甘平（功用）除胃中積熱消水病脹滿破婦人惡血療濕痺筋攣膝痛並治小兒撮口。

【大薊小薊】（名稱）大薊一名虎薊小薊一名猫薊又名山牛蒡野紅花（種類）隰草類大薊莖高而葉皺小薊莖低而葉不皺皆用根（性質）甘溫（功用）皆能破血下氣行而帶補治吐衄腸癰女子赤白濁安胎小薊力微能破瘀生新保精養血退熱補虛不能如大薊之消癰毒。

一畫

【天】梯煙切先韻。

【天麻】（名稱）即赤箭之根一名定風草（種類）山草類（性質）辛溫（功用）入肝經氣分益氣强陰通血脈强筋力疎痰氣治諸風眩掉頭旋眼黑語言不遂風濕頑痺小兒驚癇（禁忌）血液衰少及類中風者忌用

【天雄】（名稱）一名白幕（種類）毒草類形似附子而細長（性質）辛熱有大毒（功用）補下焦腎命陽虛治風寒濕痺爲風家主藥發汗又能止陰汗。

【天茄】（種類）蔬菜類。（功用）

治胃脘痛。幷治蠍毒。

【天牛】（名稱）一名天水牛。八角兒。一角者名獨角仙。（種類）蟲類。（性質）有毒。（功用）治瘧疾寒熱小兒急驚風及疔腫去痣靨。

【天仙子】（名稱）即莨菪所生之子一名橫唐行唐（種類）毒草類。（性質）苦寒（功用）瘰癧狂風癇顚倒拘攣治蛀牙痛咬之蟲出。（禁忌）多食令人狂走。

【天仙藤】（種類）蔓草類。（性質）苦溫（功用）疏氣活血。治風勞腹痛。妊娠水腫。並治疝痛。

【天仙蓮】（功用）治蝨毒瘡癤。搗葉傅之。

【天竹黃】（種類）苞木類。此係竹內所生之粉（性質）甘而微寒（功用）凉心經去風熱利竅豁痰鎭肝明目功同竹瀝。而性和緩無寒滑之患。治大人中風不語。小兒客忤驚癇爲尤宜。（禁忌）有寒痰者勿用。

【天竺桂】（種類）香木類。生閩浙粵山中用皮（性質）辛溫。（功用）治腹內諸冷血氣脹痛。功與桂心同。

【天花粉】（名稱）即栝樓根。（種類）草類。（性質）甘酸而苦微寒。（功用）養胃生津降火潤燥滑痰解渴。生肌排膿。消腫行水通經。止小便利治熱狂時疾。胃熱疸黃。口燥唇乾。腫毒發背。乳瘡瘡痔。（禁忌）脾胃虛寒者禁用。

【天花蕈】（名稱）一名天花菜。（種類）蔬菜類。（性質）甘平。（功用）益氣殺蟲。

【天門冬】（名稱）一名天棘。俗

名萬歲藤。(種類)蔓草類。(性質) 甘苦大寒。(功用)瀉肺火。滋腎水。潤燥痰。澤肌膚。利二便。治肺痿。腫癰。吐膿吐血。痰嗽喘促。消渴嗌乾。足下熱痛。虛勞骨蒸。陰虛有火之證。(禁忌)胃虛無熱。及瀉者。忌用。

【天南星】(名稱)一名虎掌。(種類) 毒草類。(性質)溫燥辛苦有毒。(功用)燥濕除痰。破結利水。治驚癇風眩。身強口噤。結核疝瘕。癰毒疥癬。(禁忌) 陰虛燥痰及孕婦勿用。(用法)南星生者有毒。須以礬湯或皂角汁浸三晝夜。暴用。或酒浸一宿蒸。竹刀切開。至不麻乃止。或薑渣黃泥和包煨熟用。造麴法與半夏同。造膽星法。另詳膽星條。

【天壽根】(種類)蔓草類。(性質) 涼。(功用)治胸膈煩熱。

【天名精】(名稱)即地菘。一名天蔓菁。皺面草。實名鶴虱。根名杜牛膝。(種類)隰草類。用葉。(性質)甘苦。(功用)去痰止血。解毒殺蟲。

【天師栗】(種類)果類。出西蜀青城山中。(性質)甘溫。(功用) 久食已風攣。

【天芥菜】(種類)隰草類。(性質) 味苦。(功用)搗傅一切腫毒。

【天毬草】(名稱)一名盒子草。俗呼盒兒藤。(種類)蔓草類。(性質)有小毒。(功用)治痞積初起。搗傅蛇咬傷。

【天成沙】(種類)木類。生蘇木中。(功用)治卒心痛。

【天孫水】(名稱)即七月七夕水。謂之聖水。(種類)水類。以七夕雞初鳴時汲水貯之。(

性質）色淸性微寒。味甘。（功用）治一切熱症。

【天蘿水】（種類）水類。霜降後。擇粗大絲瓜藤。掘起根三四寸剪斷。插瓶中一夜。其根中汁滴入瓶內。便將此水封固埋土中。年久更佳。（功用）淸熱化痰。解毒。治肺癰肺痿。雙單蛾。

【天生磺】（種類）石類。此係天生而非人造者。外如灰色。內如黃泥而淡。（性質）味苦鹹。氣臭毒性燥熱。（功用）治膈症。補命門火衰虛寒等病。

【天龍骨】（種類）石類。即寶塔頂上之石灰。（功用）外治止血生肌。塗惡瘡腫毒。寒濕臁瘡。內治心腹痛。烏痧脹。婦人血崩漏帶。男子久痢便血。及一切打撲損傷。惡血癥聚。

【天漿子】即雀甕。詳見雀甕條。

【天骷髏】（名稱）即鄉村中屋籬上所掛之霜打絲瓜。其子名烏牛子。（種類）蔬菜類。（功用）治婦人白帶血淋鼓脹積聚。一切筋骨疼痛。

【天燈籠草】（名稱）一名珊瑚柳。又名金燈籠。北人呼爲紅姑娘。（種類）草類。（性質）寒。（功用）能淸火消鬱結。敷一切瘡腫。專治喉風腫痛。幷治金瘡腫毒。止血崩。

【太】託艾切。泰韻。

【太子參】（種類）山草類。形細如參條。（性質）甘苦。（功用）功同人參。

【太陽石】（種類）石類。（功用）治遠年近日一切目疾。

【太一餘糧】（名稱）一名石腦。（種類）石類。（性質）甘平。（功用）治欬逆上氣。癥瘕血閉漏下。

【太陰玄精石】(種類)石類。出解池通泰積鹽處。鹹鹵所結。(性質)鹹寒而降。(功用)治上盛下虛。救陰助陽。有扶危拯溺之功。

【夫】福烏切。音膚。虞韻。

【夫編子】(種類)果類。出交趾。(性質)甘平。(功用)寧心志。養血脈。解暑渴。利水道。生津液。止逆氣喘急。除煩清熱。潤肺。滋命門。益元氣。用此煮白鴨。淡食之。可治骨蒸勞熱。羸瘦如柴。

五畫

【奈】諾艾切。泰韻。

【奈何草】即白頭翁。詳見白頭翁條。

【奇】勤移切。音其。支韻。

【奇功石】(種類)石類。出大西洋。(功用)治瘧疾。身熱脹悶。胃痛。痰滯。幷治婦人產難。

【奇南香】即伽南香。詳見伽南香條。

● 女部

【女】你語切。語韻。

【女菀】(名稱)即白菀。白入氣分。一名織女菀。(種類)隰草類。(性質)辛溫。(功用)治肺傷欬逆。驚癇寒熱。洩痢腸鳴。(禁忌)肺氣減者勿用。

【女萎】(種類)蔓草類。(性質)辛溫。(功用)治泄痢腸鳴。驚癇寒熱。

【女青】(名稱)即蛇銜根。一名雀瓢。(種類)隰草類。(性質)辛平有毒。(功用)治吐利。卒死。解蠱毒。逐邪氣。療溫瘧。辟瘟疫。

【女貞】(名稱)即冬青。一名貞木。俗呼爲蠟樹。(種類)灌木類。(性質)甘苦而平。(功用)益肝腎。安五臟。強腰膝。明耳目烏髭髮補風虛除百病。

【女麴】（名稱）一名麪子。（種類）穀類（性質）甘温。（功用）消食下氣止洩痢下胎。破冷血（禁忌）孕婦勿用。

二畫

【奴】訥吾切。怒平聲。虞韻。

【奴柘】（種類）灌木類用刺。（性質）苦微温（功用）治老婦血瘕男子痃癖悶痞。

【奴哥撒兒】（種類）草類出西域狀如桔梗。（功用）治金瘡及腸與筋斷者嚼爛傅之。

三畫

【妃】敷威切。音霏。微韻。

【妃子笑】（種類）果類荔枝中之一種產佛山色如琥珀大如鵝卵核小如豆。漿滑如乳。（功用）啖之能除口氣。使齒牙經宿猶香。

五畫

【姑】谷烏切。音孤。虞韻。

【姑活】（種類）草類（性質）甘温（功用）主大風邪氣。濕痺寒痛。

【委】麈烏切。支韻。又烏詭切。紙韻按委蛇之委。當作平聲。

【委蛇】（種類）草類。大枝長鬚。多葉而兩兩相值子如芥子。（性質）甘平（功用）主消渴少氣令人耐寒。

【委萎】即萎蕤用功詳見玉竹條。

六畫

【威】烏揮切。微韻。

【威靈仙】（名稱）一根叢鬚數百條長者二尺許色深黑俗名鐵脚威靈仙（種類）蔓草類（性質）辛鹹温。一作苦温。（功用）行氣泄水袪風善走。能疏宣五臟通行十二經絡。

治中風痛。風頭風頑痺。癥瘕積聚。痰水宿臟。黄疸浮腫。大小腸秘。風濕痰氣。一切冷痛。（禁忌）氣血虛弱者愼用。

七畫

【娑】思阿切。音娑。歌韻。

【娑羅子】（名稱）即天師栗。（種類）果類（性質）甘溫。（功用）治心胃痛。殺蟲。

八畫

【婆】蒲訛切。歌韻。

【婆娑石】（名稱）一名摩娑石。（種類）石類。生南海（性質）甘淡寒。（功用）解一切藥毒。瘴疫熱悶頭痛。

【婆羅得】（名稱）一名婆羅勒。（種類）木類。用子（性質）辛溫。（功用）治冷氣塊。溫中。補腰腎。破痃癖。可染髭髮令黑。

【婆律香膏】（種類）香木類。此即龍腦香樹中脂。（功用）治耳聾。摩一切風。

十四畫

【嬭】你矮切。音乃。蟹韻。

【嬭酣草】（名稱）俗名奶孩兒。（種類）草類（性質）辛溫。（功用）和中止霍亂吐瀉。行氣活血。用此塞鼻可止瘧。

【嬰】衣輕切。庚韻。

【嬰舌】即蘡薁。詳見蘡薁條。

中國藥物新字典 寅集

●子部

【子】咨此切。紙韻。
【子午蓮】(種類)水草類。(功用)治小兒急慢驚風。
【子母懸】(種類)金類。出貴州鉛礦中。(功用)解毒。明目。烏鬚髮。澤容顏。去面上瘢痣。及疣贅瘜肉。

一畫

【孔】苦桶切。空上聲。董韻。
【孔雀】(名稱)一名越鳥。(種類)禽類。用肉。(性質)鹹涼。微毒。(功用)解藥毒蠱毒。
【孔雀血】(功用)生飲解蠱毒。
【孔雀屎】(性質)微寒。(功用)治崩中帶下。可傅惡瘡。
【孔公孽】(名稱)一名孔公石。文名通石。(種類)石類。(性質)辛溫。(功用)治腰冷膝痺。風氣脚弱。傷食不化。男子陰瘡。女子陰蝕。

四畫

【孝】喜教切。效韻。
【孝文韭】(種類)蔬菜類。(性質)辛溫。(功用)主腹內冷。脹滿。洩痢腸澼。溫中補虛。令人能行。
【孝子衫】(種類)服物類。即孝子所穿之麻衣。(功用)燒灰傅面䵟。
【孝子帽】(種類)服物類。(功用)主鼻上生瘡。私竊拭之。勿令人知。

五畫

【孟】慕更切。敬韻。

【孟娘菜】(種類)蔬菜類。葉似升麻。方莖。生四明諸山。(性質)苦小溫。(功用)主婦人腹中血結羸瘦。男子陰囊濕痒。助陽補虛。去痔瘻瘰癧癭瘤。

六畫

【孩】何來切。亥平聲。灰韻。

【孩兒茶】詳見兒茶條。

十三畫

【學】奚岳切。覺韻。

【學木核】(種類)木類。(性質)甘寒。(功用)治脇下留飲。胃氣不平。除熱。

●宀部

三畫

【守】始有切。音首。有韻。

【守宮】(名稱)即壁虎。又名壁宮。蝎虎。蝘蜓。(種類)鱗類。當作蟲類。(性質)鹹寒。有小毒。(功用)治中風癱瘓。手足不舉。或歷節風痛。及風痓驚癇。小兒疳痢。血積成痞。癘風瘰癧。撲蝎螫。

【安】阿干切。寒韻。

【安石榴】(種類)果類。(性質)甘酸澀。(功用)撲渴解酲。

【安化茶】(種類)木類。出湖南。即安化縣茶。今稱爲湘潭茶。(性質)性溫味苦微甘。(功用)清神和胃。下膈氣酒滯。去寒澼。

【安息香】(種類)香木類。(性質)辛香苦平。(功用)研服行血下氣。安神去祟。鬼胎能下。蠱毒可消。燒煙辟邪逐惡。

五畫

【定】第甯切。廷去聲。徑韻。

【定風草】即赤箭。詳見赤箭條。

【宜】逆奇切。支韻。

【宜母果】(名稱)一名宜濛子。(種類)果類出嶺南。(性質)酸。(功用)孕婦食之能安胎。且能辟暑醃食下氣和胃並治傷寒痰火。

【宜南草】(種類)草類。生廣南山谷。(功用)辟惡止驚。

八畫

【寄】紀義切。寘韻。

【寄居蟲】(名稱)一名寄生蟲。(種類)介類。此蟲寄居於蚌蛤腹中者。形如蟹子而小。(功用)益顏色美心志。

【密】寐逸切。質韻。

【蜜陀僧】(名稱)一名沒多僧。又名爐底。(種類)金類。(性質)辛鹹平有小毒。(功用)墜痰鎭驚止血散腫消積殺蟲療腫毒愈凍瘡解狐臭染髭鬚。

【蜜蒙花】(名稱)一名水錦花。(種類)灌木類。(性質)甘平微寒。(功用)治目中赤脉。青盲膚翳赤爛眵淚羞明怕日。潤肝燥。

九畫

【寒】何闌切。音韓。寒韻。

【寒具】(名稱)一名捻頭環餅。又名饊子。(種類)穀類。以糯粉和麵麻油煎成之。(性質)甘鹹溫。(功用)潤腸利大小便溫中益氣。

【寒水石】即石膏。詳見石膏條。又凝水石亦有此名。

【寒號蟲】(名稱)一名鶡鴠屎名五靈脂另詳。(種類)禽類。(性質)甘溫。(功用)食之補益人。

十一畫

【寡】古瓦切。瓜上聲。馬韻。

【寡婦牀頭塵土】(功用)和油塗耳上月割瘡。

十七畫

【寶】補襖切音保皓韻

【寶石】(種類)石類出西番有紅綠碧紫數色(功用)去翳明目入點藥用之

【寶珠山茶】(種類)木類以千葉大紅者爲貴(性質)微辛甘寒(功用)涼血破血止血消癰腫跌撲斷久痢腸風下血崩帶血淋鼻衄外敷灸瘡

●寸部

六畫

【封】夫邕切冬韻

【封石】(種類)石類(性質)味甘(功用)主消渴熱中女子疽蝕

【封華】(種類)草類(性質)味甘有毒(功用)主疥瘡養肌去惡肉

七畫

【射】食夜切禡韻

【射干】(名稱)一名烏扇烏翣烏蒲鳳翼鬼扇扁竹仙人掌紫金牛野萱花(種類)毒草類用根(性質)苦寒有毒(功用)瀉火解毒散血消痰治喉痺咽痛爲要藥並治結核瘕疝便毒瘧母通經閉利大腸鎮肝明目(禁忌)有寒者多服作瀉

【射罔】(種類)毒草類(性質)苦有大毒(功用)治風痺塗頑瘡(禁忌)虛人忌用若瘡腫而無膿水者亦不可塗

八畫

【將】即央切音漿陽韻

【將軍】大黃有將軍之號又硫黃亦稱將軍當分詳大黃硫黃二條

九畫

【尋】習淫切侵韻

【尋風藤】即清風藤詳見清風

藤條。

十一畫

【對】妬㛑切。堆去聲。隊韻。

【對廬】(種類)隰草類。與菴藺相似。(性質)苦寒。(功用)主疥瘡久不瘥。生死肌。除大熱。煮汁洗之。

●小部

【小】洗天切。篠韻。

【小靑】(種類)隰草類。生福州。(功用)治血痢腹痛。生搗傳癰腫瘡癤。解蛇毒。

【小草】即遠志苗。詳遠志條。

【小蘗】(名稱)一名子蘗。又名山石榴。(種類)喬木類。(性質)苦大寒。(功用)治口瘡疳䘌。殺諸蟲。去心腹中熱氣。並治血崩。

【小麥】(種類)穀類。(性質)甘微寒。(功用)養心除煩。利溲止血。

【小麥粉】(性質)甘涼。(功用)補中益氣。

【小麥麨】(性質)甘微寒。(功用)消渴止煩。

【小麥苗】(性質)辛寒。(功用)消酒毒。除煩悶。退胸膈熱。利小腸。

【小麥奴】(功用)治陽毒濕毒。熱極發狂。大渴及溫瘧。

【小麥稈】(功用)燒灰用。去疣痣蝕惡肉。

【小茴香】(名稱)一名蒔蘿。(種類)蔬菜類。(性質)辛平。(功用)理氣開胃。治寒疝。陰疝食料宜之。(附錄)八角茴香辛甘平。功用略同。自番舶來故又名舶茴香。

【小靑草】(名稱)一名蜻蜓草。一名蒼蠅翅。與小靑異。(種類)草類。(性質)味苦大寒。(功用)理小腸火。治小兒疳積。赤目腫痛。療傷寒熱症。時行咽痛。

【小將軍】(名稱)一名研皋草。(種類)隰草類。(性質)微溫。(功用)治黃疸脚氣丹毒遊風吐血咳血跌打損傷疔瘡癰腫。

【小兒草】(種類 草類。(性質)辛涼(功用)治淋疾。

【小兒破卦】(種類)服器類。(功用)燒灰用白麪調醋敷、患處能止痛接骨。

【小兒胎屎】(種類)人類。(功用)療惡瘡食瘜肉。

●尢部

九畫

【就】瘠宥切宥韻。

【就葛】即黃環功用詳見黃環條。

●尸部

四畫

【屎】溺料切鳥去聲嘯韻。

【屎板】(種類)器物類。(功用)治牛中瘡無力不能收口。

【屎桶】(種類)器物類。(功用)治霍亂吐利。

【屎坑泥】(種類)土類。(功用)塗蜂蠍諸蟲咬傷。

五畫

【屈】臣鬱切物韻。

【屈草】(種類)草類生漢中川澤。(性質)苦微寒。(功用)主胸脇下痛邪氣腸間寒熱陰痺。

六畫

【屋】烏谷切屋韻。

【屋遊】(名稱)一名瓦衣瓦苔。瓦蘚。(種類)苦草類。(性質)甘寒。(功用)治熱毒牙齦宣露止鼻衄解皮膚浮熱。

【屋漏水】(種類)水類。(性質)辛苦有毒。(功用)傳丹毒洗犬咬瘡。

【屋上敗茅】(種類)山草類。(性質)苦平。(功用)止吐血鼻血。煎水熏洗婦人陰痒。

七畫

【屐】忌逆切。音劇。陌韻。

【屐屧鼻繩】(種類)服類物。此即木屐穿鼻之繩。取久着斷爛者入藥。(功用)治哽咽心痛胸滿。燒灰水服。並治婦人難產。傳小兒頭瘡及手足瘑瘡。

九畫

【屠】同吾切。音徒。虞韻。

【屠蘇酒】(種類)穀部造釀類。(功用)元旦飲之辟疫癘一切不正之氣。(造法)用赤朮。桂心。防風。菝葜。蜀椒。桔梗。大黃。烏頭。赤小豆。入絳囊中。於除夕懸井底。元旦取出。置酒中煎之。

山部

【山】師閒切。刪韻。

【山柰】(名稱)一名山辣。一名三奈。(種類)芳草類。(性質)辛溫。(功用)暖中辟惡。治心腹冷痛。寒濕霍亂。風蟲牙痛。

【山韭】(名稱)一名藿。(種類)蔬菜類。(性質)鹹寒濇。(功用)宜腎。主大小便數。去煩熱。治毛髮。

【山丹】(名稱)一名紅花菜。又名紅百合。(種類)蔬菜類。用根。(性質)甘涼。(功用)治瘡腫。驚邪。女人崩中。(附錄)花能活血。傳疔瘡惡腫。

【山藥】(名稱)一名薯蕷。除不錄。(種類)蔬菜類。(性質)甘平。(功用)補脾肺。固腸胃。潤皮毛。化痰涎。止瀉痢。肺爲腎母。故又益腎強陰。治虛損勞傷。脾爲心子。故又益心氣。治健忘遺精。生搗傅癰瘡。消腫硬。

【山蒜】（名稱）一名蒚。（種類）蔬菜類。（性質）辛溫。（功用）治積塊及婦人血瘕。

【山茶】（種類）灌木類。花用紅色者佳。（功用）治吐血衄血。腸風下血。

【山礬】（名稱）一名芸香。又名七里香。餘名不詳。（種類）灌木類用葉。（性質）酸濇微甘。（功用）治久痢。止渴殺蟲蠶。同老薑浸水蒸熱。洗爛弦風眼。

【山查】（名稱）本作山楂。一名赤爪子棠梂子山裏果餘不錄。（種類）果類。（性質）酸甘微溫。（功用）健脾行氣。散瘀化痰消食磨積。發小兒痘疹。止兒枕作痛。（禁忌）多食令人嘈煩易飢。反伐脾胃生發之氣。

【山棗】（種類）果類。出廣州。（性質）甘酸而溫。（功用）和脾胃益血壯神。

【山穀】（種類）穀類。出塞外。（性質）甘香。（功用）行氣利水。消大小腸火。亦補脾胃。

【山薑】（名稱）一名美草。與杜若異。（種類）芳草類。（性質）辛熱。（功用）去惡氣。溫中治中惡霍亂。心腹冷痛。（功用）如薑。（附錄）其花與子皆辛溫。調中下氣。破冷氣作痛。止霍亂。消食殺酒毒。

【山鷄】（名稱）即鸐雉。一名鸐鷄。又名山雉。（種類）禽類。用肉。（性質）甘平有小毒。（功用）炙食補中益氣。

【山鵲】（名稱）一名鷽。又名山鵲。（種類）禽類。（性質）甘溫。（功用）解諸果毒。

【山獺】（種類）獸類用陰莖。（性質）甘熱（功用）陽虛陰痿精寒而淸者用酒磨服少許卽效（附錄）其骨可解藥箭毒。

【山蛤】（種類）蟲類狀似蝦蟆而大（功用）治小兒勞瘦及疳疾。

【山羊】（名稱）一名羱羊。（種類）獸類用肉（性質）甘熱。（功用）男人食之肥軟益人。治冷勞。（禁忌）有熱者勿食。

【山羊血】（性質）鹹溫。（功用）搽跌撲損傷。略吐嘔衄便溺諸血。能止血消瘀。

【山羊糞】（功用）煅灰搽滑爛生肌。可作收口藥用。

【山豆根】（名稱）一名解毒。黃結。中藥。（種類）蔓草類。（性質）苦寒（功用）瀉心火以保金氣。去肺大腸之風熱。消腫止痛。治喉癰喉風齦腫齒痛。喘滿熱欬。腹痛下痢。五痔諸瘡。解諸藥毒。傅禿瘡。蛇狗蜘蛛傷人馬急黃。（禁忌）脾胃薄弱食少而瀉者勿用。

【山茱萸】（名稱）一名蜀酸棗。又呼爲肉棗餘名不備（種類）灌木類用實。（性質）酸濇微溫。（功用）固精秘氣。補腎溫肝强陰助陽安五臟通九竅能發汗煖腰膝縮小便。治風寒濕痺鼻塞目黃耳鳴耳聾月事過多。（禁忌）陽强不痿小便不利者不宜用。

【山百合】（種類）蔬菜類。（性質）甘平。（功用）入肺淸痰火補虛損。

【山牛膝】（名稱）一名蘇木紅。（種類）草類產富陽。（功用）活血化瘀寬筋理跌打損傷。治破傷風七十二般惡疾。

【山慈姑】(名稱)一名金燈。鹿蹄草。餘名不詳。(種類)山草類。(性質)甘微辛。有小毒。(功用)功專淸熱散結。治癰瘡疔腫。瘰癧結核。解諸毒蠱毒蛇蟲狂犬傷。(附錄)葉搗塗乳癰便毒。花治小便血淋澀痛。

【山慈石】(名稱)一名爰茈。(種類)草類。葉如藜蘆。(性質)苦平。(功用)主女子帶下。

【山胡椒】(種類)木類。出雲南。(功用)止痛破瘀。

【山馬蘭】(名稱)別名一枝香。又名疔見怕。(種類)草類。(功用)治風痰喉閉。驚風。瘀疔定痛。洗痔腫疥痒。

【山黃荆】(種類)草類。(功用)消食下氣。治呃逆。肝胃痛。

【山櫻桃】(種類)果類。(性質)辛平味劣。(功用)止瀉腸澼。除熱調中。

【山海螺】(種類)草類。(功用)治腫毒瘰癧楊梅惡瘡。

【山蛩蟲】(種類)蟲類。狀如蜈蚣。(性質)有大毒。(功用)傅惡瘡。燒灰用。

【山枇杷柴】(種類)草類。取皮。(功用)硏末蜜調。傅湯火傷。

【山西柏油】(種類)木類。(功用)治諸般癬。癩毒。殺壁蝨。

【山巖泉水】(種類)水類。(性質)甘平。(功用)治霍亂煩悶。嘔吐腹空。轉筋恐入腹。宜多服之。

【山螞蟻窠】(種類)蟲類。(功用)瘢禿瘡。治刀傷。能止血收口。

四畫

【岕】讀如介。

【岕茶】(名稱)一名羅岕。產於

浙之長興羅氏居於此故名。(種類)木類(性質)味甘氣香性平(功用)滌痰清肺除煩消臌脹。

八畫

【崑】姑溫切音昆元韻。

【崑崙草】即青葙詳見青葙莖葉條。

【崖】宜鞋切與厓通佳韻。

【崖椒】(名稱)一名野椒采皮用故稱椒紅(種類)木類(性質)辛熱(功用)治肺氣上喘兼嗽欬。

【崖櫻】(種類)石草類(性質)甘辛溫(功用)治婦人血氣幷五勞七傷。

二十畫

【巖】宜銜切咸韻。

【巖香】(名稱)俗名水礆(種類)石類(性質)寒(功用)敷湯火傷金瘡出血研末同白果肉和服可治白濁。

巛部

【川】出淵切音穿先韻。

【川芎】(名稱)是芎藭之出於川中者又名胡藭香果山鞠藭(種類)芳草類(性質)辛溫升浮(功用)升陽開鬱潤燥補虛搜風散瘀止痛調經治風濕在頭血虛頭痛腹痛脇風氣鬱濕瀉血鬱血痢寒痺筋攣目淚多涕風木爲病及癰疽瘡瘍男婦一切血證(禁忌)此藥香竄辛散能走泄眞氣單服久服令人暴亡

【川蕒】(種類)蔬菜類出川中(性質)辛辣大熱(功用)治胃寒散冷積寒澼痰氣。

【川椒】(名稱)一名蜀椒巴椒漢椒(種類)木類(性質)辛熱有毒(功用)純陽入肺發汗散寒治風寒嗽欬入脾暖

胃。燥濕消食除脹。治心腹冷痛。吐瀉澼痢。痰飲水腫。入右腎命門補火。治腎氣上逆。陽衰洩數。陰汗洩精。堅齒明目。破血通經。除癥殺蟲。殺鬼疰蠱魚毒。（禁忌）肺胃素熱者忌服。

【川槿皮】（種類）木類。（功用）治各種頑癬。

八畫

【巢】岑肴切肴韻。

【巢菜】（名稱）即翹搖。俗稱搖車一名野蠶豆。（種類）蔬菜類。（性質）辛平。（功用）止熱瘧。活血平胃。

●工部

二畫

【左】子可切哿韻。

【左纏藤】即忍冬藤詳見忍冬條。

【左盤龍】即鴿屎詳見鴿屎條。

【巧】起絞切。敲上聲。巧韻。

【巧婦鳥】（名稱）一名鷦鷯。桃蟲。蒙鳩。黃脰雀。（種類）禽類。（性質）甘溫。（功用）炙食甚美。令人聰明。

【巧婦鳥窠】（功用）治膈氣噎疾。燒灰酒下。

【巨】局語切音拒語韻。

【巨勝】即黑色之胡麻。俗稱黑芝蔴。詳見胡麻條。

【巨勝酒】（種類）穀部造釀類。同炒苡仁生地浸之。（功用）治風虛痺弱。腰膝疼痛。

●己部

一畫

【巴】逋鴉切麻韻。

【巴豆】（名稱）緊小色黃者爲巴。三稜色黑者爲豆。小而兩頭尖者爲剛子。（種類）灌木類。（性質）辛熱有大毒。（功用）開竅宣滯。去臟腑沉寒。

最爲斬關奪門之將。破痃癖血瘕氣痞食積生冷硬物所傷。大腹水腫。瀉痢驚癇口喎耳聾牙痛喉痺其毒性又能解毒殺蟲。疥瘡瘍蛇蝎諸毒。通經爛胎。(用法)或用殼。用仁。用油。生用力猛。炒用少緩。或醋煮燒存性用。研去油名巴豆霜。

【巴豆油】(功用)油作紙捻。燃火吹息。或薰鼻。或刺鼻。能行惡涎惡血。治中風中惡疾厥氣厥喉痺不通。一切急病。

【巴豆根】(功用)治癰疽發背。腦疽鬢疽。掘取洗搗敷患處。極效。

【巴朱】(種類)草類。生洛陽。(性質)味甘(功用)主寒上血帶下。

【巴棘】(名稱)一名女木。(種類)山草類。(性質)味苦有毒。(功用)主惡疥瘡出蟲。

【巴戟天】(名稱)一名不凋草。又名三蔓草(種類)山草類。用根(性質)辛甘微溫。(功用)去風入腎強陰益精治五勞七傷散風濕治風氣脚氣水腫。(禁忌)陰虛而相火熾者忌服。(用法)去心。酒浸焙用。

【巴山虎】(名稱)即鬧楊花根。俗名老虎花(種類)草類。(功用)追風定痛。

【巴旦杏仁】(名稱)一名八擔杏。(種類)果類(性質)甘平。(功用)止欬下氣。消心腹逆悶功專潤肺。

●巾部

二畫

【市】石矣切紙韻。

【市門土】(種類)土類。(功用)婦人服之易產。

【市門溺坑水】（種類）水類。（功用）止消渴。

【布】補誤切。音佈。遇韻。

【布】（種類）服物類。有麻布。絲布。木綿布。及染色布。取其有用者列下【新麻布】（功用）能逐瘀血。婦人血閉。腹痛。產後血痛。以數重包白鹽一合。煅研。溫酒服之【舊麻布】（功用）同旱蓮草等分。瓶內泥固。煅研。日用揩齒。能固牙烏鬚。【白布】（功用）治口唇緊小。不能開合飲食。可將布捲作大炷。安刀斧上。燒令汗出。拭塗之。仍以靑布燒灰。酒服。【靑布】解諸物毒。浸汁和生薑汁服。止霍亂。燒灰酒服。主治唇裂生瘡。口臭。仍和脂塗之。與藍靛同功。

【布鍼】詳見鐵鍼條。

【布穀】即鳲鳩。詳見鳲鳩條。

【布里草】（種類）草類。用根皮。（性質）苦寒。有小毒（功用）治瘡疥。殺蟲。

五畫

【帕】莫轄切。黠韻。

【帕拉聘】（種類）草類。此係草根。形似三七。出回地（功用）治一切陰冷痼疾。

【帛】步額切。音白。陌韻。

【帛】（種類）服物類。下列緋帛。五色帛各種【緋帛】（功用）燒灰研傅初生兒臍未落時腫痛。又療惡瘡疔腫。並治金瘡出血。【五色帛】（功用）主盜汗。拭乾訖。棄道頭。

六畫

【帝】底詣切。霽韻。

【帝休】（種類）木類。生少室山。（功用）帶之可以銷愁。

七畫

【師】色伊切。支韻。

【師系】（種類）草類。（性質）味甘。（功用）煎湯洗癰腫惡瘡。

【席】習繹切音夕陌韻。

【席下塵】（種類）土類。（功用）治水腫與鹿蔥根葉研末同服。

八畫

【帶】朶艾切音戴泰韻。

【帶魚】（名稱）俗名裙帶魚。（種類）鱗類。（性質）甘平。（功用）和中開胃。

【常】匙陽切音裳陽韻。

【常山】（名稱）一名恒山互草。雞屎草鴨屎草葉名蜀漆。（種類）毒草類。（性質）辛苦而寒有毒。（功用）治諸瘧吐痰涎幷瘰項下瘤癭。（禁忌）挾虛者禁用忌葱茗。（用法）燒酒浸一宿炒透用。

【常春藤】（名稱）一名土鼓藤，又名龍鱗薜荔。（種類）蔓草類。（性質）莖葉苦子甘溫。（功用）治風血羸老腹內諸冷血閉強腰脚瘰癧疽腫毒。

●干部

【幷】卑嬰切庚韻。

【幷苦】（名稱）一名玉荆。（種類）草類。（功用）主欬逆上氣。益肺氣安五臟。

●广部

五畫

【底】低體切音邸薺韻。

【底野迦】（種類）獸類。藥用豬膽作之。（性質）苦寒。（功用）治百病中惡客忤邪氣心腹積聚。

九畫

【廁】測異切讀如次寘韻。

【廁草紙】（種類）器物類。此係坑廁中拭過糞草紙。（功用）治咯蒂傷寒。俗稱漏底傷寒。須覓四十九張。燒灰爲末水二碗。去滓飲之。極效。

【廁上椽木】（功用）治紅絲疔。煆灰敷用。

十畫

【廉】離鹽切。音奩。鹽韻。

【廉薑】（種類）芳草類（性質）辛熱（功用）溫中下氣。消食益知治胃冷吐水。

●廴部

四畫

【延】移蓮切。讀若賢。先韻。

【延胡索】（名稱）一名玄胡索。（種類）山草類（性質）辛苦而溫（功用）能行血中氣滯。氣中血滯。通小便。除風痺。治上下內外諸痛。癥瘕崩淋。月候不調。產後血暈。暴血上衝。折傷積血。爲活血利氣之藥。（禁忌）孕婦及經事先期。虛而崩漏。產後虛運者。均忌之。（用法）生用破血。炒用調血。

【延壽果】（種類）果類。即鹿銜草之子。（性質）甘溫。（功用）理血中邪濕。溫補下元。去風痺癧節痛。小兒食之定驚悸。

六畫

【建】紀堰切。堅去聲。願韻。

【建參】（種類）草類。出閩浙（性質）辛苦甘溫。（功用）益氣。虛寒者宜之。

【建蘭花】（種類）草類。出閩中。用素心者爲佳（功用）調和氣血。寬中醒酒。解鬱。除宿氣。並能催生。

【建蘭葉】（性質）辛甘平。（功用）生津止渴。開胃解鬱。潤肌肉。調月經。養營氣。除胸中痰癖。

【建蘭根】（功用）治痰嗽後吐血。

【建水草】（種類）草類。生福州。取葉用（功用）治走注風痛。

【建神麯】(名稱)一名范志麯.(性質)辛苦甘溫(功用)搜風解表.調胃行痰.止嗽瘧痢吐瀉.能安瘟疫嶂嵐.散疹消斑.感冒心痛.食滯心煩.

●廾部

十二畫

【弊】弼藝切.音幣.霽韻.

【弊帚】(種類)器物類(功用)治白駁癩風.燒灰用.

●弓部

【弓】居邕切.音宮.東韻.

【弓弩弦】(種類)器物類.(性質)平(功用)治難產胞不出.止鼻衂.

八畫

【强】奇陽切.陽韻.又音襁.

【强水】(種類)水類.西洋人所造.(性質)性最猛烈.能蝕五金.(功用)治癰疽.蝕惡肉.拔疔根.

十二畫

【彈】波岸切.音但.翰韻.

【彈丸土】(種類)土類.(功用)治婦人難產.熱酒服一錢.

十九畫

【彎】烏關切.刪韻.

【彎薑】(種類)蔬菜類.產雲南.(功用)食之斷絕人道.

●彡部

八畫

【彫】低幺切.音貂.蕭韻.

【彫胡米】即菰米.又名彫蓬.雕菰.詳見菰米條.

九畫

【彭】蒲衡切.讀如棚.庚韻.

【彭根】即石龍芮.詳見石龍芮條.

●彳部

七畫

【徐】習余切.魚韻.

【徐黃】(種類)芳草類.大莖細

葉香如藁本(性質)辛平(功用)治心腹積瘕及惡瘡

【徐長卿】(種類)山草類(性質)辛溫(功用)殺精鬼辟瘟疫解蠱毒

八畫

【御】魚遽切御韻

【御米】【御米殼】詳見罌子粟罌粟殼二條

【御溝金水】(種類)水類(性質)性平味微鹹帶甘(功用)治男婦骨蒸乾血勞童子癆(製法)用篾籮八只取山上淨土裝入用磁缽八個盛之取童便八桶傾入七籮土內淋下上以井花水推之共傾入一籮土內如淋下太少再用清水推前七籮淋下又加上一籮內待過一夜淨淋下水三五碗以磁罐收貯外用井水養之每服半杯溫下用以代茶神效

中國藥物新字典 卯集

●心部

一畫

【必】卑一切質韻。

【必栗香】（名稱）一名花木香。一名膽香。（種類）香木類。（性質）辛溫（功用）治鬼疰心氣斷一切惡氣燒爲香殺蟲魚。

【必思答】（種類）果類。產回回國地（性質）味甘（功用）調中順氣。滋肺定喘。治三陰瘧疾。婦人難產子死腹中。胞衣不下。

【必似勒】（種類）草類。狀似馬蔄子（性質）辛溫。（功用）主冷氣胸悶不消。心腹脹滿。

三畫

【忍】日引切軫韻。

【忍冬】（名稱）一名金銀花。又名左纏藤鴛鴦藤鷺鷥藤金釵股。餘名不錄（種類）蔓草類（性質）甘寒（功用）入肺補虛。散熱解毒。養血止渴。治癰疽疥癬楊梅惡瘡腸澼血痢。五種尸疰。

【忍冬酒】（功用）治癰疽發背。一切惡瘡初起便服奇效。（製法）忍冬五兩，甘草二兩。水二碗煎至一碗再入酒一碗略煎。

【忘】無房切音亡陽韻。

【忘憂草】萱草之別名詳見萱草條。

四畫

【快】庳邁切。卦韻。

【快果】梨之別名。詳見梨條。

五畫

【思】塞茲切。音司。支韻。

【思仲】【思仙】皆杜仲之別名。（功用）詳見杜仲條。

【急】基揖切。音級。緝韻。

【急性子】即鳳仙子。詳見鳳仙子條。

六畫

【息】西億切。音熄。職韻。

【息王藤】（種類）蔓草類。生嶺南。（性質）苦澀。（功用）治產後腹痛。惡露不盡。

八畫

【㥏】體假切。音忝。銑韻。

【㥏華】（種類）草類。（性質）味甘。（功用）主上氣。解煩。堅筋骨。

【惡】阿各切。藥韻。

【惡實】（名稱）即牛蒡。一名鼠粘。一名大力子。餘名不備。（種類）隰草類。（性質）辛平。（功用）潤肺解熱。散結除風。利咽膈。理痰嗽。消斑疹。行二便。行十二經。散諸腫瘡瘍之毒。利腰膝凝滯之氣。（禁忌）性冷而滑。痘證虛寒泄瀉者忌服。

【惡實根】（性質）苦寒。（功用）治中風汗出。搗和豬脂。貼瘡腫及反花瘡。

十畫

【慈】層時切。音磁。支韻。

【慈石】（名稱）一名吸鐵石。又名玄石。今作磁石。（種類）石類。（性質）辛鹹色黑。（功用）補腎益精。除煩祛熱。聰耳明目。治羸弱周痺。骨節痠痛。驚癇腫核。誤吞針鐵。止金瘡血。

【慈石酒】（種類）穀部造釀類。

（功用）治腎虛耳聾。

【慈姑】（名稱）一名藉姑。水萍。河鳧茈。一作茨菰。（種類）果類。（性質）甘苦微寒。（功用）主治百毒。產後血悶。攻心欲死。產難。胞衣不出。搗汁服一升。又下石淋。（禁忌）多食發腸風。痔瘺。崩中帶下。脚氣癱風。又使人乾嘔。損齒。失顏色。皮肉乾燥。（附錄）慈姑葉調蚌粉塗瘙痱甚良。

【慈母枝葉】（種類）木類。（功用）炙香作飯。下氣止渴。令人不睡。主小兒痰痞。

【愼】侍印切。震韻。

【愼火草】即景天。詳見景天條。

十二畫

【憨】呵甘切。音蚶。覃韻。

【憨葱】即藜蘆。詳見藜蘆條。

十六畫

【懸】穴員切。縣平聲。先韻。

【懸鉤子】（名稱）一名沿鉤子。又名木莓。餘名不錄。（種類）蔓草類。（性質）酸平。（功用）醒酒止渴。除痰。去酒毒。

●戈部

【戈】姑倭切。音鍋。歌韻。

【戈共】（種類）草類。生益州。（性質）苦寒。（功用）主驚氣傷寒。腹痛羸瘦。皮中有邪氣。手足寒無色。

一畫

【戊】莫候切。音茂。宥韻。

【戊己芝】即黃精。詳見黃精條。

【戊戊酒】（種類）穀部造釀類。（性質）大熱。（功用）大補元陽。（禁忌）陰虛無冷病人勿飲。（造法）用黃狗肉煮糜連汁和麴米釀之。

二畫

【戎】如融切。東韻。

【戎鹽】（名稱）即靑鹽。一名羌

鹽(種類)鹵石類(性質)鹹寒(功用)入腎經助水臟平血熱治目痛赤濇吐血溺血齒舌出血堅骨固齒明目烏髮餘同食鹽

七畫

【戛】吉揠切音桔黠韻

【戛金火】(種類)火類(功用)能散鬼燐野祟

十四畫

【戴】朶愛切讀如對隊韻

【戴文玉】(種類)草類黃色如金釵草(功用)凝血疾

【戴椹】【戴糝】皆黃耆之別名詳見黃耆條

●戶部

【戶】胡五切音怙麌韻

【戶限下土】(種類)土類(功用)治產後腹痛熱酒服一錢

四畫

【房】扶亡切陽韻

【房苑】即防葵詳見防葵條

五畫

【扁】彼偃切徧上聲銑韻

【扁竹】即萹蓄詳見萹蓄條

【扁靑】(名稱)一名石靑又名大靑(種類)石類(性質)甘平(功用)明目平肝吐風痰治癲癇折跌癰疽

【扁豆】(名稱)即穭豆一名沿籬豆蛾眉豆(種類)穀部豆類(性質)味甘性平色白微黃(功用)調脾和胃降濁升淸消暑除濕止渴止瀉專治中宮之病(禁忌)多食能壅氣傷寒邪熾者勿服

【扁豆花】(功用)治崩帶泄痢解藥毒功同扁豆

【扁豆】(葉功用)治霍亂轉筋及瘕疾傅蛇咬

【扁豆藤】(功用)治霍亂

◉手部

四畫

【扶】馮無切。音符。虞韻。

【扶桑】（名稱）一名佛桑。又名朱槿。赤槿。（種類）灌木類。用葉及花。（性質）甘平。（功用）搗傅癰疽腮腫。

【扶芳藤】（名稱）一名滂藤。（種類）蔓草類。用莖葉。（性質）苦小溫。（功用）治一切血。一切氣。一切冷。主風血腰脚。

【承】池蠅切。蒸韻。

【承露仙】卽伏雞子。詳見伏雞子條。

【折】職揭切。音浙。屑韻。

【折傷木】（種類）蔓草類。藤繞樹木。葉如莽草而光厚。（性質）甘鹹平。（功用）主折傷筋骨疼痛。散血補血。產後血悶。止痛。

五畫

【抱】簿老切。皓韻。

【抱木茯神】詳見茯神條。

【拔】步滑切。黠韻。

【拔爾撒摩】（種類）木類。出番地。（功用）樹脂可傅金刃傷。

【拒】局語切。音巨。語韻。

【拒霜】卽木芙蓉。詳見木芙蓉條。

六畫

【拳】渠員切。音權。先韻。

【拳參】（種類）山草類。（功用）爲末。治淋渫腫氣。

【拳黃雞子】（名稱）一名水羅蔔。（種類）草類。（功用）治霍亂吐瀉。瘧疾。

【挾】檄牒切。音協。葉韻。又音頰。音夾。義同。

【挾劍豆】卽刀豆。詳見刀豆條。

八畫

【排】蒲崖切。音牌。佳韻。

【排草香】(種類)芳草類。產嶺南。(性質)辛溫。(功用)辟臭。去邪惡氣。

【掘】巨欝切。音倔。物韻。又局越切。音橛。月韻。義同。

【掘据】即蔄茹。詳見蔄茹條。

【推】禿隈切。退平聲。灰韻。

【推石】即綠膚青。又名推青。詳見綠膚青條。

【推九】【推車客】皆蜣螂之別名。詳見蜣螂條。

【接】即攝切。葉韻。

【接骨草】(名稱)一名四季花。(種類)草類。(功用)治折傷。續斷骨。

【接骨木】(名稱)一名續骨木。一名木蒴藋。(種類)灌木類。(性質)甘苦平。(功用)治折傷。續筋骨。除風痺齲齒。可作浴湯。

【接骨木皮】(功用)主痰飲。下水腫。及痰瘧。幷治打傷瘀血。及產婦惡血。

【接骨木葉】(功用)治痰瘧。生搗汁服取吐。

【接骨仙桃】(名稱)一名奪命丹。活血丹。蟠桃草。(種類)草類。(性質)甘淡而溫。(功用)治肝胃氣。消癧腫跌打。入補藥治勞損虛怯。

九畫

【插】測押切。讀如察。洽韻。

【插田藨】即覆盆子。詳覆盆子條。

【揚】移疆切。音陽。陽韻。

【揚搖子】(種類)果類。生閩越。其子生樹皮中。(性質)味甘無毒。(功用)通百脈。強筋骨。和中益氣。潤肌膚。好顏色。

【握】烏角切。音渥。覺韻。

【握雪礜石】(名稱)一名化公石。一名石腦。(種類)石類。出徐州。(性質)甘溫。(功用)治痼冷積聚并療大風瘡。

十畫

【搥】除帷切音椎。又都隈切音堆。

【搥胡根】(種類)隰草類。(性質)甘寒。(功用)潤五臟。止消渴。除煩去熱明目。功如麥門冬。

【摩】模訛切音磨。歌韻。

【摩厨子】(種類)果類。生西域及南海。(性質)甘香平。(功用)益氣。潤臟。安神養血。

十二畫

【撮】粗豁切。曷韻。又卒嘬切。義同。

【撮石合草】(種類)草類。生眉州。(性質)味甘。(功用)療金瘡。

【撫】敷武切。音拊。麌韻。

【撫芎】(種類)山草類。即芎藭。出江西撫州。(性質)辛溫。(功用)專主開鬱上升直達三焦。爲通陰陽氣血之使。(禁忌)與川芎同。

【撥】補豁切音鉢。曷韻。

【撥火杖】(名稱)與燒殘之柴同。故又稱火柴頭。(種類)器物類。(功用)止小兒驚忤夜啼。刮上端炭屑可傳金瘡。止血并療蠍螫。

十三畫

【擊】吉錫切。音激。錫韻。

【擊迷】即莢蒾。詳見莢蒾條。

【擊石火】(種類)火類。(功用)宜針灸百病。

【擔】德庵切。覃韻。

【擔羅】(種類)介類蛤屬。(性質)甘平。(功用)主治熱氣。消食。雜昆布作羹。可治結氣。

十五畫

【攀】鋪彎切。刪韻。

【攀倒甑】(名稱)一名斑杖。一名接骨(種類)隰草類(性質)苦寒(功用)解利風熱。煩渴狂躁。

十八畫

【攝】式摺切讀如失葉韻。

【攝龜】(名稱)一名呷蛇龜。陵龜。鴦龜。蠳龜(種類)介類(性質)甘寒有毒(功用)生研塗撲損筋脈傷。

【攝龜尾】(功用)佩之辟蛇。刮末傅蛇咬。

【攝龜甲】(功用)燒灰傅人咬瘡。

●支部

【支】職淅切音之支韻。

【支連】即黃連詳見黃連條。

【支余花】(種類)灌木類今西人製以為藥(功用)驅蟲。

●攴部

四畫

【放】付妄切音舫漾韻。

【放杖木】(種類)灌木類(性質)甘溫(功用)治一切風血理腰脚宜浸酒服之。

五畫

【故】古誤切音固遇韻。

【故蓑衣】(名稱)一名撥襏(種類)服物類(功用)燒灰和油傅蠼螋溺瘡。

【故木砧】(名稱)一名百味。又名椾几(種類)器物類取砧上屑垢用(功用)治唇瘡耳瘡蟲牙並能吐乾霍亂。

【故炊帚】(種類)器物類(功用)人面生白駁燒灰調酒傅之以月食夜為佳。

七畫

【救】記宥切音究宥韻。

【救命王】(名稱)一名死裏逃生(種類)草類(功用)治小兒感冒風寒咳嗽大人勞力

損傷吐血。諸風疼痛。無名腫毒。

【救月杖】(種類)器物類。即月食時救月擊物之木(功用)治月蝕瘡及月割耳燒灰和油傅之。

【救赦人者】(種類)草類。(性質)味甘有毒(功用)主疝痺通氣諸不足。

【敗】薄邁切排去聲卦韻。

【敗石】(種類)草類(性質)味苦(功用)主渴痺。

【敗醬】(名稱)一名苦菜苦蘵。澤敗鹿腸鹿首馬草(種類)隰草類用根。(性質)苦平。(功用)解毒排膿行經破血。治癰腫及內癰塗蠼螋尿瘡。

【敗瓢】(種類)蔬菜類(性質)苦平(功用)消脹殺蟲治痔漏下血崩中帶下赤白。

【敗筆】(名稱)以兎毫敗筆燒灰故又名筆頭灰(種類)獸類。(功用)水服利小便。治咽喉痛不下飲食酒服治男子莖萎婦人難產。

【敗天公】(名稱)即笠。(種類)服物類(功用)治鬼疰精魅。燒灰酒服。

【敗鼓皮】(種類)獸類。以黃牛皮者爲勝。(性質)平(功用)治蠱毒小便淋瀝燒灰塗月蝕耳瘡。

【敗芒箔】(種類)器物類。(功用)治產後血滿腹脹血渴。惡露不盡月閉不通止好血。下惡血去鬼氣疰痛癥結。

●文部

【文】無分切文韻。

【文石】(名稱)一名黍石。(種類)草類(性質)味甘。(功用)主寒熱心煩。

【文蛤】(名稱)一名花蛤。(種

類）介類。（性質）鹹平。（功用）止煩渴利小便化痰軟堅治口鼻中蝕疳。女人崩中漏下。

【文鰩魚】（名稱）一名飛魚。（種類）鱗類。（性質）甘酸。（功用）治婦人難產。巳狂巳痔。

【文武實】即桑椹。詳見桑椹條。

八畫

【斑】逋彎切。音班。刪韻。

【斑龍】鹿之別名。古方有斑龍丸。功用詳見鹿茸谷條。

【斑蝥】（名稱）一作盤蝥。俗作斑猫。又訛爲斑蚝。（種類）蟲類（性質）辛寒有毒（功用）外用蝕死肌。敷疥癬惡瘡。內用破石淋。拔瘰癧疔腫。下猘犬毒。潰肉墮胎（用法）去頭足。糯米炒熟。生用則吐瀉人。

【斑鳩】（名稱）一名錦鳩。鵓鳩。祝鳩。（種類）禽類。用肉。（性質）甘平（功用）益氣助陰陽。明目愈噎。

【斑鳩血】（功用）熱飲解蠱毒。

【斑鳩屎】（功用）治聤耳出膿疼痛。

【斑節相思】（種類）草類。枝葉類薄荷而大。味似艾。（功用）能解毒。

●斤部

九畫

【新】西因切。音辛。眞韻。

【新絳】（種類）服物類。即大紅舊帽緯。或以紅綢綾代。（功用）止血行血。

【新汲水】（種類）水類。（功用）治熱悶昏瞀煩渴。解砒石烏喙燒酒煤炭毒。

【新雉木】（種類）木類。（性質）味苦香溫。（功用）治風眩痛。

十四畫

【斷】渡玩切。音段。翰韻。

【斷鑵草】(種類)草類。(功用)治疔瘡。

【斷腸草】即鉤吻。詳見鉤吻條。

【斷草烏】(種類)鱗部蛇類。出輿中。此亦烏稍蛇中之一種。(功用)治大痲風。煮酒服。

●方部

【方】夫央切。音坊。陽韻。

【方正草】(種類)草類。出閩中。(功用)治金蠶蠱。

【方解石】(名稱)一名黃石。(種類)石類。生方山。(性質)苦辛大寒。(功用)治胸中留熱結氣。通血脈。去蠱毒。

四畫

【於】郁虛切。魚韻。

【於朮】(名稱)野生者名天生朮。(種類)山草類。出於潛。(性質)甘溫。(功用)補脾和中。補氣生血。無汗能發。有汗能止。開胃補脾。則能進飲食。去勞倦。止肌熱。化癥癖。和中能已嘔吐。定痛安胎。燥濕利小便。生津液。止泄瀉。化胃經痰水。理心下急滿。利腰臍血結。去周身濕痺。(禁忌)同白朮。(用法)亦與白朮同。

六畫

【旃】支焉切。音氈。先韻。

【旃檀】即檀香。詳見檀香條。

七畫

【旋】徐員切。音全。先韻。

【旋花】(名稱)一名旋葍。續筋根。鼓子花。纏枝牡丹。餘名不錄。(種類)蔓草類。(性質)甘辛溫。(功用)補勞損。益精氣。續筋骨。

【旋覆花】(名稱)一名金沸草。金錢花。滴滴金。夏菊。(種類)隰草類。(性質)鹹苦辛溫。(功用)軟堅。下氣。行水。通血脈。消痰結堅痞。唾如膠漆。噫氣不除。大腸水腫。去頭目風。(禁忌)虛者愼用。(附錄)根能續筋。

中國藥物新字典 辰集

●日部

【日】仁逸切。質韻。

【日及】木槿之別名。扶桑亦有此名。當分詳木槿扶桑二條。

【日精油】（種類）水類。泰西所製。（功用）治一切刀創木石及馬蹋犬咬等傷。止痛斂口。並治風寒諸痛。

三畫

【旱】荷嬾切。音悍。旱韻。又翰韻義同。

【旱芹】（名稱）卽堇菜。一名苦堇。堇葵。（種類）蔬菜類。（性質）甘寒。（功用）除心下煩熱。結核聚氣。下瘀血。止霍亂。並療癰腫瘰癧。塗蛇蠍咬傷。

【旱蓮草】（名稱）一名鱧腸。又名蓮子草。金陵草。墨煙草。墨菜。餘名不備。（種類）隰草類。（性質）甘鹹平。汁黑。（功用）補腎止血。黑髮烏髭。

四畫

【昆】姑溫切。元韻。

【昆布】（名稱）一名綸布。（種類）水草類。（性質）鹹寒而滑。（功用）治水腫癭瘤。陰癀膈噎。（用法）洗去鹹味用。

【昌】蚩央切。陽韻。

【昌陽】菖蒲之別名。詳見菖蒲條。

【明】迷迎切。音鳴。庚韻。

【明水】（名稱）一名方諸水。（種類）水類。月中之水。以銅鑑取之卽得。(性質)甘寒。(功用)明目定心止渴去小兒煩熱。

五畫

【昨】字咢切。藥韻

【昨葉何草】(名稱)一名瓦松。瓦花向天草(種類)苦草類。(性質)酸平(功用)治大腸下血塗諸瘡不斂染烏髭髮。

【映】倚敬切。英去聲。敬韻。

【映日果】卽無花果。詳見無花果條。

【昭】支妖切。音招。蕭韻。

【昭參】(名稱)卽人參三七。(種類)山草類。出雲南昭通府(性質)味甘苦同人參。(功用)去瘀損止吐衄補而不峻。以末糝諸血中。能使血化爲水。

七畫

【晩】武遠切。阮韻。

【晩蠶】卽原蠶。詳見晩蠶條。

八畫

【普】頗五切。音浦。麌韻。

【普洱茶】(種類)木類。產雲南普洱山上(性質)苦濇辛溫。(功用)逐痰下氣刮腸通泄。醒酒消食淸胃生津(禁忌)虛人勿用。

【普陀茶】(種類)木類。產浙江普陀山(功用)治血痢肺癰。

【普賢線】(種類)苦草類。產峨嵋山乃是普賢石上之靑苔。(功用)治胃脘心氣疼痛。

【景】紀影切。音警。梗韻。

【景天】(名稱)一名愼火草。餘名不載(種類)石草類。(性質)苦酸而寒(功用)專淸熱毒。療諸種火丹一切遊風。搗敷蛇咬(禁忌)中寒者忌用(附錄)花治女人漏下輕身明目

十二畫

【曆】離檄切。音歷。錫韻。

【曆日】(種類)用物類。取隔年全曆用。(功用)治邪瘧。於端午午時燒灰糊丸服。

十五畫

【曠】庫榜切。音壙。漾韻。

【曠石】(種類)草類。生江南。狀如石草。(性質)甘平。(功用)益氣養神除熱止渴。

●曰部

二畫

【曲】區旭切。沃韻。

【曲節草】(名稱)一名六月霜。六月淩。綠豆青。蛇藍。(種類)隰草類。用莖葉。(性質)甘平。(功用)治發背瘡。消癰腫。拔毒。(附錄)此條可參看六月霜條。

七畫

【曼】模完切。音瞞。寒韻。又務飯切。音萬。願韻。

【曼遊藤】(種類)蔓草類。(性質)甘溫。(功用)去久嗽。治癬。

【曼陀羅花】(名稱)一名風茄兒。又名山茄子。(種類)毒草類。(性質)辛溫有毒。(功用)治諸風及寒濕脚氣。煎湯洗之。又治驚癇及脫肛。並入麻藥。

八畫

【曾】慈恒切。音層。

【曾青】(種類)石類。(性質)酸小寒。(功用)養肝膽。除寒熱。明目祛風。功用與空青相類。

九畫

【會】戶最切。泰韻。

【會州白藥】(種類)蔓草類。出會州。(功用)研末敷金瘡。生膚止血。

●月部

【月】玉掘切。月韻。

【月桂】（種類）香木類。用子。（性質）辛溫。（功用）治小兒耳後月蝕瘡。研碎傅之。

【月季花】（名稱）一名月月紅。（種類）蔓草類。亦薔薇之屬。（性質）甘溫。（功用）活血。消腫。傅毒。

七畫

【望】無房切。音亡。陽韻。又去聲。漾韻。義同。

【望江青】（名稱）一名還精草。玉星草。銀脚鷺鷥。血見愁。（種類）草類。（性質）味苦。性寒。（功用）入肺經。治吐血。瘀肺癰。去星障。愈驚風。並治打傷撲傷。

●木部

【木】莫祿切。屋韻。

【木香】（名稱）一名蜜香。番舶上來。形如枯骨。味苦黏舌者。名青木香。今稱爲廣木香。南木香。（種類）芳草類。（性質）辛苦而溫。（功用）泄肺氣。疏肝氣。和脾氣。治一切氣痛。中氣不省。耳卒聾閉。嘔逆反胃。霍亂瀉痢。後重癃閉。痰壅氣結。痃癖癥塊。腫毒。衝脈爲病。氣逆裏急。鎭瘴霧。去腋臭。健胃寬中。醒脾消食。開鬱安胎。（禁忌）肺虛血燥者勿用。（用法）煨用實腸止瀉。

【木通】（名稱）昔稱通草。今之通草。乃古之通脫木也。一名附支。丁翁。萬年藤。（種類）蔓草類。（性質）甘淡平。（功用）上通心包。降心火。淸肺熱。化津液。下通大小腸膀胱。導諸濕熱由小便出。通利九竅血脈關節。治胸中煩熱。徧身拘痛。大渴引飮。淋瀝不通。水腫浮大。耳聾目眩。口燥舌乾。喉痺咽痛。鼻齆失音。脾熱好眠。除。煩退熱。止痛排膿破血催生。行經下乳(禁忌)汗多者禁用。

【木賊】(種類)隰草類。用莖。(性質)甘苦而平。(功用)發汗解肌。升散火鬱風濕。治目疾迎風流淚翳膜遮睛。(禁忌)多服損肝。

【木蓮】(名稱)一名薜荔。又名木饅頭鬼饅頭(種類)蔓草類。(性質)甘平而濇(功用)固精消腫。散毒止血下乳。治久痢腸痔。心痛陰癩。

【木蓮葉】(性質)酸平。(功用)治血淋痛濇。

【木蓮藤】(功用)取汁塗白癜風。惡瘡。疥癬。

【木蘭】(名稱)一名杜蘭。林蘭。亦名木蓮。(種類)香木類。用皮(性質)苦寒。(功用)治酒疸利小便療重舌。

【木蘭花】(功用)治魚哽骨哽。

【木槿】(名稱)一名椵櫬蕣日及朝開暮落花。(種類)灌木類用皮及根(性質)甘平而滑。(功用)治赤白帶下。腫痛疥癬。洗目令明。潤燥活血。

【木槿花】(性質)與皮同。(功用)消瘡腫利小便除濕熱下痢。

【木綿】(名稱)一名古貝。(種類)灌木類。(性質)甘溫。(功用)治血崩金瘡燒灰用。

【木綿子油】(性質)辛熱微毒。(功用)治惡瘡疥癬。(禁忌)燃燈損目。

【木麻】(種類)灌木類。(性質)甘溫(功用)治婦人月閉癥瘕。

【木核】(種類)木類。(功用)療腸澼(附錄)花療不足子療傷中。根療心腹逆氣。止渴。

【木蝱】(種類)蟲類。(性質)苦平有毒。(功用)治目赤痛。眥傷淚出。瘀血血閉。

【木耳】(名稱)一名木檽。木菌。餘名不錄。(種類)蔬菜類。(性質)甘平有小毒。(功用)治五痔及一切血證。(附錄)木耳生於各樹。功用或有不同。當分詳桑耳槐耳等各條。

【木瓜】(名稱)一名楙。(種類)果類。(性質)酸濇而溫。(功用)和脾理胃。斂肺伐肝。化食止渴。氣脫能收。氣滯能和。調營衛。利筋骨。去濕熱。消水脹。治霍亂轉筋。瀉痢脚氣。腰足無力。(禁忌)多食損齒及骨病癃閉。忌鐵。

【木瓜核】(功用)治霍亂煩躁氣急。

【木瓜花】(功用)治面黑粉滓。(附錄)枝葉煮汁飲。治熱痢。

【木威子】(種類)果類。橄欖之屬。(性質)酸辛。一作苦濇。(功用)治心中惡水水氣。

【木鼈子】(種類)蔓草類。(性質)味苦微甘性溫。(功用)利大腸。治瀉痢。疳積。外治瘰癧。瘡痔。消乳癰。消腫追毒。生肌除鼾。

【木竹子】(種類)果類。出廣西。(性質)甘平。(功用)清熱涼大腸。去積血。利百脈。通調水臟。止渴生津。解暑消酒。治咳嗽上逆。吐逆不食。脾虛下陷。肚墜不收。

【木芙蓉】(名稱)一名拒霜。餘名不載。(種類)灌木類。用葉及花。(性質)微辛平。(功用)清肺涼血。散熱解毒。治一切大小癰疽腫毒惡瘡。消腫排膿止痛。

【木蝴蝶】(種類)木類.出廣西.(功用)治肝氣痛.及下部濕熱.貼癰疽.用以收口.

【木藜蘆】(名稱)一名黃藜蘆.(性質)苦辛而溫.有毒.(功用)治疥癬.殺蟲.

【木甘草】(種類)草類.生於木間.(功用)瘰癧癧熱毒.煮洗之.

【木天蓼】(種類)灌木類.用枝葉.(性質)辛溫.有小毒.(功用)治癥結積聚.風勞虛冷.細切釀酒飲.

【木龍藤】(種類)蔓草類.出錢塘橫山.(功用)治肺癰.肚癰.腸癰.脅癰.四症.搗汁酒沖服.

【木八角】(名稱)一名金盤草.(種類)有草木二種.此係木本.(性質)辛溫.有毒.(功用)治痲痹風毒.打撲瘀血停積.(禁忌)虛人愼用.

【木套皮】(名稱)卽木屐.(種類)服物類.(功用)治血風瘡.

【木狗】(種類)獸類.生廣東山中.形如黑狗.能登木.用皮.(功用)除脚痺風濕氣.活血脈.暖腰膝.

【朮】直律切.讀若秩.質韻.

【朮】分見於朮白朮蒼朮各條.

【朮酒】(種類)穀部造釀類.(功用)一切風濕筋骨諸病.

二畫

【朱】燭紆切.音珠.虞韻.

【朱鼈】(種類)介類.大如錢.腹赤如血.(功用)丈夫佩之.刀劍不能傷.女人佩之.有媚色.

【朱公米】(種類)穀類.(功用)療脾疾.

【朴】普沃切.音璞.覺韻.

【朴消】(名稱)卽皮硝.一名消石朴消.一作硝.(種類)鹵石

類.(性質)辛苦鹹寒.(功用)潤燥軟堅.下泄除熱.性較芒硝爲急.能蕩滌三焦腸胃實熱.推陳致新.治陽強之病.傷寒疫痢.積聚結癖.留血停痰.黃疸淋閉.瘰癧瘡腫.目赤障翳.通經墮胎.

三畫

【杉】師監切.音衫.咸韻.

【杉材】(名稱)卽杉木.一名沙木.檆木.(種類)香木類.(性質)辛溫.(功用)除心腹脹滿.脚氣腫痛.散風毒.去惡氣.洗毒瘡.漆瘡.(禁忌)稍挾虛者忌用.

【杉木皮】(功用)燒灰.傅金瘡血出.及湯火傷.

【杉木葉】(功用)治風蟲牙痛.同芎藭.細辛.煎酒含漱.

【杉木子】(功用)治疝氣痛.一歲一粒.燒研酒服.

【杉木油】(功用)塗一切頑癬.

【杉菌】(種類)蔬菜類.生積年杉木上.(性質)甘辛微溫.(功用)治心脾氣疼.及暴心痛.

【李】離矣切.音里.紙韻.

【李實】(名稱)一名嘉慶子.(種類)果類.(性質)苦酸微溫.(功用)去骨節間勞熱.肝病宜食之.

【李核仁】(性質)苦平.(功用)治面䵟黑子.並治婦人少腹腫滿.

【李花】(性質)辛苦.(功用)去面䵟粉滓.

【李葉】(性質)甘酸平.(功用)治小兒壯熱.痁疾驚癇.煎湯浴之.

【李根白皮】(性質)甘大寒.(功用)治小兒暴熱.解丹毒.

(附錄)又苦李根皮.味鹹.治

脚下氣。主熱毒煩躁。止消渴。與甘李根白皮不同。

【李樹膠】（性質）苦寒。（功用）治目翳。定痛消腫。

【李頭藤】（種類）蔓草類。產福寧。其藤腐朽者可代香用。（功用）止嘔吐。活經絡。

【杏】荷冷切音荇梗韻。

【杏子】（種類）果類。（性質）酸熱有小毒。（功用）曝脯食。止渴。去冷熱毒。杏爲心之果。心病宜食之。（禁忌）生食多傷筋骨。且易生痰。發熱。孕婦尤忌。

【杏仁】（性質）辛苦甘溫而利。有小毒。（功用）瀉肺降氣。行痰。解肌。除風散寒。利胸膈氣逆。通大腸氣秘。潤燥。消積。治時行頭痛。上焦風燥。欬逆上氣。煩熱喘促。其毒性又能殺蟲。治瘡。制錫毒。狗毒。（禁忌）因虛而欬嗽便閉者忌之。雙仁者殺人。（用法）去皮尖炒研。發散連皮尖研。

【杏花】（性質）苦溫。（功用）治粉滓面䵟。

【杏葉】（功用）治人猝腫滿。身面洪大。

【杏樹枝】（功用）治墜撲傷。酒煎服。能消瘀血。

【杓】石藥切音勺。藥韻。

【杓】（種類）器物類。以木爲之曰杓。以瓠爲之曰瓢。（功用）人身上結筋。打之三下自散。

【杓上砂】（種類）石類。此係淘米杓上之小砂石。（功用）治面上風粟。或青或黃赤。隱瞎澀痛。及唇上生瘡者。取本家杓上括去唇砂一二粒。卽安。

【杜】獨五切。麌韻。

【杜仲】（名稱）一名思仲。思仙。其皮中有銀絲如綿。故又名木綿。(種類)喬木類用皮。(性質)甘辛而溫。(功用)潤肝燥。補肝虛。子能令母實。故兼補腎。肝充則筋健。腎充則骨强。能使筋骨相着。治腰膝痠痛。陰下濕癢。小便餘瀝。胎漏胎墮。(用法)去粗皮剉。或酥炙。蜜炙。鹹酒炒。薑炒汁。斷絲用。

【杜若】(名稱)一名杜衡。杜蓮。楚衡。餘名不備。(種類)芳草類。用根。(性質)辛平。(功用)治目眩頭痛。除口臭氣。

【杜衡】(名稱)一名杜葵。馬蹄香。土細辛。(種類)山草類。用根。(性質)辛溫。(功用)散風寒。下氣消痰。行水破血。

【杜莖山】(種類)草類。取葉用。(性質)苦寒。(功用)主溫瘴寒熱。作止不定。煩渴頭痛。心躁。酒浸搗汁服。吐惡涎。

【杜鵑】(名稱)一名杜宇。又名子規。鶗鴂。催歸。(種類)禽類。(性質)甘平。(功用)瘡瘻有蟲。可將肉薄切。炙熱貼之。蟲盡乃巳。

【杜父魚】(名稱)一名渡父魚。黃鰤魚。舩矴魚。伏念魚。(種類)鱗類。(性質)甘溫。(功用)治小兒差頹。差頹卽陰核大小。

四畫

【東】部翁切東韻。

【東洋參】(種類)草類。出東洋日本。又一種出高麗者。亦名東洋參。又稱高麗參。(性質)苦甘溫。微帶羊羶氣。(功用)與遼參相似。主治亦同。惟力薄不足以大用。

【東風菜】(種類)蔬菜類。生嶺南。(性質)甘寒。(功用)治風毒壅熱。頭痛目眩。肝熱眼赤。

堪入羹臛食。

【東廧子】（種類）穀類。（性質）甘平。（功用）益氣輕身。久服不飢。堅筋骨。能步行。

【東壁土】（種類）土類。（性質）甘溫。（功用）止洩痢霍亂煩悶。辟乾濕二癬。

【松】徐容切冬韻。

【松脂】（名稱）一名松香。松膏。松膠。松肪。瀝淸。（種類）香木類（性質）苦甘溫燥（功用）袪風燥濕。化毒。生肌止痛。熬膏而貼崩中。惡痺。牙痛。研末而嘗。（禁忌）血虛者勿服。

【松節】（性質）苦溫而燥。（功用）治筋骨間病。能燥血中之濕。並治風蟲牙痛。（禁忌）燥性過於松脂。血虛尤忌。

【松葉】（名稱）別名松毛。（性質）苦溫。（功用）去風痛脚痺。生毛髮。敷凍瘡及風濕諸瘡。（禁忌）同松脂。

【松花】（名稱）別名松黃。（性質）甘溫（功用）潤心肺。益氣止血。除風。亦可釀酒。摻諸痘瘡傷損。并濕爛不痂。（禁忌）多食發上焦熱病。

【松毬】（名稱）此卽山松所結之卵毬。毬中雖有子。與海松子異。取靑嫩者用（功用）搽白點風。

【松油】（名稱）一名瀝油。（功用）治疥瘡久遠不愈。

【松木皮】（名稱）別名赤龍皮。（功用）治癰疽瘡口不合。生肌止血。並療白禿杖瘡湯火瘡。

【松根白皮】（性質）苦溫。（功用）補五勞益氣。

【松皮膏】（性質）性溫。（功用）治一切虛怯勞瘵。婦入血枯血閉諸症。

【松蕈】(種類)蔬菜類。(功用)治洩濁不禁。

【松寄生】(功用)利水導痰。除胸中熱。

【松楊】(名稱)一名椋子木。(種類)喬木類。(性質)甘鹹平(功用)治折傷破惡血。養好血。止痛。生肉安胎。

【松楊木皮】(性質)苦平。(功用)治水痢不問冷熱。

【松蘿】(名稱)一名女蘿。又名松上寄生(種類)寓木類。(性質)甘平。(功用)平肝邪。去寒熱。療溫瘧吐痰涎。

【松蘿茶】(種類)木類。產徽州。(功用)消積滯油膩。清火下氣降痰。

【松柴火】(種類)火類。(功用)煮飯益人壯筋骨。煎茶不佳。

【枇】貧夷切。

【枇杷】(種類)果類。(性質)甘酸平(功用)止渴下氣。利肺氣止吐逆。除上焦熱。潤五臟。(禁忌)多食發痰熱。傷脾。勿與炙肉及熱麵同食。

【枇杷葉】(性質)苦平(功用)清肺和胃。降氣消痰。治熱欬嘔逆口渴。(禁忌)虛寒嘔吐。風寒欬嗽。勿用。(用法)拭淨毛。治胃病薑汁塗炙。治肺病蜜水塗炙黃。

【枇杷花】(功用)治頭風。鼻流清涕。

【枇杷核】(性質)大寒(功用)平肝化痰。

【枇杷葉露】(功用)清肺寧嗽。潤燥解渴。

【林】離淫切。音臨。侵韻。

【林檎】(名稱)一名來禽。又名文林郎菓。(種類)果類。(性質)酸甘溫。(功用)下氣消痰。止消渴。治霍亂下痢。

【柎】馮無切。音夫。

【柎移】(名稱)一名移楊。又名唐棣。(種類)喬木類。用木皮。(性質)苦平有小毒。(功用)去風血脚氣疼痺。

五畫

【枳】軫倚切。音紙。紙韻。

【枳實】(種類)灌木類。皮厚而小者爲枳實。殼薄虛大爲枳殼。(性質)苦酸微寒。(功用)破氣。行痰。止喘。消痞脹。除後重。治胸痺結胸。食積五膈。痰癖癥結。嘔逆欬嗽。水腫脇脹。瀉痢淋閉痔腫。(禁忌)氣弱脾虛者禁用。孕婦虛者亦忌。

【枳殼】(性質)(功用)同枳實。惟力較緩。

【枳根皮】(功用)浸酒漱齒痛。煮汁治大便下血。

【枳椇子】(名稱)一名雞距子。一名木蜜。餘名不錄。(種類)果類。(性質)甘平。(功用)止渴除煩。潤五臟。解酒毒。

【枳椇木皮】(性質)甘溫。(功用)治五痔。和五臟。

【枸】居羽切。麌韻。

【枸杞】(名稱)一名枸檵。枸棘。苦杞。天精。地骨。地節。地仙。羊乳。仙人杖。西王母杖。(種類)灌木類。(性質)甘平。一云苦寒。(功用)補勞傷。強筋骨。益精氣。明目安神。

【枸杞苗】(功用)除煩益志。明目除風。

【枸杞子】(性質)甘微溫。(功用)滋肝益腎。生精助陽。補虛勞。強筋骨。養營。除煩。去風。明目。利大小腸。治嗌乾消渴。(禁忌)便滑者勿用。

【枸杞蟲】(名稱)一名蠋。(種類)蟲類。(性質)鹹溫。(功用)治腎家風虛。

【枸骨】(名稱)一名貓兒刺。(種類)灌木類用皮。(性質)甘微苦涼(功用)益肝腎生津止渴祛風。

【枸骨葉】(功用)燒灰淋汁或煎膏塗白癜風。

【枸櫞】即佛手柑俗稱香櫞詳見佛手柑條。

【枸橘葉】(名稱)一名臭橘。(種類)灌木類。(性質)辛溫。(功用)治下痢膿血後重喉瘻消腫導毒。

【枸橘刺】(功用)治風蟲牙痛。

【枸橘核】(功用)治腸風下血不止。

【枸橘樹皮】(功用)治中風強直不得屈伸浸酒服。

【柹】事矣切音士紙韻俗作柿。

【柹】(種類)果類俗作柿非。(性質)甘冷(功用)潤肺止欬嗽清胃理焦煩(禁忌)肺經無火風寒作嗽者忌用若與蟹同食令人腹痛作瀉。

【柹乾】(性質)甘寒而澀。(功用)澀腸止洩潤肺寧嗽而消宿血治肺痿熱欬咯血反胃腸風下血痔漏(禁忌)風寒作嗽冷痢滑洩者忌之。

【柹霜】(名稱)一名白柹。今人謂之柹餅(功用)生津化痰。清上焦心肺之熱治咽喉口舌瘡痛功勝柹乾。

【柹蒂】(性質)澀平(功用)治呃逆。

【柹木皮】(功用)下血傳湯火瘡。

【柹樹根】(功用)治血崩血痢。下血。

【柏】補赫切音百陌韻。

【柏子仁】(名稱)即柏實。(種類)香木類。(性質)辛甘而平氣香性潤．(功用)透心脾．滋肝腎．益智寧神．聰耳明目．養血止汗．除風濕．愈驚癇．澤皮膚．辟鬼魅．(禁忌)作瀉及多痰者禁用．(用法)蒸曬炒．研去油．油透者勿入藥．

【柏葉】詳見側柏葉條．

【柏枝節】(功用)煮汁釀酒．去風痺歷節風．

【柏根白皮】(性質)苦平．(功用)長毛髮塗火灼爛瘡．

【柏子殼】(功用)解砒霜毒．殼與紅土同研爲末各三錢．用雞子淸調服．神效．

【柏癭】(種類)寓木類．生老柏樹上．其狀如瘤．(功用)治胃痛．

【柑】歌庵切．音甘．覃韻．

【柑子】(名稱)一名木奴．(種類)果類．有朱柑黃柑乳柑石柑沙柑山柑各種．而以乳柑爲上．(性質)甘寒．(功用)利腸胃中熱毒．止暴渴．利小便．

【柑皮】(性質)辛甘寒．(功用)下氣調中．解酒毒及酒渴．

【柑核】(功用)作塗面藥．

【柑葉】(功用)治聤耳流水或膿血．

【柘】至夜切．音蔗．禡韻．

【柘木白皮】(種類)灌木類．(性質)甘溫．(功用)治婦人崩中血結瘧疾．煮汁釀酒服．可治風虛耳聾．

【柘根酒】(種類)穀部造釀類．(功用)治耳聾．

【柘耳】(名稱)一名柘黃．(種類)．蔬菜類．(功用)治肺癰欬唾膿血腥臭．

【柘蠹蟲】(種類)蟲類．用屎．(功用)破血．

【柚】逸救切．宥韻．

【柚】(名稱)一名壺柑。臭橙。又名朱欒。香欒。俗稱香圓。(種類)果類。(性質)苦甘辛酸而平。(功用)下氣消食。快膈化痰。解酒毒。治飲酒人口氣。去腸胃中惡氣。散憤懣之氣。療痰氣欬嗽。能去濁惡之氣。

(禁忌)無滯而虛者忌之。

【柚葉】(功用)治頭風痛。搗同葱白貼太陽穴。

【柞】字咢切。音昨。藥韻。

【柞木】(名稱)此木堅忍。可爲鑿柄。故俗名鑿子木。(種類)灌木類。用皮。(性質)苦平。(功用)下行利竅。主難產催生。並治鼠瘻。(附錄)舊鑿柄治橫生逆產尤妙。

【柞葉】(功用)治腫毒癰疽。

【查】岑牙切。音搓。麻韻。

【查克木】(種類)木類。生塞外瀚海一帶。(功用)治產難。

【柯】各阿切。歌韻。

【柯樹皮】(種類)喬木類。(性質)辛平有小毒。(功用)治大腹水病。

【柰】諾艾切。讀如耐。泰韻。

【柰】(名稱)一名頻婆。(種類)果類。似林檎而小。(性質)苦寒有小毒。一作甘無毒。(功用)益氣和脾。生津止渴。(禁忌)多食令人肺壅臚脹。

【柱】逐羽切。麌韻。

【柱下土】(種類)土類。(功用)治胞衣不下。用鷄子清和服。

【柳】里有切。有韻。

【柳華】(名稱)卽柳絮。(種類)喬木類。(性質)苦寒。(功用)止血。治濕痺。四肢攣急。膝痛。療金瘡。

【柳葉】(功用)療白濁。解丹毒。洗漆瘡。惡疥。

【柳枝】(功用)煎服治黃疸。白

濁。酒煮熨諸痛腫。去風止痛消腫。煎作浴湯。洗風腫瘙痒。

(附錄)柳根白皮功用同。

【柳椹】(名稱)亦名柳實。此乃柳花未放之合蕋。其形如椹。故名。(功用)明目驅風。壯筋骨。堅齒牙。

【柳屑】(名稱)即空心柳樹中屑。(功用)治濕氣腿癧。

【柳蕈】(功用)治心痛。

【柳寄生】(性質)苦平。(功用)治膈氣刺痛。

【柳蠹蟲】(種類)蟲類。(性質)甘辛平有小毒。(功用)治瘀血心腹腰脊諸痛。風瘮風毒。目中膚翳。功同桑蠹。

【柳蠹蟲糞】治腸風下血。產後下痢口瘡耳腫。齒齦風毒。

【柳絮礬】(種類)鹵石類。(性質)酸濇涼。(功用)消痰止渴潤心肝。

【柴】岑厓切音豺。佳韻。

【柴胡】(名稱)古本作茈胡。一名地薰芸蒿山菜茹草。(種類)山草類。(性質)苦平微寒。(功用)宣暢氣散結調經。爲足少陽表藥。治傷寒邪熱。痰熱結實。虛勞肌熱。嘔吐心煩。諸瘧寒熱。頭眩目赤。胸痞脇痛。口苦耳聾。婦人熱入血室。胎前產後諸熱。小兒痘疹五疳羸熱。散十二經瘡疽血凝氣聚。功同連翹。(禁忌)陰虛火炎氣升者禁用。(用法)外感生用。內傷升氣酒炒用根。中及下降用梢。有汗欬者蜜水炒。

【栅】差厄切音策。陌韻。又史晏切音訕。諫韻。義同。

【栅木皮】(種類)木類。生廣南。其樹如桑。(性質)苦溫。(功用)煖胃正氣。治霍亂吐瀉。

小兒吐乳。

六畫

【栒】胥遵切。音荀。眞韻。

【栒核】（種類）木類（性質）味苦（功用）療水病身面癰腫。

【栗】史逸切。質韻。

【栗子】（種類）果類（性質）鹹溫（功用）厚腸胃補腎氣生嚼敷小兒瘄瘡。（禁忌）小兒不可多食生則難化熟則滯氣。

【栗殼】（性質）甘平濇（功用）治反胃消渴止瀉血。

【栗樹皮】（功用）煮汁洗瘡毒丹毒。

【栗樹根】（功用）治偏腎氣酒煎服。

【栝】姑豁切。音括。曷韻。

【栝樓仁】（名稱）一名果蠃俗稱瓜蔞。（種類）蔓草類（性質）甘寒一作苦寒（功用）瀉火潤肺滑腸止血降痰治嗽。又能蕩滌胸中鬱熱垢膩。生津止渴清咽利腸通乳消腫。治結胸胸痺酒黃熱痢二便不通炒香酒服止一切血。（禁忌）瀉者忌用反烏頭。

【栝樓根】即天花粉。詳見天花粉條。

【栝樓葉】（性質）酸寒（功用）治中熱傷暑。

【核】何麥切。音覈。陌韻。又胡兀切。音滑。月韻。

【核桃油】（種類）果類即胡桃研取之油（功用）補火。

【格】歌赫切。陌韻。

【格注草】（種類）毒草類。（性質）辛苦溫有大毒（功用）治蠱疰諸毒疼痛等症。

【桂】古惠切。霽韻。

【桂枝】（種類）香木類（性質）辛甘而溫氣薄升浮（功用）

溫經通脈。發汗解肌。治傷風頭痛。傷寒自汗。調和營衛。使邪從汗出而汗自止。亦治手足痛風脇風。(禁忌)陰虛之人。一切血證。不可誤投。

【桂心】(性質)苦辛燥熱。(功用)入心脾血分。能引血化膿化汗。內託癰疽痘瘡。消瘀生肌。補虛寒。宣氣血。利關節。治風痺癥瘕。噎膈腹滿。心腹諸痛。

【桂葉】(功用)搗碎浸水。洗髮去垢除風。

【桂子】(性質)甘辛溫。(功用)溫中煖胃。平肝益腎。散寒止噦。

【桂丁】(名稱)卽肉桂子。出廣西交趾。(功用)治心痛。辟寒邪胃痛。

【桂耳】(種類)菜部芝栭類。卽老桂樹上所生之蕈。(功用)治一切血症及吐血。

【桂樹根皮】(功用)貼牙痛。可斷根。

【桂花露】(功用)明目疏肝。止口臭。治齦脹牙痛。口燥咽乾。

【桂蠹蟲】(種類)蟲類。(性質)辛溫。(功用)除寒痰澼飲冷痛。

【桂蠹蟲糞】(功用)治獸骨哽。煎醋漱嚥。

【桂圓】卽龍眼。詳龍眼條。

【桃】駝敖切。音陶。豪韻。

【桃實】(種類)果類。(性質)辛酸甘熱。微毒。(功用)作脯食。益顏色。桃爲肺之果。肺病宜食之。(禁忌)生桃多食。令人膨脹及生癰疽。

【桃仁】(性質)苦平微甘。(功用)緩肝潤燥。去瘀生新。通大腸血秘。治熱入血室。血燥血痞。損傷積血。血痢經閉。欬逆上氣皮膚燥癢發熱如狂。（禁忌）若非血瘀而誤用之。大傷陰氣。

【桃花】（性質）苦平。（功用）下宿水除痰飲。消積聚。利二便。療風狂。（禁忌）氣虛者禁用。

【桃葉】（性質）苦平。（功用）殺蟲發汗。治頭風。通大小便。止霍亂腹痛。

【桃根白皮】（性質）苦平。（功用）辟疫殺蟲療黃疸。

【桃皮酒】（種類）穀部造釀類。（功用）治水腫。利小便。

【桃寄生】（種類）寓木類。（性質）苦辛。（功用）治小兒中蠱毒。腹內堅痛。面目青黃淋露骨立取二兩爲末如茶點用。

【桃蠹蟲】（種類）蟲類。（性質）辛溫。（功用）殺鬼邪。辟不祥。食之令人悅顏色。

【桃蠹蟲糞】（功用）辟瘟疫。令不相染。

【桃金孃】（名稱）卽金絲桃。（種類）草類。出廣西桂林。（功用）花能行血。子味甘入脾。養血明目。

【桃花石】（種類）石類。狀似赤石脂紫石英。（性質）甘溫。（功用）治大腸中冷膿血痢。

【桃花鹽】（種類）石類（功用）治胃痛。以鹽熨之立止。

【桃符】（種類）器物類。（功用）治中惡辟邪氣。

【桃橛】（功用）治卒心痛。鬼疰。破血辟邪。煮汁服之。功同桃符。並治風蟲牙痛。

【桃絲竹二黃】（種類）苞木類。卽桃絲竹茹。（功用）降痰火。止血崩。治蛇咬。天蛇毒。斂諸癰疽疔爛。

【桃絲竹筍】（功用）治白濁。

【桃絲竹筍殼】(功用)治楊梅瘡煨灰酒調服。

【桃絲竹蝨】(種類)蟲類。(功用)罨疔瘡痘疔

【桄】姑汪切音光陽韻。

【桄榔子】(名稱)木似檳榔而光利故名桄榔一名麪木。(種類)果類出兩廣交蜀。(性質)苦平(功用)破宿血。

【桄榔木麪】(性質)甘平。(功用)樹皮中有屑如麪作餅炙食補益虛羸損乏腰脚無力。

【桐】徒紅切音同東韻。

【桐葉】(名稱)桐有白桐黃桐泡桐椅桐等各名。(種類)喬木類(性質)苦寒(功用)消腫毒生髮。

【桐花】(功用)傅諸瘡。

【桐木皮】(功用)沐髮去頭風。生髮塗惡瘡小兒丹毒。

【桐蛀】(種類)蟲類。生桐油樹中。(功用)治惡瘡腫毒焙末冲酒服。

【桑】思岡切陽韻。

【桑葉】(種類)灌木類。(性質)苦甘而涼(功用)滋燥涼血。止血去風長髮明目代茶止消渴。末服止盜汗。藥用經霜者佳。

【桑枝】(性質)苦平(功用)通關節行津液。袪風利水。治風寒濕痺諸痛。水氣脚氣。

【桑根白皮】(性質)甘辛而寒。(功用)瀉肺火。利二便散瘀血下氣行水止嗽清痰治肺熱喘滿。唾血熱渴。水腫臚脹。(禁忌)肺虛無火及因風寒而嗽者勿服忌鐵。(用法)刮去薄皮取白或生用或蜜炙。爲線可縫金瘡。

【桑皮白汁】(功用)塗小兒口

瘡及金瘡。幷治大風瘡疥。生眉髮。

【桑椹】(名稱)即桑子。一名文武實。(性質)甘酸而溫。色黑。(功用)滋腎水。利五臟關節。安魂鎭神。聰耳明目。生津止渴。利水消腫。解酒烏鬚。(禁忌)不可多食。多食致衄。(附錄)新鮮桑椹。取汁熬膏。白湯調服。可治瘰癧結核。

【桑油】(功用)治小兒身面爛瘡。

【桑葉露】(功用)治目疾紅筋。去風淸熱。

【桑葉滋】(名稱)一名桑脂。此係鮮桑葉筋中之白汁。(性質)苦微寒。(功用)點天絲入眼。治乳癰。

【桑榾柮】(種類)灌木類。此係多年老桑被翦之嫩條枝頭長成如拳者卽是。(功用)治隔症。

【桑寄生】(種類)寓木類。(性質)苦甘平。(功用)堅腎。助筋骨。固齒長髮。益血。止崩漏。下乳安胎。外科散瘡瘍。追風濕。

【桑癭】(功用)去風痺諸濕。浸酒用。治胃痛。

【桑耳】(名稱)一名桑檽。(性質)甘平。(功用)治女子崩中帶下。月水不調。癥瘕積聚。心腹急痛。

【桑花】(名稱)一名桑蘚。(種類)苔草類。生桑樹上。(性質)苦溫。(功用)健脾濇腸。止血治欬。

【桑鳸】(名稱)一名竊脂。青雀。蠟觜雀。(種類)禽類。(性質)甘溫。(功用)治肌肉虛羸。益皮膚。

【桑柴火】(種類)火類。(功用)

宜煎一切補藥諸膏。灸癰疽發背及瘡瘍瘰癧。未潰拔毒止痛。已潰去腐生肌。

【桑柴灰】（性質）辛寒有毒。（功用）淋汁滅痣疵。蝕惡肉。煮小豆食。大下水脹。傅金瘡。止血生肌。

【桑莖實】（名稱）一名草王。（種類）草類。葉如荏。方莖。（性質）酸溫。（功用）主乳孕餘病。輕身益氣。

【桑螵蛸】（名稱）即螳螂子房。一名蜱蛸。餘名不載。（種類）蟲類。（性質）甘鹹平。（功用）入肝腎命門。益精氣而固腎。治虛損陰痿。夢遺白濁。血崩腰痛。傷中疝瘕。通五淋。縮小便。炙飼小兒止夜尿。

【桑蠹蟲】（名稱）一名桑蝎。（種類）蟲類。（性質）甘溫。（功用）治小兒驚風。婦人崩漏。墮胎下血。產後下痢。

【桑蠹蟲糞】（功用）治腸風下血。婦人崩中產痢。小兒驚風胎癬。咽喉骨哽。

【桔】吉噎切。音結。屑韻。

【桔梗】（名稱）一名白藥。梗草。又名薺苨。今稱薺苨爲甜桔梗。（種類）山草類。（性質）苦辛平。（功用）入肺瀉熱。開提氣血。表散風寒。清利頭目咽喉。開胸膈滯氣。凡痰壅喘促。鼻塞目赤。喉痺咽痛。齒痛口瘡。肺癰乾欬。胸膈刺痛。下痢腹痛。腹滿腸鳴。並宜苦梗以開之。能載諸藥上浮。達至高之分成功。

【桕】技有切。音舅。

【桕油】（種類）喬木類。即烏臼子之油。（性質）甘涼。（功用）塗一切腫毒瘡疥。

七畫

【梁】離陽切。音良。陽韻。

【梁上塵】(名稱)倒掛塵。名烏龍尾。(種類)土類。(性質)辛苦微寒。(功用)治腹痛噎膈。中惡鼻衄。止金瘡血出。齒齦出血。

【梅】模回切。灰韻。

【梅實】(種類)果類。(性質)酸平。(功用)生津解渴。(禁忌)多食傷齒。傷筋。蝕脾胃。令人發膈上痰熱。

【梅花】(性質)味微酸濇。性平。(功用)止渴生津。開胃散鬱。解胎毒。稀痘瘡。治瘰癧。(附錄)梅用單葉綠萼入藥尤良。

【梅葉】(性質)酸平。(功用)治休息痢及霍亂。

【梅梗】(功用)治婦人三月久慣小產。極效。

【梅根】(功用)治霍亂。止休息痢。

【梅核仁】(性質)酸平。(功用)除煩熱。搗塗代指腫痛。

【梅花露】(功用)解先天胎毒。並能稀痘。

【梅子水】(功用)搽諸毒惡瘡。(造法)用梅子三五十個。搗碎。加鹽三兩浸二日。取蜒蚰投入。多多益善。

【梓】咨此切。音子。紙韻。

【梓白皮】(種類)喬木類。(性質)苦寒。(功用)除熱毒。殺三蟲。洗瘡疥。治溫病。

【梓葉】(功用)療手腳火爛瘡。

【梗】歌冷切。音綆。梗韻。

【梗雞】(種類)蟲類。(性質)味甘。(功用)治痺。

【梔】職漪切。音支。支韻。

【梔子】(名稱)本作卮子。(種類)灌木類。(性質)苦寒。(功用)瀉心肺三焦之火。治心煩懊憹不眠。五黃。五淋。吐血。衄血。血崩。血痢。目赤。紫癜。白癜。皰皶。瘡瘍。（禁忌）損胃伐氣。虛者忌之。（用法）內熱用仁。表熱用皮。生用瀉火。炒黑止血。薑汁炒止煩嘔。

【梔子花】（功用）悅顏色。

【梣】沓林切。音稜。

【梣皮】卽秦皮。詳見秦皮條。

【梧】兀胡切。音吾。虞韻。

【梧桐白皮】（種類）喬木類。（功用）治腸痔。

【梧桐葉】（功用）治發背。炙焦研末。蜜調傅。乾卽易。

【梧桐子】（功用）治小兒口瘡。和雞子燒存性。研摻。

【梫】初簪切。音參。又七陰切。音侵。

【梫木】（種類）灌木類。（性質）苦平。（功用）破產後血。其葉煎汁洗瘡癬。

【梭】蘇倭切。歌韻。

【梭頭】（種類）器物類。（功用）治失音不語病。吃者。刺手心。令痛卽語。男左女右。

【梳】朔於切。音疏。魚韻。

【梳篦】（名稱）一名櫛。（種類）器物類。取用舊者入藥。（功用）治小便淋瀝。乳汁不通。霍亂轉筋。噎塞不通。並治咬虱成癥。

八畫

【梨】力夷切。音犂。支韻。又力倪切。齊韻。義同。

【梨】（種類）果類。（性質）甘寒微酸。（功用）涼心。潤肺。利大小腸。除煩解渴。潤燥消風。治傷寒發熱。熱嗽痰喘。中風失音。切片貼湯火傷。（禁忌）脾虛泄瀉忌用。

【梨花】（功用）去面黑粉滓。

【梨葉】（功用）治霍亂吐利。小

兒寒疝。解中菌毒。
【梨木皮】(功用)治傷寒時氣。
【梨鬆果】(種類)草類、如肥皂。出臺灣。(功用)磨塗疔瘡。
【棗】子澳切。音早。皓韻。
【棗】分詳大棗南棗二條。生棗辛熱。多食損脾發熱。
【棗核仁】(種類)果類。(性質)苦平。(功用)治腹痛邪氣。核燒研摻脛瘡。
【棗樹葉】(性質)微溫。(功用)治小兒壯熱。煎湯浴之。
【棗木心】(性質)甘濇溫有小毒。(功用)治中蠱腹痛。面目青黃淋露。骨立。服之取吐。
【棗樹根】(功用)治小兒赤丹從脚趺起。煎湯頻浴之。
【棗猫】(種類)蟲類。此係棗樹上之飛蟲。大如棗子。陰乾用。(功用)治小兒臍風。
【棗蠹蟲】(種類)蟲類。此即蠐螬之在棗樹中者。用屎。(功用)治聤耳出膿。研末同麝香少許吹之。
【椑】箄犄切。音卑。支韻。
【椑柹】(名稱)一名漆柹。又名綠柹。餘名不備。(種類)果類。(性質)甘寒而濇。(功用)止煩渴。潤心肺。去腸胃中熱。解酒毒。(禁忌)胃寒者勿食。
【棠】駝昂切。音唐。陽韻。
【棠梨】(種類)果類。(性質)酸甘濇寒。(功用)燒食止滑痢。
【棠梨枝葉】(功用)治霍亂吐瀉不止。轉筋腹痛。同木瓜煎汁細呷之。並治反胃吐食。
【棎】時占切。音蟾。
【棎子】(種類)果類。生南越丹陽諸郡。(性質)甘濇平。(功用)生食之止水痢。熟和蜜食之去嗽。
【椅】衣待切。音倚。

【椅足泥】（種類）土類（功用）此泥炕乾可以生肌。

【椒】卽腰切音蕉蕭韻。

【椒目】（種類）果類川椒之子。（性質）苦辛（功用）專行水道不行穀疏能治水蠱除脹定喘腎虛耳鳴。

【椒葉】（性質）辛熱（功用）治奔豚伏梁氣殺蟲洗脚氣及漆瘡。

【椒露】（功用）明目開胃運食健脾。

九畫

【椰】移蛇切音耶。

【椰子瓤】（種類）果類（性質）甘平（功用）益氣治風食之令人面澤。

【椰子漿】（性質）甘溫（功用）治吐血水腫去風熱止消渴。

【椰子皮】（性質）苦平（功用）止血療鼻衂燒研服治卒心痛。

【椰子殼】（功用）治楊梅瘡筋骨痛燒末酒服取汗其痛卽止。

【椶】粗翁切冬韻。俗作棕。

【椶櫚】（種類）喬木類（性質）苦濇平（功用）泄熱收脫燒黑能止血治吐衂下痢崩帶腸風失血過多者宜之取年久敗椶尤良（禁忌）血症初起勿用。

【椶蟲】（種類）蟲類穴居椶櫚木中狀如海參可取之作羹。（功用）治赤白帶腸紅血痢。其行血而又能補血功同當歸。

【椿】黜諄切眞韻。

【椿根白皮】（名稱）香者名椿。臭者名樗（種類）喬木類（性質）（功用）均同樗根白皮而效力稍遜用此者可以參觀。

【楊】移疆切。音陽。陽韻。

【楊櫨】(名稱)一名空疏。(種類)灌木類。用葉。(性質)苦寒。(功用)洗瘑疽惡瘡。

【楊櫨耳】(種類)蔬菜類。(性質)平。(功用)治老血結塊。破血止血。

【楊梅】(名稱)一名杭子。(種類)果類。(性質)酸甘溫。(功用)去痰止嘔。消食下氣。生津和利五臟。能滌腸胃。除煩憒惡氣。燒灰服。斷下痢甚驗。(禁忌)多食令人發熱衄血。損齒及筋。忌生葱同食。發瘡致痰。

【楊梅核仁】(功用)治脚氣。

【楊梅樹皮】(功用)解砒毒。煎湯洗惡瘡。漱牙痛。燒灰油調塗湯火傷。

【楊妃粉】(種類)土類。出陝西西安。(功用)拭面去黑䵟雀斑。美顏色。

【楓】夫翁切。音風。東韻。

【楓柳】(種類)寓木類。用皮。(性質)辛大熱有毒。(功用)治積年痛風。浸酒常服。並治風䘌齒痛。

【楓果】即路路通。詳見路路通條。

【楓脂香】(名稱)一名白膠香。(種類)香木類。(性質)辛苦平。(功用)活血解毒。止痛生肌。治吐衄咯血。齒痛風癮。癰疽金瘡。外科取用甚多。

【楓木皮】(性質)辛平有小毒。(功用)治水腫。下水氣。止水痢霍亂。瘀刺風冷風。煎湯浴之。

【楓根葉】(功用)治癰疽已成。

【樬】倉紅切。音怱。東韻。一作檧。

【楤木白皮】(種類)灌木類。(性質)辛平有小毒。(功用)能下水。又能爛人齒牙。有齒者納之自落。

【楤檐尖】(種類)器物類。(功用)燒灰酒服。治腸癰已成。服之當作孔出膿。

【楝】吏硯切。音鍊。霰韻。

【楝實】即苦楝子。一名金鈴子。詳見金鈴子條。

【楝根皮】(性質)苦微寒微毒。(功用)治遊風熱毒風癮惡瘡疥癩小兒壯熱蚘蟲。

【楝花】(功用)焙末摻熱痱。鋪席下。殺蚤蝨。

【楝葉】(功用)治疝入囊痛。煎酒飲。

【楮】黜語切。音楮。語韻。

【楮實】(名稱)一名穀實。又名楮桃。(種類)灌木類。(性質)甘寒。(功用)消水腫。療骨哽。輭堅。

【楮葉】(性質)甘涼。(功用)祛濕熱。治老少下痢。癠痢。

【楮白皮】(性質)甘平。(功用)善行水。治水腫氣滿。兼治下血。血崩。

【楮皮白汁】(性質)甘平。(功用)治水腫。療癬。

【楸】七優切。音秋。尤韻。

【楸白皮】(種類)喬木類。(性質)苦小寒。(功用)洗瘻瘡。白癜風。貼口吻生瘡。

【楸葉】(功用)搗傅瘡腫。洗膿血。

【楸子】(種類)果類。(性質)甘酸。(功用)作脯點茶。多食令人好睡。

【楠】那含切。音南。覃韻。與枏同。

【楠木】(種類)香木類。(性質)辛微溫。(功用)治霍亂吐下。

洗轉筋及足腫。

【楠木皮】(性質)苦溫。(功用)煖胃氣止霍亂。

【楡】欲觔切音俞虞韻。

【楡白皮】(種類)喬木類。(性質)甘平滑利。(功用)通二便。利諸竅。行經脈。滲濕熱。滑胎產。下有形留着之物。治五淋腫滿。嗽喘不眠。癡疥癬禿瘡。消赤腫妬乳。

【楡葉】(功用)消水腫。利小便。下石淋。

【楡花】(功用)治小兒癇。小便不利。

【楡耳】(種類)蔬菜類。(功用)食之令人不飢。

【楡仁醬】(種類)穀部造釀類。(性質)辛溫。(功用)利大小便。心腹惡氣。殺諸蟲。惟不宜多食。(造法)取楡仁水浸一伏時。袋盛揉洗去涎。以蓼汁拌曬。如此七次。同發過麪麴。如造醬法。下鹽曬之。每一升。麪四斤。麴四斤。鹽一斤。水五斤。

十畫

【榔】勒昂切。音郎。陽韻。

【榔梅】(種類)果類。出均州太和山。(性質)甘酸平。(功用)生津止渴。清神下氣。消酒

【榔楡】(種類)喬木類。用皮。(性質)甘寒。(功用)下熱淋。利水道。治小兒解顱。

【榖】姑屋切。音谷。屋韻。亦作構。

【榖實】即楮實。詳見楮實條。

【榛】及因切。音臻。眞韻。

【榛仁】(種類)果類。(性質)甘平。(功用)調中開胃。益氣止饑。

【榕】余龍切。音容。冬韻。

【榕鬚】(種類)木類。出閩廣。(

功用）固齒止痛。
【榠】迷形切音冥青韻。
【榠樝】（名稱）一名蠻樝瘙樝。木李木梨。（種類）酸平。（性質）解酒去痰治霍亂轉筋。煨食止痢。
【榎】子力切音卽。
【榎木】（種類）木類潮州頗多。（功用）能治濕脚氣辟邪風。
【榼】克盍切合韻。
【榼藤子】（名稱）一名象豆榼子合子。（種類）蔓草類出廣南。（性質）濇甘平。（功用）治喉痺腫痛腸風血痔。

【榧】府尾切音匪尾韻。
【榧實】（名稱）一名被子又名赤果玉榧玉山果。（種類）果類。（性質）甘濇而平。（功用）殺蟲療痔消積。（禁忌）多食滑腸反綠豆。
【榧子華】（名稱）一名排華華同花。（功用）治水氣去赤蟲。
【槐】乎乖切音懷佳韻。
【槐實】（名稱）一名槐角。（種類）喬木類。（性質）苦寒。（功用）淸肝膽涼大腸疏風熱治煩悶風眩痔血腸風陰瘡濕癢明目去淚固齒烏髭。

殺蟲墮胎。（禁忌）虛寒者戒之卽虛熱而非實火亦禁用。
【槐花】（性質）苦涼。（功用）功同槐實涼血治風熱目赤赤白泄痢五痔腸風吐崩便衄吐血。（禁忌）同槐實。
【槐葉】（性質）苦平。（功用）治腸風痔疾小兒驚癇壯熱疥癬疔腫。
【槐枝】（功用）治赤目崩漏。風熱牙痛陰瘡濕癢。
【槐木皮】（功用）治中風皮膚不仁浴男子陰疝卵腫浸洗五痔一切惡瘡陰下濕痒。

【槐耳】（名稱）一名槐檽。槐菌。（種類）蔬菜類。（性質）苦辛平。（功用）治五痔脫肛。下血心痛。婦人陰中瘡痛。

【榅】音溫。

【榅桲】（種類）果類。（性質）酸甘微溫。（功用）溫中下氣。消食止瀉。解渴除煩。散酒氣。並宜生食。

【榅桲木皮】（功用）搗末傅瘡。

十一畫

【槲】胡祿切音斛。屋韻。

【槲實】（名稱）一名槲樕。樸樕。大葉櫟。櫟橿子。（種類）果類。（性質）苦濇平。（功用）蒸煮作粉。澀腸止痢。功同橡子。

【槲若】（名稱）若卽葉之名。（性質）甘苦平。（功用）療痔止血及血痢。止渴。利小便。

【槲木皮】（性質）苦濇。（功用）止赤白痢。腸風下血。洗惡瘡。

【樂】逆學切。覺韻。又勒咢切。音洛。藥韻。又義效切。效韻。

【樂山茶】（種類）木類。產鄂州樂山。黑色如韭。性與韭相反。（功用）食之已頭痛。

【橏】所簡切。音產。

【橏子】（種類）果類。出九眞交趾。（性質）酸涼。（功用）淸心潤肺。止渴生津。制亢陽。消炎暑。降三焦實火。治鼻中出血。又牙宣牙齦出血。用橏子核連仁燒存性。調水含咽卽止。

【樗】敕於切。音攄。魚韻。

【樗葉】（名稱）香者名椿。臭者名樗。（種類）喬木類。（性質）苦寒有小毒。（功用）洗瘡疥風疽。餘同樗根白皮。而力稍不及。

【樗根白皮】（性質）苦寒而濇。（功用）燥濕勝熱。濇血祛痰。

治濕熱爲病。泄瀉久痢。崩帶腸風。夢遺滑精。有斷下之功。去痔蠶。（禁忌）虛寒者禁之。腎陰虛者亦忌。痢疾積滯未淸者勿遽用。忌豬肉熱麪。（用法）去粗皮。醋炙或蜜炙。

【樗雞】（名稱）一名紅娘子。又名灰化蛾。（種類）蟲類。（性質）苦平有小毒。（功用）暖子宮。療便毒。治瘰癧。散目翳。辟邪氣。愈瘋狗咬傷。（禁忌）不可近目。

【樝】莊鴉切。音渣。麻韻。與柤同。亦作査。

【樝子】（名稱）一名木桃。又名和圓子。（種類）果類。（性質）酸濇平。（功用）斷痢解酒。治霍亂轉筋。功與木瓜相近。（禁忌）多食傷氣。損齒及筋。

【樟】支央切。音章。陽韻。

【樟木】（種類）香木類。（性質）辛溫。（功用）治惡氣中惡。心腹痛。鬼疰。霍亂腹脹。宿食不消。口吐酸水。煎湯浴脚氣。疥癬風瘙。

【樟皮】（功用）治心痛。霍亂吐瀉。浴疥癩。洗脚氣。

【樟腦】（名稱）一名韶腦。以樟木切片。井水煎成。（功用）通關利滯。除濕殺蟲。置鞋中去脚氣。薰衣篋。辟蛀蟲。擦小兒禿瘡。搽牙齒蟲痛。

【樟樹子】（名稱）一名樟梨。（功用）治中酒心胃疼。磨塗腫毒。

【樟癭節】（功用）治風疰鬼邪。

【樟嚴】（種類）石類。石生於樟樹內者。（功用）治心痛。能通五經。煆研煎酒服。

十二畫

【樲】耳肆切。音二。寘韻。

【樲棘】卽酸棗。詳見酸棗條。

【樹】殊裕切．遇韻．

【樹孔中草】(種類)草類．(功用)治小兒腹痛夜啼．

【樺】戶跨切．華去聲．禡韻．又平聲．麻韻．義同．

【樺木皮】(名稱)一名檴．(種類)喬木類．(性質)苦平．(功用)治乳癰及肺風毒瘡．並療黃疸．

【樺木脂】(功用)燒之辟鬼邪．

【橄】歐膽切．音敢．感韻．

【橄欖】(名稱)一名靑果．忠果．諫果．(種類)果類．(性質)甘濇酸平．(功用)淸肺開胃．下氣除煩．生津解酒．利咽喉．解諸毒河豚毒及魚骨哽．

【橄欖核】(功用)與橄欖同．又治小兒痘瘡倒靨燒研服之．幷治腸風下血塗凍瘡．

【橄欖仁】(性質)甘平．(功用)唇吻燥痛研爛敷之．

【橉】吏印切．

【橉木】(名稱)一名檉木．又稱爲橉筋木．(種類)喬木類．燒灰淋汁用．(性質)甘溫．(功用)治心腹癥瘕堅滿痃癖．

【橘】居聿切．音繘．質韻．

【橘實】(種類)果類．出廣州者佳．(性質)甘酸溫．(功用)止渴開胃．(禁忌)多食戀膈．多痰滯肺氣．

【橘皮】(名稱)以陳久者爲良．故名陳皮．(性質)辛溫．(功用)調中快膈．導滯消痰．定嘔止嗽．利水破癥．宣通五臟．統治百病．皆取其理氣燥濕之功．(禁忌)氣雖中和．亦損眞氣．故無滯者勿用．(用法)治痰欬．童便浸曬．治痰積．薑汁炒．入下焦．鹽水炒．

【橘紅】(名稱)去白留紅．故名橘紅．(功用)入氣通藥兼能除寒發表。
【橘白】(名稱)去紅留白。故名橘白(功用)宜入和中藥。
【橘絡】(名稱)即橘瓤上筋膜。(功用)解酒渴。活筋絡。
【橘核】(性質)苦平。(功用)治小腸疝氣。及陰核腫痛。
【橘葉】(性質)苦平。(功用)能行肝氣。消腫散毒。治乳癰。脇癰。肺癰。
【橘餅】(性質)甘溫。(功用)下氣寬中。消痰運食。能治瀉痢。
【橘茶】(種類)果類。生橘樹上。狀如木蕈。紫紅色。(功用)治乳癰。

【橙】池萌切。庚韻。
【橙子】(名稱)一名金毬。(種類)果類(性質)酸寒。(功用)洗去酸汁。切和鹽蜜煎成貯食。止惡心。能去胃中浮風惡氣。殺魚蟹毒。(禁忌)多食傷肝氣。發虛熱
【橙子露】(種類)水類。(功用)同香圓露。
【橙皮】(性質)苦辛溫。(功用)作醬醋香美。散腸胃惡氣。消食下氣。和鹽貯食。止惡心。解酒病。糖作橙丁。甘美。消痰下氣。利膈寬中。解酒。(禁忌)氣虛者勿食。
【橙餅】(功用)消痰降氣。和中開胃。寬膈健脾。
【橙核】(功用)治閃挫腰疼。濕研塗面䵟粉刺。

【橡】習養切。音象。養韻。
【橡實】(名稱)一名橡斗。又名皂斗。櫟梂。柞子。(種類)果類。(性質)苦微溫。(功用)澀腸止瀉。煮食止飢。
【橡斗殼】(性質)澀溫。(功用)止腸風崩中帶下。冷熱瀉痢。
【橡木根皮】(性質)苦平。(功

用）止水痢消瘰癧洗惡瘡。

十三畫

【檉】敕嬰切音赬庚韻。

【檉柳】（名稱）一名赤檉柳。又名西河柳人柳觀音柳。（種類）喬木類用枝葉（性質）甘鹹平（功用）消痞解酒利小便療諸風解諸毒又能散痧瘮熱毒並治疹後痢。

【檉乳】（名稱）即檉木之脂汁。（功用）合質汗藥治金瘡。

【檀】駝寒切音壇寒韻。

【檀香】（名稱）一名旃檀。（種類）香木類有白檀紫檀等數類（功用）分見白檀紫檀二條。

【檀桓】（名稱）即百歲蘗上之根一名檀桓芝（種類）喬木類（性質）苦寒（功用）治心腹百病安魂魄。

【檀木皮】（種類）喬木類。生江淮河朔山中如檀香而不香。（性質）辛平有小毒（功用）塗瘡疥殺蟲。

【檀香泥】（種類）土類即檀香心中所含脂垢（功用）治胃氣滯痛肝鬱不舒。

【檀香油】（種類）香木類。出粵中（性質）苦辛溫（功用）除惡開胃止吐逆。

十四畫

【檳】篳因切音賓。

【檳榔】（名稱）一名賓門一名仁頻閩中呼爲橄欖子（種類）果類（性質）辛苦溫濇。（功用）破滯散邪攻堅去脹。消食行痰下水除風殺蟲醒酒治痰癖癥結瘴癘瘧痢水腫脚氣治大小便氣秘裏急後重（禁忌）過服則損眞氣氣虛者勿用

【檸】你冷切獰上聲。

【檸檬】(名稱)舊稱宜母子。(種類)果類產外洋橘柚之屬(性質)辛酸(功用)開胃下氣醒酒消食可作飲料謂之檸檬水。

十五畫

【櫓】盧五切音魯麌韻。

【櫓罟子】(種類)果類出廣西。(性質)味甘(功用)補脾胃。壯精神固氣益血實痞消痰。解酒毒去目翳。

【櫚】律余切音閭魚韻。

【櫚木】(種類)喬木類即作器物之花櫚木(性質)辛溫。(功用)破血塊治冷嗽。

【櫟】離擻切音歷錫韻。

【櫟實】即橡實功用詳橡實條。

【櫟柴火】(種類)火類(功用)櫟柴煮豬肉食之不發風。

十六畫

【櫧】燭於切音諸魚韻。

【櫧子】(種類)果類用仁。(性質)酸甘微寒(功用)止洩痢破惡血解飢渴。

【櫧葉】(功用)止產婦血貼臁瘡。

【櫰】乎乖切音槐佳韻。

【櫰香】(名稱)一名兜婁婆香。(種類)香木類用根。(性質)苦濇平。(功用)治頭瘡腫毒。碾末麻油調塗。

十七畫

【櫸】居語切音舉語韻。

【櫸木皮】(名稱)一名櫸柳。(種類)喬木類(性質)苦大寒。(功用)療水腫去熱斷痢。

【櫸樹葉】(性質)苦冷(功用)貼火爛瘡。

【櫻】衣輕切音嬰庚韻。

【櫻桃】(名稱)一名鶯桃含桃。荊桃(種類)果類(性質)甘熱濇。(功用)止洩痢(禁忌)

多食發熱。

【櫻桃葉】(性質)甘平。【功用】治蛇咬。搗汁飲幷傅之。

【櫻桃花】(功用)治面黑粉滓。

【櫻桃核】(性質)性熱。(功用)熱能達表透發痘疹。治眼皮生瘤。磨水搽之。

【櫻桃樹根】(功用)煮汁服。下寸白蚘蟲。

【櫻額】(名稱)一名棡梨。出盛京。(性質)甘澀溫。(功用)補脾止洩瀉。

【櫥】讀如儲字書不載。

【櫥七樹】(種類)木類(功用)治腹中蚘痛。燒灰酒服。或水下。搗傅破傷風。

十九畫

【欒】盧凡切音鸞。寒韻。

【欒華】(種類)喬木類。華同花。(性質)苦寒。(功用)治目痛。淚出傷皆赤爛。

【欒荊】(名稱)一名頑荊。(種類)灌木類用子。(性質)辛苦溫有小毒。(功用)治諸風濕痺寒冷疼痛。

【欒茶】(種類)木類。即石楠樹葉。(功用)去風治頭痛。

●欠部

八畫

【款】苦椀切。寬上聲。旱韻。俗作欵。

【款冬花】(名稱)一名款凍。餘名不錄。(種類)隰草類。(性質)辛溫。(功用)潤肺消痰。除煩定驚。明目。治欬逆上氣。喘渴喉痺。肺痿肺癰。欬吐膿血。爲治嗽要藥。

●止部

【止】支矣切。紙韻。

【止行】蒺藜之別名。詳見蒺藜條。

四畫

【武】無輔切音舞麌韻．

【武彝茶】（種類）木類出福建崇安．（性質）酸溫（功用）消食下氣醒脾解酒治休息痢．

十四畫

【歸】姑威切徽韻．

【歸身】【歸尾】【歸鬚】均詳見當歸下各條．

● 歹部

二畫

【死】思紫切紙韻．

【死人枕席】（種類）器物類．（功用）治尸疰石疣取席燒灰煮汁浴身能療自汗盜汗．

十三畫

【殭】基央切音薑．

【殭蠶】（名稱）蠶病風死其色自白故又名白殭蠶（種類）蟲類．（性質）辛鹹微溫．（功用）去風化痰散結行經治中風失音頭風齒痛喉痺咽腫丹毒瘙癢瘰癧結核痰瘧血病崩中帶下小兒驚疳膚如鱗甲下乳汁滅瘢痕．（禁忌）血虛而無風寒客邪者勿用．

● 殳部

六畫

【殷】衣斤切文韻．

【殷孽】（名稱）一名薑石卽石鍾乳根（種類）石類（性質）辛溫（功用）治脚冷疼弱療痔瘻下乳汁．

● 毋部

三畫

【毎】姥餒切賄韻．

【毎始王木】（種類）蔓草類．其藤繞樹葉似蘿藦（性質）苦平（功用）主傷折跌損筋骨生肌破血止痛．

● 比部

【比目魚】（名稱）一名鰈．又名

版魚.俗名鞋底魚.(種類)鱗類.(性質)甘平.(功用)補虛益氣.

五畫

【毗】貧夷切.音皮.亦作毘.

【毗梨勒】(名稱)一名五稜子.又名陽桃(種類)果類形如訶梨勒.(性質)苦寒.一云苦濇微溫(功用)下氣止瀉痢.染鬚髮.

●毛部

【毛】模豪切.豪韻.

【毛蓼】(種類)隰草類.此係生於山麓者.葉上有毛.用葉.(性質)辛溫有毒.(功用)治癰腫疽瘻瘰癧排膿.生肌.作湯洗足.兼治脚氣.

【毛莨】(名稱)一名水莨.又名毛堇.毛建草.餘名不錄.(種類)毒草類.用葉及子.(性質)辛溫有毒.(功用)搗傅惡瘡癰腫.疼痛未潰.但不得入瘡令肉爛.

【毛葉仙橋】(名稱)一名翠梅草.(種類)草類(性質)寒.(功用)散風火.利濕熱.治疔瘡.諸毒癰腫.和酒服之.兼治白濁

十三畫

【氈】支焉切.音旃.先韻.

【氈毯】(種類)獸類.氈係畜毛所作.(功用)治產後下血不止.燒灰酒服.

●气部

六畫

【氣】起毅切.讀如器.未韻.

【氣結】(種類)木類.此係伽楠香樹中結成之香塊.(功用)治噎膈.用一二錢.酒磨服.卽效.

中國藥物新字典巳集

●水部

【水】署委切紙韻。

【水精】（名稱）一名水晶。又名水玉。石英。（種類）石部玉類。（性質）辛寒。（功用）熨目除寒淚。亦入點眼藥。

【水英】（名稱）一名魚津草。（種類）隰草類。（功用）治骨風。

【水苹】（名稱）卽浮苹。一名紫背浮苹。（種類）水草類。（性質）辛散而寒。（功用）入肺經。達皮膚。能發揚邪汗。止瘙癢。消渴。又能下水氣。利小便。治一切風溼。癱瘓。煑汁浴瘡癩。惡疾。燒烟辟蚊。

【水藻】（種類）水草類。（性質）甘大寒滑。（功用）去暴熱。熱痢。止渴。擣傅小兒遊癮丹毒熱瘡。

【水松】（種類）水草類。（性質）甘鹹寒。（功用）治水腫。催生。

【水蓼】（名稱）一名虞蓼。又名澤蓼。（種類）隰草類。用莖葉。（性質）辛。（功用）治脚氣腫痛成瘡。又止蛇毒入腹。心悶。擣傅蛇傷。

【水蘇】（名稱）一名鷄蘇。香蘇。又名龍腦薄荷。（種類）芳草類。（性質）辛微溫。（功用）淸肺下氣。理血。辟惡。並能消穀。治頭風目眩。肺痿。血痢。吐衄崩淋。喉腥。口臭。邪熱。諸病。

【水蕨】(種類)蔬菜類.(性質)甘苦寒.(功用)治腹中痞積.

【水仙花】(名稱)一名金盞銀臺.(種類)草類.(功用)能去風澤肌膚.潤毛髮.治五心煩熱.嘈雜不寧.

【水仙根】(性質)苦微辛寒滑.(功用)治瘡疽癰腫.切片貼火瘡.並治魚骨哽.

【水甘草】(種類)隰草類.(性質)甘寒.(功用)治小兒風熱丹毒.同甘草煎飲.

【水團花】(種類)木類.(功用)治金刃傷,年久爛脚瘡.搗皮葉罨上.一宿即結.

【水茸角】(種類)草類.(功用)治吹乳.焙末酒服.

【水楊梅】(名稱)一名金勾葉.家母刺藤勾子.(種類)草類.此係草上所結之紅子.用葉.(功用)治牙疼.取葉搗汁點眼角.飲香茶一杯.閉目少頃.牙疼即止.

【水楊柳】(種類)草類.與水本異.(性質)微寒.(功用)涼血解毒.痘瘡焦黑.浴之立起.

【水楊枝葉】(名稱)一名青楊.蒲柳.蒲楊.萑移.移柳.萑苻.(種類)喬木類.(性質)苦平.(功用)治痘瘡頂陷.漿滯不起.煎湯浴之.

【水楊根皮】(功用)治痘瘡.及金瘡痛楚.乳癰諸腫.可服可傅.

【水苦蕒】(名稱)一名謝婆菜.(種類)蔬菜類.用根.(性質)微苦寒.(功用)治風熱上壅.咽喉腫痛.及頂上風癧.以酒磨服.

【水安息】(種類)香木類.出波斯交趾.世不易得.(性質)辛平.(功用)通心神.除邪魅.辟

蠱毒。止心痛。下鬼胎。益房勞。祛風寒。止霍亂。通淋濁。薰勞瘵。

【水烟】(種類)火類。(性質)辛溫。(功用)豁痰消食。開膈降氣。解蛇虺毒。(禁忌)虛弱者勿服。

【水銀】(名稱)一名汞。又名靈液。(種類)金類。(性質)辛寒陰毒。(功用)功專殺蟲。治瘡疥蟣虱。解金銀銅錫毒。墮胎絕孕。

【水銀粉】即輕粉。詳見輕粉條。

【水銀草】(種類)草類。(功用)治眼昏。每服三錢。入木賊少許。

【水中白石】(種類)石類。溪澗中多有之。(功用)多食魚膾。脹滿成瘕者。將此石燒赤投水中。熱飲之。又納鹽三合。可洗風瘙癮疹。

【水沙連茶】(種類)木類。產臺灣深山中。(性質)極寒。(功用)療熱症。能發痘。

【水獺肉】(名稱)一名水狗。(種類)獸類。(性質)甘鹹寒。(功用)治骨蒸熱勞。血脈不行。營衛虛滿。及女子經絡不通。血熱大小腸秘。療疫氣溫病及牛馬時行病。(禁忌)多食消男子陽氣。

【水獺肝】(性質)甘鹹而溫。(功用)止嗽殺蟲。治尸鬼疰有神功。

【水獺腎】(功用)益男子。

【水獺膽】(性質)苦寒。(功用)治目翳。入點眼藥中。

【水獺髓】(功用)去瘢痕。

【水獺骨】(功用)含之下魚骨哽。煮汁服。治嘔噦不止。

【水獺足】(功用)爲末酒服。殺勞瘵蟲。

【水獺皮毛】(功用)煮汁服。治水癊病。

【水獺屎】(功用)敷魚臍瘡。燒末飲服。治下痢。

【水馬】(名稱)一名水龜。(種類)蟲類。(功用)治久痔膿血。每服用水馬十個。包裹陰乾。研爛。空心酒調下。三服卽效。多服絕根。

【水蛇】(名稱)一名公蠣蛇。(種類)鱗類。蛇屬。用肉。(性質)甘鹹寒。無毒。(功用)治消渴煩熱毒痢。(附錄)蛇皮燒灰油調傅小兒骨疽。又治手指天蛇毒瘡。

【水蛭】(名稱)一名蚑。大者名馬蛭。馬蝗。亦稱螞蝗。(種類)蟲類。(性質)鹹苦平有毒。(功用)治惡血積聚。赤白丹腫。癰毒初生。

三畫

【汗】荷岸切。音翰。翰韻。

【汗衫】(種類)服物類。(功用)治卒中忤惡鬼氣。卒倒不知人。逆冷。口鼻出淸血。或胸脇腹內絞急切痛。如鬼擊之狀。不可按摩。或吐血衄血。用久垢汗衫燒灰百沸湯或酒服二錢。男用女。女用男。並止小兒夜啼。

【江】基腔切。江韻。

【江珧柱】(種類)介類。蚌蛤之屬。產四明奉化者佳。近有僞造者不可用。(性質)甘鹹微溫。(功用)下氣調中。利五臟。療消渴。消腹中宿食。令人能食易飢。(附錄)劉恂嶺南表以海月卽江珧。李時珍以爲非是。

【江西岕片】(種類)木類。出江西贛州與江南之岕茶製法不同。(性質)味苦性剋。(功用）能消宿食。降火。離痰。（禁忌）虛人禁用。

四畫

【決】菊血切。音訣。屑韻。

【決明子】（名稱）狀如馬蹄。俗名馬蹄決明。（種類）隰草類。（性質）甘苦鹹平。（功用）入肝經。除風熱。治一切目疾。用以作枕。可治頭風。

【沒】暮訥切。月韻。

【沒藥】（名稱）一名末藥。（種類）香木類。（性質）苦平。（功用）入十二經。散結氣。通滯血。消腫定痛。生肌。補心膽虛。肝血不足。治金瘡。杖瘡。惡瘡。痔漏。翳暈目赤。產後血氣痛。破癥。墮胎。（禁忌）瘡疽已潰者忌用。膿多者勿敷。

【沒石子】（名稱）一名無食子。又名墨石子。（種類）喬木類。（性質）苦溫。（功用）入腎。澀精固氣。收陰汗。烏鬚髮。治腸虛冷痢。（禁忌）使此者勿犯銅鐵。

【沙】師鴉切。音紗。麻韻。

【沙參】（名稱）一名白參。根多白汁。故又呼爲羊婆奶。餘名不備載。（種類）山草類。分南北兩種。北者良。南者功用相同而力稍緩。（性質）甘苦微寒。味淡體輕。（功用）專補肺氣。清肺養肝。兼益脾胃。久嗽肺痿。金受火尅者宜之。（禁忌）寒客肺中作嗽者勿服。

【沙角】（種類）果類。此乃菱中一種小者。止有兩角。（性質）甘平。（功用）生食解積暑煩熱。生津。熟食健脾和胃益氣。

【沙葱】（名稱）生於西北沙磧中。故名。（種類）蔬菜類。（性質）辛溫。（功用）寬中下氣。消食解肌。活血發汗。表風寒。

滌宿滯。

【沙糖】(種類)果類。此係甘蔗汁所煎成者。其色紫。凝結如沙。(性質)甘寒。一云性溫。(功用)和中助脾。緩肝氣。

【沙棠果】(種類)果類。(性質)甘平。(功用)食之却水病。

【沙魚翅】(名稱)沙魚一名鮫魚。(種類)鱗部無鱗魚類。(性質)甘平。(功用)補五臟。消魚積。解蠱毒。淸痰。開胃進食。

【沈】池淫切。侵韻。

【沈香】(名稱)一名沈水香。亦名蜜香。(種類)香木類。(性質)辛苦性溫。(功用)諸木皆浮。而沈香獨沈。故能下氣而墜痰涎。能降亦能升。氣香入脾。故能理諸氣而調中。其色黑體陽。故入右腎命門。暖精助陽。行氣不傷氣。溫中不助火。治心腹疼痛。噤口毒痢。癥癖邪惡。冷風麻痺。氣痢氣淋。

五畫

【河】核莪切。音何。歌韻。

【河砂】(種類)石類。(功用)治石淋。取砂二升。炒熱。以酒三升淋汁。服一合。又主絞腸痧痛。炒赤。冷水淬之。澄淸服一二合。

【河煎】(種類)草類。生海中。(性質)味酸。(功用)主結氣癰在喉頸者。

【河邊木】(種類)木類。(功用)令人飲酒不醉。

【河豚魚】(名稱)一名鯸鮧。鰗鮧。鯢魚。因其觸物卽嗔怒。腹脹如氣球。故又名嗔魚。吹肚魚。氣包魚。(種類)鱗部無鱗魚類。(性質)甘溫。(功用)補虛。去濕氣。理腰脚。去痔疾。殺蟲。(禁忌)煮忌煤炱落中。與荆芥菊花桔梗甘草附子烏頭相反。中其毒者用至寶丹。或橄欖及龍腦浸水皆可解。又一方用炒槐花與乾臙脂末水調灌之。亦效。

【河豚目】(性質)有大毒。(功用)與輕粉同拌。埋地中化水。拔婦人脚上雞眼瘡。可以脫根。

【河豚肝及子】(性質)有大毒。(功用)治疥癬蟲瘡。用子同蜈蚣燒研。香油調搽之。

【油】移囚切。音由。尤韻。

【油胡桃】(種類。)果類。(性質)辛熱有毒。(功用)殺蟲攻毒。治癰腫癘風疥癬。楊梅白禿諸瘡潤鬚髮。

【油木梳】(種類)器物類。梳以黃楊木石楠木製者爲佳。(功用)燒灰存性用治肺痿。五淋及誤食螞蝗。

【油臙脂】(種類)用物類。(功用)活血解毒。治痘疔。塗蜂咬獠乳頭破裂。(製法)用紅花水一杯。白蠟二兩。微火熔化。攪勻。傾於磁盌內。待成薄餅。用碾鷄杖碾數百遍。卽成。

【法】夫乏切。洽韻。

【法落梅】(種類)草類。出雲南。(性質)味甘而苦。(功用)治心痛如神。

【波】逋倭切。歌韻。

【波羅蜜】(名稱)安南名爲曩伽結。(種類)果類。(性質)甘香微酸平。(功用)止渴解煩。醒酒益氣。(附錄)核中仁補中益氣。

【波斯菜】(名稱)卽今紅菜。一名洋菜。(功用)止血。治跌打刑傷瘀血攻心。搗汁酒冲服。

【波斯白礬】(種類)鹵石類。(

性質）酸濇溫。（功用）治赤白漏下。陰蝕洩痢瘡疥。解一切蛇蟲等毒。去目赤暴腫。齒痛。

六畫

【洋】移彊切。音羊。陽韻。

【洋鴨】（種類）禽類。種出海洋。（功用）助陽道。健腰膝。補命門。煖水臟。

【洋蟲】（名稱）一名九龍蟲。（種類）蟲類。種出外洋。（性質）溫。（功用）行血分。暖脾胃。和五臟。舒筋骨。去濕。搜風。壯陽道。治怯弱。

【洋蟲糞】（功用）敷金刃傷。結痂止血。

【洗】西假切。先上聲。銑韻。又薺韻。讀如徙。

【洗手土】（種類）土類。雞足山有迦葉洗手土。（功用）治頭痛。塗之即瘥。

【洗兒湯】（種類）水類。（功用）治胎衣不下。服一盞。勿令知之。

【洗手足水】（種類）水類。（功用）治病後勞。

【津】即因切。晋平聲。眞韻。

【津符子】（種類）果類。（性質）味苦平滑。（功用）多食令人口爽。不知五味。

【活】胡末切。曷韻。

【活師】【活東】皆蝌蚪之別名。詳見蝌蚪條。

【流】離尤切。音留。尤韻。

【流水】（種類）水類。有千里水東流水之分。（性質）甘平。（功用）各水均宜煎煮湯藥。蕩滌邪穢。

七畫

【浙】職揭切。音折。屑韻。

【浙貝】即象貝。詳見象貝條。

【浙烏頭】即僧鞋菊。詳見僧鞋

菊條。

【浙驢皮膠】(種類)獸類。此係浙人所造。與阿膠無二。入藥亦有效。(功用)補血潤燥。功同阿膠。治內傷腰痛。強力伸筋。添精固腎。

【涅】溺習切屑韻。

【涅石】卽礬石。詳見礬石條。

【浮】扶尤切尤韻。

【浮石】(名稱)一名海石。又稱海浮石。(種類)石類。(性質)鹹寒。色白體輕。(功用)軟堅潤下。淸肺寧嗽。止渴通淋。化上焦老痰。消癭瘤結核。(禁忌)多服損人血氣。

【浮萍】詳見水萍條。

【浮小麥】(種類)穀部麥類。此卽水淘浮起者。(性質)甘鹹寒。(功用)益氣除熱。止自汗盜汗。骨蒸虛熱。婦人勞熱。

【海】黑改切賄韻。

【海芋】(名稱)一名天荷。觀音蓮。羞天草。隔河仙。(種類)毒草類。(性質)辛有大毒。(功用)治瘧瘴毒腫。風癩。伏硇。

【海根】(種類)隰草類。生會稽海畔。(性質)苦小溫。(功用)治霍亂中惡。心腹痛。喉痺蠱毒。癰疽惡腫。赤白遊瘮。蛇咬大毒。可服可傅。

【海紅】(名稱)一名海棠梨。(種類)果類。(性質)酸甘平。(功用)治洩痢。

【海藻】(種類)水草類。山東海有大葉馬尾二種。(性質)鹹寒。(功用)潤下。軟堅。行水。泄熱。能消癭瘤結核。陰癀之堅聚。痰飲。脚氣。水腫之濕熱。消宿食。治五膈。(禁忌)反甘草。惟治瘰癧馬刀。則海藻甘草並用。蓋激之以潰堅耳。

【海鹽】(種類)水草類。(性質)鹹寒。(功用)治癭瘤結氣在喉間。下水。

【海帶】(種類)水草類。(性質)鹹寒。(功用)下水消癭。功同海藻。

【海苔】(種類)苔草類。(性質)鹹寒。(功用)治癭瘤結氣瘰痔殺蟲。燒末吹鼻止衄血。

【海桐皮】(名稱)一名刺桐。出廣南。(種類)喬木類。(性質)苦溫。(功用)入血分。祛風去濕殺蟲。能行經絡達病所。治風蹷頑痺腰膝疼痛。疳䘌疥癬。目赤牙蟲。

【海松子】(名稱)一名新羅松子。(種類)果類用仁。(性質)甘溫而香。(功用)潤肺開胃。散水氣。除諸風。治肺燥欬嗽。大便虛秘。(禁忌)便溏精滑及有溼痰者勿食。

【海梧子】(種類)果類。葉似青桐。子如栗。(性質)甘平。(功用)利大腸小腸。益智慧。開心胸。明耳目。治怔忡健忘。

【海紅豆】(種類)喬木類。此係樹上所生之子。(性質)微寒。有小毒。(功用)治頭面遊風黑䵟。

【海金沙】(名稱)俗名竹園荽(種類)隰草類。(性質)甘寒淡滲。(功用)除小腸膀胱血分濕熱。治腫滿五淋莖痛。得梔子牙硝硼砂治傷寒熱狂。

【海參】(名稱)有刺者名刺參無刺者名光參。(種類)蟲類出遼海者良。(性質)甘鹹溫。(功用)補腎益精壯陽療痿。

【海馬】(名稱)一名水馬。(種類)鱗部無鱗魚類。(性質)甘溫。(功用)暖水臟壯陽道。消瘕塊治疔瘡腫毒婦人產雞。及血氣痛。

【海蛇】(名稱)一名水母。又名樗蒲魚俗呼為海蜇(種類)鱗部無鱗魚類(性質)鹹平。(功用)治婦人勞損積血帶下小兒風疾丹毒湯火傷。功能退熱化痰食品珍之。

【海龍】(種類)無鱗魚類乃海馬中之絕大者(功用)與海馬同而力尤倍之且能催生。

【海牛】(種類)介類海螺之屬。(性質)鹹溫(功用)益腎固精興陽。

【海燕】(種類)介類。出東海。大一寸。狀扁面圓。背青腹白有五足(性質)鹹溫(功用)治陰雨發損痛。煮服取汗即解。

【海鰕】(種類)介類鰕俗作蝦。(性質)甘平有小毒(功用)治飛尸蚘蟲口中甘䘌齲齒頭瘡去疥癬風瘙身痒。

【海螺】(種類)介類(性質)甘冷(功用)治目痛累年或年久生螺取汁洗之或納入黃連末取汁點之合菜煮食治心痛。

【海螄】(種類)介類(性質)鹹寒(功用)治瘰癧結核能降鬱氣。

【海蛤】(種類)介類。(性質)甘鹹平(功用)清熱利濕化痰飲消積聚除血痢婦人血結胸傷寒反汗搐搦中風癱瘓。

【海月】即江珧。詳見江珧柱條。

【海鏡】(名稱)一名鏡魚一名瑣蛣(功用)與海月相似。

【海鹽】(種類)鹽類用沙(性質)鹹大溫(功用)治虛勞冷氣諸風不遂。

【海鷂魚】(名稱)一名邵陽魚。荷魚餘名不錄(種類)無鱗魚類(性質)甘鹹平(功用)

治男子白濁膏淋玉莖澀痛。(附錄)其齒治瘴瘧其尾有毒治齒痛。

【海豚魚】(名稱)一名海豨。(種類)無鱗魚類(性質)鹹腥。味如水牛肉無毒(功用)治飛尸蠱毒瘴瘧作脯食之。(附錄)海豚肪治惡瘡疥癬痔瘻殺蟲。

【海螵蛸】卽烏賊魚骨。詳見烏賊骨條。

【海鰻鱺】(名稱)一名慈鰻鱺。一名狗魚(種類)無鱗魚類(性質)甘平有毒(功用)治皮膚惡瘡疥。疳䘌痔瘻。

【海狗腎】(名稱)一名膃肭臍。(種類)獸類(性質)鹹熱。(功用)補陽固精治陰痿精寒鬼交尸疰(禁忌)陽事易舉。骨蒸勞嗽者忌用(用法)用酒浸一日紙裹炙香剉搗。或於銀器中以酒煎熟合藥。

【海狗油】(功用)塗皸瘃。

【浸】卽蔭切音鋟。沁韻。

【浸藍水】(種類)水類(性質)辛苦寒(功用)除熱解毒殺蟲治誤吞水蛭成積脹滿黃瘦飲之卽下。

【消】西腰切音宵。蕭韻。

【消石】(名稱)一名火硝焰硝。又名地霜(種類)鹵石類。(性質)辛苦微鹹。大熱有毒。云作苦寒者非。(功用)治傷冷霍亂吐利心腹病痛。破積散堅(禁忌)性極猛烈。挾虛者勿輕服。

八畫

【涼】離楊切音良。陽韻。

【涼粉草】卽仙人凍詳見仙人凍條。

【淋】離淫切。音林。侵韻。

【淋石】(種類)人類(性質)鹹

溫。(功用)治石淋。水磨服。又治噎病吐食

【淡】惰覽切。感韻。又惰濫切。勘韻義同

【淡菜】(名稱)一名殼菜。海蜌。東海夫人。(種類)介類。(性質)甘鹹溫。(功用)補五臟。益陽事。理腰脚氣。治虛勞傷憊。精血衰少。及吐血久痢。又能潤肺化痰。止嗽滋陰。

【淡竹葉】(名稱)根名碎骨子。(種類)隰草類。(性質)甘寒。(功用)去煩熱。利小便。清心。(附錄)根能墮胎催生。

【淡豆豉】(種類)穀部造釀類。(性質)苦寒。(功用)泄肺去熱。發汗解肌。調中下氣。治傷寒頭痛。煩躁滿悶。懊憹不眠。發斑嘔逆。血痢溫瘧。(造法)用黑大豆水浸一宿。淘淨蒸熟。攤勻蒿覆。候生黃衣。取曬簸淨水拌。乾濕得所。安甕中築實桑葉厚蓋泥封。曬七日取出。曝一時。又水拌入甕。如此七次。再蒸去火氣。甕收用。

【淫】移翠切。侵韻。

【淫羊藿】(名稱)一名仙靈脾。又名放杖草。棄杖草。千兩金。乾雞筋。黃連祖。三枝九葉草。剛前。(種類)山草類。(性質)辛香甘溫。(功用)入肝腎。補命門。益精氣。堅筋骨。利小便。治絕陽不興。絕陰不產。冷風勞氣。四肢不仁。(禁忌)相火易動者禁用。

【淮】乎乖切。音懷。佳韻。

【淮木】(名稱)一名城裏赤柱。一名百歲城中木。(種類)雜木類。(性質)苦平。(功用)療婦人漏血。白沃。陰蝕。濕痺。

【淮東子】(名稱)今名跳蝦蟲。(種類)蟲類。(功用)治風痺。

去濕腫。

【混】戶穩切。阮韻。

【混堂水】(種類)水類。此係浴池中穢濁積垢之水。(功用)洗疥癬。通淋濁。並能發痘解毒。

【清】七嬰切。庚韻。

【清風藤】(名稱)一名青藤。又名尋風藤。(種類)蔓草類。(功用)主治一切風疾。風濕流注。歷節鶴膝。痲痺瘙痒。損傷瘡腫。入酒藥中用。

【清明插簷柳】(種類)木類。(功用)通小便。治白濁。

九畫

【游】移四切。音由。尤韻。

【游龍】即馬蓼。詳見馬蓼條。

【渼】迷履切。音美。

【渼陂魚】(種類)鱗類。出鄠縣渼陂。(功用)治痔。

【湯】他岡切。陽韻。

【湯瓶內鹼】(種類)鹵石類。(功用)止消渴。

十畫

【溫】烏昏切。元韻。

【溫湯】(名稱)即溫泉。又名沸泉。(種類)水類。(性質)辛熱微毒。(功用)治諸風筋骨攣縮。及肌皮頑痺。手足不遂。無眉髮。疥癬諸疾在皮膚骨節者。入浴浴訖。當大虛憊。可隨病與藥及飲食補養。

【溫藤】(種類)蔓草類。用莖葉。(性質)甘溫。(功用)浸酒服主氣血積冷。

【溪】乞奚切。與谿同。齊韻。

【溪狗】(種類)蟲類。狀似蝦蟆。尾長三四寸。(性質)有小毒。(功用)解溪毒。燒末服。

【溲】師饈切。音搜。尤韻。

【溲疏】(名稱)一名巨骨。(種類)灌木類。形似空疏。子如枸杞空疏乃楊櫨之別名。（性質）辛寒（功用）治皮膚中熱除邪氣止遺溺。利水道。

【溺】溺料切。小便也。

【溺白垽】即人中白。詳見人中白條。

【滑】核拔切。音猾。黠韻。

【滑石】（名稱）一名畫石。餘名不詳。（種類）石類。（性質）甘寒滑淡。（功用）滲濕瀉火。發表解肌。行水利竅。治中暑積熱嘔吐煩渴。黃疸水腫。腳氣淋閉。水瀉熱痢。吐血衄血。諸瘡腫毒。爲瀉熱除濕之要藥。消暑散結通乳滑胎。

十一畫

【滿】姥椀切。旱韻。

【滿江紅】（種類）草類。（功用）治癰疽。入膏用。

【滿陰實】（種類）蔓草類。（性質）酸平（功用）益氣除熱。止渴。利小便。

【滴】低激切。音的。錫韻。

【滴滴金】即旋覆花。詳見旋覆花條。

【漆】砌一切。音七。質韻。

【漆樹】詳見乾漆條。

【漆樹葉】（種類）喬木類。（功用）治五尸勞疾。殺蟲。

【漆樹子】（功用）下血。

【漆樹花】（功用）治小兒解顱腹脹交脛不行。

【漆柹】即椑柹。詳見椑柹條。

【漆器】（種類）器物類。用舊者佳（功用）產後血運。燒煙熏之即甦。又殺諸蟲。

【漏】勒候切。音陋。宥韻。

【漏盧】（名稱）一名野蘭。莢蒿。鬼油麻。（種類）隰草類。（性質）鹹寒。（功用）治皮膚熱毒惡瘡疽痔濕痺。下乳汁。

【漏藍子】（種類）毒草類。（性

質）苦辛有毒。（功用）治惡痢冷漏瘡惡瘡癘風。

【漚】阿遘切謳去聲宥韻。

【漚麻汁】（種類）穀部麻類。（功用）止消渴治瘀血。

【漿】即央切音將陽韻。

【漿水】（名稱）一名酸漿。（種類）水類將粟米炊熟後投冷水中浸五六日用。（性質）甘酸微溫（功用）消宿食解煩渴定霍亂利小便。

十二畫

【潦】魯晧切音老皓韻。

【潦水】（種類）水類即雨水。（性質）甘平。（功用）宜煎調脾胃去濕熱之藥。

十三畫

【澤】直額切音宅陌韻。

【澤瀉】（名稱）一名水瀉餘不錄。（種類）水草類。（性質）甘淡微鹹。性平。（功用）利小便。瀉膀胱火。功專利濕行水。治消渴痰飲。嘔吐瀉痢。腫脹水痞脚氣疝痛。淋瀝陰汗尿血洩精濕熱之病。濕熱既除則清氣上行。又能養五臟。益氣力起陰氣。補虛損止頭旋。有聰耳明目之功（禁忌）多服。則腎虛目昏。

【澤瀉葉】（性質）鹹平。（功用）壯水臟通血脈強陰氣通乳催生。

【澤瀉實】（性質）甘平。（功用）治風痺消渴益腎氣強陰補不足除邪濕。

【澤漆】（名稱）一名猫兒眼睛草綠葉綠花草五鳳草。（種類）草類用莖葉。（性質）辛苦微寒（功用）消痰退熱止嗽殺蟲利大小腸治大腹水腫益丈夫陰氣。

【澤蘭】（名稱）一名水香。都梁

香。虎蘭。孩兒菊。餘名不錄。（種類）芳草類用葉（性質）苦甘辛微溫（功用）泄熱和血散鬱舒脾通九竅。利關節。養血氣。長肌肉。破宿血。調月經。消癥瘕。散水腫。治產後血瀝腰痛。吐血。鼻血。目痛。頭風。癰毒。撲損。補而不滯。行而不峻。爲女科要藥。

【澤蘭根】（名稱）一名地筍。（性質）甘辛溫（功用）利九竅。通血脈。排膿。治血。止鼻血吐血。產後心腹痛。

【澤蘭子】（功用）治婦人三十六疾。

【澤半支】（種類）草類。葉如鼠牙半支（功用）治蛇咬疔腫。

十六畫

【瀘】蘇吾切。音盧。虞韻。

【瀘茶】（種類）木類。出四川瀘州。（性質）辛熱。（功用）搜風疾。

十八畫

【灌】固玩切。音貫。翰韻。

【灌草】（名稱）一名鼠肝。（種類）草類。（功用）主癰腫。

●火部

【火】虎果切。哿韻。

【火鍼】（名稱）一名燔鍼。焠鍼。燒鍼。煨鍼。鍼俗作針。（種類）火類。（功用）治風寒筋急攣引痺痛。或癱緩不仁者。鍼下急出。急按孔穴則疼止。不按則疼甚。治癥塊結積冷病者。鍼下慢出。仍轉動以發出污濁。治癰疽發背有膿無頭者。鍼令膿潰。勿按孔穴（禁忌）面上及夏月濕熱在兩脚時。皆不可用。

【火漆】（名稱）一名紫膠。（種類）用物類。此係紫梗造胭脂漉出之渣滓（功用）治血崩。腸風下血。

【火罐氣】(種類)火類。(功用)治風寒頭痛及眩暈風痺腹痛等症。

【火炭母草】(種類)隰草類。用葉。(性質)酸平有毒。(功用)去皮膚風熱流注骨節癰腫疼痛。

二畫

【灰】呼隈切。灰韻。

【灰藋】(名稱)一名灰滌菜。又名金鎖天。(種類)蔬菜類。(性質)甘平。(功用)治惡瘡及蟲蠶蜘蛛等咬。搗爛和油傅之。亦可煮食。作湯浴疥癬風瘙。燒灰納齒孔中。殺蟲䘌。含漱去甜瘡。以灰淋汁。蝕瘜肉。除白癜黑風子面䵟。着肉作瘡。

【灰藋子仁】(性質)甘平。(功用)炊飯磨麪食。殺三蟲。

四畫

【炊】出透切。音吹。支韻。

【炊單布】(種類)用物類。(功用)治墜馬及一切筋骨傷損。

五畫

【炭】妥按切。音歎。翰韻。

【炭火】(種類)火類。(功用)櫟炭火宜煅煉一切金石藥。烰灰火宜烹煎焙炙百藥丸散。

【炮】蒲肴切。音庖。肴韻。

【炮薑】(名稱)乾薑炮黑。又名黑薑。(種類)蔬菜類。(性質)辛苦大熱。(功用)除胃冷而守中。去臟腑沉寒錮冷。能去惡生新。使陽生陰長。故吐衄下血。有陰無陽者宜之。亦能引血藥入氣分而生血。故血虛發熱。產後大熱者宜之。引以黑附。能入腎而祛寒濕。能回脈絕無陽。通心助陽而補心氣。(禁忌)陰虛有熱者勿服。孕婦尤忌。

六畫

【烏】屋呼切。音污。虞韻。

【烏頭】(名稱)此係附子之母。與草烏頭不同。故別其名曰川烏頭。(種類)毒草類。(性質)辛甘大熱。(功用)功同附子而少緩。附子性重峻。回陽逐寒。烏頭性輕疏。溫脾逐風。寒疾宜附子。風疾宜烏頭。(禁忌)陰虛有熱者禁用。

【烏附尖】(功用)吐風痰。治癲癇。取其銳氣直達病所。

【烏蘞莓】(名稱)一名五葉莓。龍草。龍葛。赤葛。赤潑藤。俗呼為五爪龍。(種類)蔓草類。(性質)酸苦寒。(功用)涼血解毒。利小便。根搗酒服。消癤腫。

【烏韭】(名稱)一名石髮。石衣。石苔。石花。石馬騣。(種類)苔草類。(性質)甘寒。(功用)治皮膚往來寒熱。利小腸膀胱氣。擦黃疸。長黑髮。傅湯火傷。

【烏藥】(名稱)一名矮樟。俗呼為鰟魮樹。(種類)香木類。(性質)辛溫。(功用)其氣香竄。上入脾肺。下通腎經。能疏胸腹邪逆之氣。凡鬱氣病皆可治。氣順則風散。故用以治中風中氣。及膀胱冷氣。小便頻數。反胃吐食。宿食不消。瀉痢霍亂。女人血凝氣滯。小兒蚘蛔。並治瘡癤疥癘。擦貓犬百病。(禁忌)氣虛氣熱者禁用。

【烏藥子】(功用)治陰毒傷寒。腹痛欲死。

【烏藥嫩葉】(功用)補中益氣。止小便滑數。可用以代茶。

【烏藥茶】(種類)木類。出東莞。

以芝蔴諸油雜茶爲汁煎之。(功用)去風濕破食積療饑

【烏木】(名稱)一名烏樠木烏文木(種類)喬木類。(性質)甘鹹平(功用)解毒又主霍亂吐利取屑研末溫酒服。

【烏臼木】(名稱)一名鴉臼(種類)喬木類。用根白皮(性質)苦微溫(功用)療頭風。通大小便。治水腫脚氣。

【烏臼葉】(功用)食牛馬六畜肉生疔腫欲死者。搗汁頓服。得大利去毒即愈。冬用根。

【烏欖仁】(種類)果類。出廣東。即橄欖之黑色者。肉厚而大。用仁(性質)甘淡(功用)潤肺下氣補血。殺諸魚毒。

【烏龍鬚】(種類)蔓草類。生烏桕樹上(功用)治癰腫。一切血症勞瘵。

【烏龍翅】(種類)用物類。即燒焦火把。零落泥土中經霜雪者佳。(功用)治足爛至凶者。燒炭油搽。

【烏龍尾】即梁上倒掛塵。詳見梁上塵條

【烏龍粉】(名稱)一名烏龍丹。(種類)土類。此係燒馬糞釜臍煤。(功用)生肌收口藥用之。搽瘡口即愈

【烏金磚】(種類)土類。此係糞坑中多年舊磚。洗淨水煎去沫飲(功用)治痘不貫漿。虛弱無力者宜之。

【烏銀】(種類)金類。用硫黃熏銀。則色黑成烏銀(功用)治翻胃。

【烏鴉】(名稱)一名老鴉。楚烏。大觜烏。餘名不錄。(種類)禽類。(性質)酸澀平(功用)治暗風癇疾。及五勞七傷。吐血欬嗽殺蟲。

【烏鴉目】(功用)吞之令人見鬼魅。

【烏鴉頭】(功用)燒灰傅土蜂瘻

【烏鴉心】(功用)卒得欬嗽炙熟食之。

【烏鴉膽】(功用)點風眼紅爛。

【烏鴉翅】(功用)治從高跌傷。炙灰酒服用醋調傅治針刺入肉又治痘瘡不出復入。

【烏賊魚】(名稱)一名烏鰂。又名墨魚纜魚(種類)鱗部無鱗魚類(性質)酸平(功用)益氣强志通月經。

【烏賊骨】(名稱)一名海螵蛸。(性質)鹹溫。(功用)能入肝腎血分通血脈。袪寒濕。治血枯血瘕。血崩血閉。腹痛環臍。陰蝕腫痛。瘧痢疳蟲。目翳淚出聤耳出膿。

【烏賊血】(功用)治耳聾。

【烏賊墨】(功用)治血刺心痛。醋磨服。

【烏魚蛋】(種類)無鱗魚類。此卽烏賊腹中卵。(性質)味鹹。(功用)開胃利水。

【烏梢蛇】(名稱)一名黑花蛇。(種類)鱗部蛇類。(性質)甘平。(功用)治諸風頑痺。皮膚不仁。風瘙癮疹。疥癬。功與白花蛇同而性善無毒。(用法)去頭與皮骨酒煮或酥炙用。

【烏蛇膽】(功用)治大風癘疾。木舌脹塞。

【烏蛇皮】(功用)治風毒氣。眼生翳。唇緊唇瘡。

【烏蛇卵】(功用)治大風癩疾。功同蛇肉。

【烏蛇酒】(種類)穀部造釀類。(功用)同白花蛇酒。

【烏扇】(烏翣)皆射干之別名。詳見射干條。

【烟】衣堅切。同煙。先韻。

【烟葉】(名稱)烟一作菸。(種類)草類(性質)辛烈有毒。(功用)治風寒濕氣。骨節疼痛。痿痺不仁。鶴膝風。歷節風。頭痛腦漏。搗傳蛇咬傷。辟臭蟲。(附錄)有一種蘭花烟。辛香上竄。吸之傷腦。易成腦漏。

【烟梗】(功用)同烟葉。而味淡力薄。

【烟桿】(種類)用物類。年久色黑之竹烟管。以男子用者爲良。(功用)殺蟲毒。傳屍勞。塗惡瘡。治蟲膈。止血崩。療毒蛇傷。

【烟筒中水】(名稱)俗名烟油。(功用)解蛇毒。塗惡瘡。頑癬。殺蟲。

【烟筒中煤】(功用)搽蜈蚣咬傷。立時止痛。

七畫

【烰】扶尤切。音浮。

【烰炭】(名稱)一作麩炭。(功用)詳見炭火條。

八畫

【焠】惜誨切。音誶。隊韻。

【焠鍼】詳見火鍼條。

【無】物扶切。音巫。虞韻。

【無花果】(名稱)一名映日果。又名優曇鉢。(種類)果類。(性質)甘平。(功用)開胃。止洩痢。治五痔。咽喉痛。

【無花果葉】性質)甘微辛平。有小毒。(功用)治五痔腫痛。煎湯熏洗。

【無漏子】(名稱)一名千年棗。萬歲棗。海棗。波斯棗。番棗。金果。(種類)果類。(性質)甘澀。(功用)消食止欬。治虛羸。

【無食子】即沒石子。詳見沒石子條。

【無患子】(名稱)一名桓。又名

木患子。肥珠子。油珠子。菩提子。俗名鬼見愁。(種類)喬木類。用千皮。(性質)微苦平。有小毒。(功用)去面皯。治喉痺。洗頭祛風。

【無患子仁】(性質)辛平。(功用)煨食辟惡去口臭。

【無根草】(種類)草類。生柴草上。無根無葉。又名無根金絲草。(性質)苦寒。(功用)涼血利水。治癃淋濁痢帶下黃疸。預解痘毒。敷紅絲疔。

【無骨苧蔴】(名稱)即玉接骨。一名血見愁。玉錢草。麒麟草。玉連環。又名玉盤龍。(種類)草類。(性質)甘淡而涼。(功用)入肺經血分。治吐血。腸紅下血。跌打損傷。

【無名異】(種類)石類。(性質)甘鹹平。(功用)入血補血。收濕氣。治金瘡折傷。癰疽腫毒。止痛生肌。

【無風獨搖草】(種類)草類。出嶺南。與羌活天麻不同。(性質)溫。(功用)治頭骨遊風。遍身癢。煮汁淋洗。

九畫

【煆】姤玩切。音斷。與鍛同。

【煆竈灰】(種類)土類。此係煆鐵竈中之灰。(功用)治癥瘕堅積。去邪惡氣。

【煙】衣堅切。音焉。先韻。通作烟。

【煙膠】(種類)土類。此乃熏消牛皮灶上土。及燒瓦窰上黑土。(功用)治頭瘡。白禿。疥瘡。風癬痒痛流水。

【煤】模回切。音枚。灰韻。

【煤火】(種類)火類。當用無臭氣之香煤。(功用)烹一切食物。能和脾胃。滋氣力。通腎氣。助陽道。婦人煖子宮。雜煤臭煤有毒。受其毒者。以甕汁解之。

【煤參】(種類)山草類。出陝西華山。形如參。皮心俱青黑。(性質)微苦甘。(功用)同人參。而功力甚薄。

十畫

【熊】穴融切。音雄。東韻。

【熊肉】(種類)獸類。(性質)甘平。(功用)治風痺筋骨不仁。補虛羸。(禁忌)有痼疾者禁食。

【熊脂】(名稱)一名熊白。(性質)甘微寒。(功用)治風痺。補虛損。殺勞蟲。烏毛髮。

【熊掌】(功用)食之可禦風寒。益氣力。

【熊膽】(性質)苦寒。(功用)涼心平肝。明目殺蟲。治驚癇五痔。

【熊血】(功用)治小兒客忤。

【熊骨】(功用)作湯浴歷節風。及小兒客忤。

【熊腦髓】(功用)瘀頭旋。摩頂去白禿風屑。生髮。

十一畫

【熟】食育切。音淑。屋韻。

【熟地黃】(種類)隰草類。出懷慶者良。(性質)甘而微溫。(功用)滋腎水。補眞陰。填骨髓。生精血。聰耳明目。黑髮烏髭。治勞傷風痺。胎產百病。爲補血之上劑。(禁忌)痰多氣鬱之人勿用。其或風寒未解。瘀血未盡者。尤當禁忌。(用法)以好酒拌砂仁末。浸蒸曬九次用。

十二畫

【燈】德增切。音登。蒸韻。

【燈火】(種類)火類。(功用)治小兒驚風。昏迷搐搦。竄視諸病。又治頭風脹痛。視頭額太陽絡脈盛處。以燈心蘸蔴油點燈焠之。良外痔腫痛者。亦焠之。油能去風解毒。火能通經也。小兒初生。因冒寒氣欲絕者。勿斷臍。急烘絮包之。將胎衣烘熱。用燈炷於臍下。往來燎之。煖氣入腹內。氣回自甦。又燒銅匙柄熨烙眼弦內。去風退赤甚妙。

【燈花】(功用)傅金瘡。止血生肉。治小兒邪熱在心。夜啼不止。以二三顆用燈心湯調。抹乳吮之。

【燈盞】(功用)上元盜取富家燈盞置牀下。令人有子。

【燈盞油】(名稱)一名燈窩油。(性質)辛苦有毒。(功用)治一切急病中風喉痺痰厥。用鵝翎掃入喉內取吐卽效。又塗一切惡瘡疥癬。

【燈心草】(名稱)一名虎鬚草。又名碧玉草。(種類)隰草類。(性質)甘淡微寒。(功用)降心火。淸肺熱。利小腸。通氣止血。治五淋水腫。燒灰吹喉痺。塗乳止夜啼。擦癬最良。(禁忌)中寒小便不禁者勿服。

【燈籠草】卽酸漿。詳見酸漿條。

【燈蛾】(種類)蟲類。(功用)治痔管。用蛾十個。蜣螂一個。放罐內一宿。加麝香一錢。陰乾爲末。吹入管內。自能出水。水盡卽愈。

【燒】詩妖切。蕭韻。

【燒酒】(名稱)一名火酒。(種類)穀部造釀類。(性質)辛甘大熱。有大毒。(功用)散寒破結。殺蟲。辟瘴。(禁忌)多飲傷肺損胃。

【燒酒火】(功用)氣能透達骨髓。軟堅燥濕。有寒者宜之。(禁忌)久用此以代炭火。食之則發癰毒。

【燒酒草】(種類)用物類。此係燒酒罈上泥中之草。(功用)治剪刀風。其症腰生紅瘰。如物綑緊作痛。用針挑出血。取此草加鹽擦出汗即愈。

【燒尸場上土】(種類)土類。(功用)治尸厥卒死。並治邪瘧。

【燕】乙見切。霰韻。又衣堅切。音煙。先韻。

【燕脂】(名稱)一名赬赧。燕俗作胭。(種類)隰草類。南人多以紫梗爲之。(性質)甘平。(功用)活血解疽毒。浸汁滴小兒聤耳。

【燕菌】(種類)草類。(功用)主小兒癇寒熱。

【燕窩】(名稱)一名燕蔬菜。(種類)禽類。此乃燕啣小魚春壘之窩。(性質)甘淡平。(功用)大養肺陰。化痰止欬嗽。補而能淸。爲調理虛損癆瘵之聖藥。開胃氣。已勞痢。益小兒痘疹。(附錄)燕窩脚。其色紅紫。名爲血燕。功用相仿。性重能達下。微鹹能潤下。治噎膈甚效。

【燕肉】(名稱)燕有乙鳥玄鳥鷾鴯等名。(種類)禽類。(性質)酸平有毒。(功用)出痔蟲瘡蟲。

【燕屎】(性質)辛平有毒。(功用)療痔殺蟲。解蠱毒。利小便。作湯浴小兒驚癇。

【燕蓐草】(種類)草類。即燕窩中草。(功用)治眠中遺尿。及無故尿血。

【燕窠中土】(種類)土類。(功用)治口吻白禿諸瘡。煎水洗風瘙癮疹。

【燖】徐心切。音尋。侵韻。

【燖豬湯】（種類）水類。（功用）治消渴。洗諸瘡。又治產後血刺心痛欲死。

【燖雞湯】（種類）水類。（功用）治消渴飲水無度。洗雞眼作痛。

十三畫

【營】余瓊切。音塋。庚韻。

【營實】（種類）蔓草類實。係薔薇所結之子。（性質）酸溫。（功用）治上焦有熱。功用與薔薇根畧同。

【燧】敍位切。音遂。寘韻。

【燧火】（種類）火類。有金燧木燧二種。金燧取火於日。木燧取火於木。（功用）上古四時鑽木取火。敎民烹飪。便無疾病。

【燭】朱旭切。音囑。沃韻。

【燭燼】（種類）火類。燭有多種。惟蜜蠟柏油者可用。（功用）治疔腫。同胡麻鍼砂等分爲末和醋傅之。

十六畫

【爐】龍吾切。音盧。虞韻。

【爐甘石】（名稱）一名爐先生。（種類）石類。（性質）甘溫。（功用）止血。消腫毒。生肌。明目。去翳退赤。收濕除爛。同龍腦點治目中一切諸病。（用法）以炭火煅紅。用童便淬七次。水洗淨。研粉水飛過。曬用。

十七畫

【爛】勒岸切。爛去聲。翰韻。

【爛茶葉】（種類）木類。此係泡過之殘茶葉。（功用）治無名腫毒。犬咬。及火燒成瘡俱效。

爪部

【爪】側絞切。巧韻。

【爪甲】（名稱）一名筋退。（種類）人類。（性質）甘鹹。（功

用）催生下胞衣利小便治尿血及陰陽易病破傷中風去目翳

十四畫

【爵】即約切音雀藥韻

【爵牀】（名稱）一名爵麻香蘇又名赤眼老母草（種類）芳草類（性質）微辛鹹寒（功用）瘀血脹下氣搗汁塗杖瘡作湯浴腰脊痛

●父部

【父】扶武切音輔麌韻又夫武切音甫

【父陛根】（名稱）一名梓藻一名胥魚（種類）草類（性質）味辛有毒（功用）熨癰腫膚脹

●爿部

四畫

【牀】岑陽切陽韻俗作床

【牀脚下土】（種類）土類（功用）治猘犬咬和水敷之灸七壯

十三畫

【牆】齊陽切音祥陽韻

【牆靡】即薔薇詳見薔薇條

●片部

【片】鋪晏切篇去聲霰韻

【片腦】即龍腦香一名冰片詳見冰片條

●牙部

【牙】宜遐切麻韻

【牙齒】（種類）人類（性質）鹹熱有毒（功用）治痘瘡倒黶（禁忌）如伏毒在心昏昧不省及氣虛白癢熱痱紫泡之證止宜補虛解毒誤用之多成不治

【牙皂樹蟲】（種類）蟲類有大小二種（功用）治一切腫毒初起酒調服已潰者無效

●牛部

【牛】宜求切尤韻。

【牛肉】（種類）獸類有黃牛水牛二種並列於下【黃牛肉】（性質）甘溫（功用）安中補脾益氣止渴【水牛肉】（性質）甘平（功用）補脾胃。強筋骨消水腫除濕氣。

【牛蹄】（種類）用水牛良。（性質）涼（功用）下熱風消水腫。（禁忌）患冷人勿食蹄筋。多食令人生肉刺。

【牛鼻】（種類）用水牛良。（功用）療口眼喎斜用火炙熱熨之食之能下乳。

【牛皮】（種類）用水牛良。（功用）治水氣浮腫小便澀少熬膏最良。

【牛乳】（種類）用黃牛佳。（性質）甘微寒（功用）潤腸胃。解熱毒補虛勞治反胃噎膈。（附錄）酥酪醍醐皆牛羊乳所作。滋潤滑澤宜於血熱枯燥之人。

【牛血】（性質）鹹平（功用）解毒利腸。治金瘡折傷垂死。又下水蛭煮拌醋食治血痢便血。

【牛脂】（種類）用黃牛良。（性質）甘溫微毒。（功用）治諸瘡疥癬白禿亦入面脂。

【牛髓】（性質）甘溫（功用）潤肺補腎塡骨髓澤肌膚理折傷。擦損痛久服增年。

【牛腦】（性質）甘溫微毒。（功用）治風眩消渴。脾積痞氣。

【牛心】（種類）用黃牛良。（功用）治虛忘補心。

【牛脾】（種類）用黃牛良。（功用）補脾臟月淡煮日食一度治痔瘻和朴硝作脯食消痞塊。

【牛肺】種類）用水牛良。（功

用）補肺．

【牛肝】（種類）用水牛良．（功用）補肝明目治瘧及痢．醋煮食之．

【牛腎】（種類）用水牛良．（功用）補腎氣益精治濕痺．

【牛胃】（性質）甘溫（功用）補中益氣解毒養脾胃．

【牛胘】（名稱）一名百葉胘即胃之厚處（功用）治熱氣水氣止痢解酒毒藥毒．

【牛膽】（種類）用黃牛良．（性質）苦大寒．（功用）鎮肝明目除黃殺蟲治癧瘇．

【牛胞衣】（功用）治臁瘡不斂．燒存性研搽．

【牛喉】（種類）用白水牛者良．（功用）治反胃吐食腸結不通．（用法）除兩頭去脂膜醋浸炙末每服二錢米飲下．

【牛靨】（種類）用水牛良．（功用）治喉痺氣癭．

【牛齒】（功用）治小兒牛癇．

【牛角鰓】（名稱）一名角胎．（性質）苦溫（功用）下閉血瘀血疼痛女人崩帶．燒灰酒服．並治赤白痢．

【牛角】（性質）苦寒．【水牛角】（功用）治熱毒風及壯熱．【黃牛角】（功用）治喉痺．燒灰酒服．

【牛骨】（性質）甘溫．（功用）燒灰同豬脂塗口鼻疳瘡．飲服治水穀痢疾．

【牛蹄甲】（功用）燒灰水服．治牛癇．和油塗臁瘡．牛皮癬．

【牛陰莖】（功用）治婦人漏下赤白無子．

【牛毛】（功用）通淋閉．燒末用．

【牛口涎】（功用）治噎膈反胃．小兒流涎及喉閉口噤．

【牛鼻津】（功用）塗小兒鼻瘡

及濕癬。

【牛耳垢】(功用)治癰腫未成膿。封之卽散。疳蝕鼻生瘡及毒蛇螫人。並傅之。

【牛溺】(性質)苦辛微溫。(功用)治水腫腹脹脚滿。利小便。

【牛屎】(性質)苦寒。(功用)燒灰敷小兒爛瘡爛痘。及癰腫不合。能滅瘢痕。絞汁治消渴黃疸。脚氣霍亂。小便不通。

【牛屎中大豆】(功用)治小兒驚癎。婦人難產。

【牛鼻桊】(種類)用物類。有木桊草桊兩種。卽穿牛牛鼻之繩木。【木桊】(功用)主小兒癎。治消渴。煎汁或燒灰酒服。

【草桊】(功用)燒研傅小兒鼻下瘡。吹纏喉風。

【牛齝草】(名稱)一名牛轉草。卽牛食而復出者。(功用)絞汁服。止噦噎反胃霍亂。小兒口噤風。

【牛黃】(名稱)一名丑寶。(性質)甘涼。(功用)淸心解熱。利痰涼驚。通竅辟邪。治中風入臟。驚癎口噤。小兒胎毒痰熱諸病。發痘墮胎。(禁忌)如非中風入臟而中腑中經者勿用。

【牛膝】(名稱)一名牛莖。百倍。山莧菜。對節菜。(種類)隰草類。出西川及懷慶府者良。(性質)苦酸而平。(功用)酒蒸用則益肝腎。强筋骨。治腰膝骨痛。足痿筋攣。陰痿失溺。久瘧下痢。傷中少氣。生用則散惡血。破癥結。治心腹諸痛。淋痛尿血。經閉產難。喉痺齒痛。癰腫惡瘡。金瘡傷折。出竹木刺。(禁忌)凡夢遺失精。及脾虛下陷。因而腿膝腫痛者禁用。

【牛扁】(名稱)一名扁特。扁毒。(種類)草類。(性質)苦微寒。(功用)治身皮瘡熱氣。可作浴湯殺牛虱。又療牛病。

【牛蒡子】即惡實。詳見惡實條。

【牛舌實】(名稱)一名家首。大葉如牛耳者呼爲牛耳菜。(種類)水草類。生水澤旁。(性質)鹹溫。(功用)輕身益氣。

【牛筋草】(名稱)一名千里草。(種類)草類用根。(功用)行血長力治脫力黃勞力傷。

【牛脂芳】(種類)草類。(功用)治七孔出血。

【牛奶柹】即君遷子。詳見君遷子條。

【牛奶藤】(種類)蔓草類。其大如樹中有粉。(性質)甘溫。(功用)食之令人不飢。可以救荒其根食之令人落髮。

【牛領藤】(種類)蔓草類。生嶺南。(性質)甘溫。(功用)治腹內冷膝痛弱。小便白數。陽道乏煮汁浸酒服。

【牛魚】(種類)鱗部無鱗魚類。(功用)治六畜疫疾。

【牛蝨】(名稱)一名牛螕。(種類)蟲類。(功用)預解小兒痘疹毒。焙研服之。

【牛膝蛀】(種類)蟲類蟲生於牛膝草節中。(功用)香油浸製治指頭毒。晝夜痛不可忍者敷上即愈。

【牛心茄子】(種類)蔬菜類。產瓊州食之殺人。(功用)入外科膏藥用。麻藥用。

二畫

【牟】模侯切音謀。尤韻。

【牟麥】即大麥。詳見大麥條。

【牟尼光】(種類)果類。荔枝中

之一種。產潮州大埔山中。（功用）其味如乳。飲之功同參苓。

三畫

【牡】模藕切。音拇。有韻。

【牡蒿】（名稱）一名齊頭蒿。（種類）隰草類。用苗。（性質）苦微甘溫。（功用）擂汁服。治陰腫。

【牡荊】（名稱）一名黃荊。小荊。又名楚。（種類）灌木類。用實。（性質）苦溫。（功用）酒煮服。治小腸疝氣。濕痰白濁。浸酒飲。治耳聾。

【牡荊葉】（性質）苦寒。（功用）祛風濕。治腳氣腫滿。兼治尿血。

【牡荊根】（性質）苦微辛。（功用）治諸風。解肌發汗。

【牡丹皮】（名稱）一名鼠姑。又名木芍藥。餘名不錄。（種類）芳草類。（性質）辛甘微寒。（功用）能瀉血中伏火。和血涼血而生血。破積血。通經脈。爲吐衄必用之藥。治中風五勞驚癇瘛瘲。除煩熱。療癰瘡。下胞胎。退無汗之骨蒸。（禁忌）胃氣虛寒。經行過期不盡者勿服。胎前亦宜酌用。忌蒜胡荽。（附錄）花白者補。赤者利。

【牡丹根】（功用）搗末服。解中蠱毒。

【牡蠣】（名稱）一名牡蛤。蠣蛤。又名蠔。（種類）介類。（性質）鹹澀微寒。（功用）鹹以軟堅化痰。消瘰癧結核。老血瘕疝。澀以收脫。治遺精崩帶。止嗽斂汗。固大小腸。微寒以清熱補水。治虛勞煩熱。溫瘧赤痢。利濕止渴。爲肝腎血分之藥。（禁忌）有寒者勿用。（附錄）

肉名蠣黃。食之能益人。

六畫

【特】惰劾切。讀如奪。職韻。

【特迦香】（種類）香木類。（功用）辟邪去疫。安魂魄。定驚悸。

【特生礜石】（名稱）一名蒼礜石。（種類）石類。（性質）甘溫有毒。（功用）明耳目。破寒積。療鼠瘻。殺百蟲。

七畫

【牽】欺煙切。音愆。先韻。

【牽牛】（名稱）一名草金鈴。盆甑草。狗耳草。又黑者名黑丑。白者名白丑。（種類）蔓草類。有黑白二種。用子。（性質）辛熱有毒。（功用）其性屬火。善走。入肺經。瀉氣分之濕熱。能達右腎命門。走精隧。通下焦鬱遏。及大腸風秘氣秘。利大小便。逐水消痰。殺蟲墮胎。治水腫喘滿。痃癖氣塊。（禁忌）若濕熱在血分。胃弱氣虛人禁用。

【犀】息隮切。音西。齊韻。

【犀角】（種類）獸類。犀牛有黑白二種。以黑者為勝。（性質）苦酸鹹寒。（功用）涼心瀉肝。清胃中火熱。祛風利痰。辟邪解毒。治傷寒時疫。發黃發斑。吐血下血。畜血發狂。痘瘡黑陷。消癰化膿。定驚明目。（禁忌）非大熱者不可輕服。孕婦服之能消胎。忌鹽。

【犀皮】（功用）治風活血。

【犀洛】（名稱）一名屖洛。一名泥洛。（種類）草類。（性質）味甘。（功用）治小便癃閉。

【牻】同牦。模敖切。音毛。

【牻牛喉嚨】（名稱）一名犪牛。又名犏牛。（功用）治項下癭氣。

九畫

【犏】匹焉切。名偏。

【犏牛】詳見牦牛條。

十一畫

【犛】模肴切。音茅肴韻。

【犛牛角】(名稱)一名毛犀。又名貓牛犘牛犏牛竹牛犨牛。(種類)獸類(性質)酸鹹涼。(功用)治驚癇熱諸血病毒。

【犛牛黃】(性質)苦平(功用)治驚癇癲狂。功近牛黃而力不及。

【犛牛酥】(性質)甘平。(功用)去諸風濕痺。除熱。利大便。去宿食。塗蜂螫蟲咬。

【犘】音麻。

【犘牛】即犛牛。詳見犛牛角條。

十五畫

【犢】杜斛切。音獨屋韻。

【犢臍屎】(名稱)小牛曰犢。(種類)獸類。此係黃犢子臍屎。新生未食草者。(功用)治中惡霍亂。及鬼擊吐血。和酒煮汁服。

【犣】力涉切。音獵。

【犣牛】詳見牦牛條。

十六畫

【犨】蚩周切。音抽尤韻。

【犨牛】即犛牛。詳見犛牛角條。

●犬部

【犬】去選切。銑韻。

【犬屎泥】(種類)土類。(功用)治妊娠傷寒。令子不落。塗腹上乾即易。

三畫

【犴】俄干切。岸平聲。又俄翰切。音岸。

【犴血】(種類)獸類。川中有之。世所罕有(功用)治一切陰疽發背一切大毒。

五畫

【狐】滑吾切。音胡虞韻。

【狐肉】(種類)獸類。(性質)甘溫。(功用)暖中去風補虛勞。治瘡疥。

【狐肝】(性質)苦微寒。(功用)治諸風驚癇。

【狐膽】(性質)苦寒。(功用)辟邪瘧。解酒毒。

【狐腸】(功用)治中惡蠱毒。

【狐目】(功用)治破傷風。燒末酒服。

【狐頭】(功用)燒之辟邪。同貍頭燒灰傳瘰癧。

【狐鼻】(功用)治狐魅病。同豹鼻煮食。

【狐脣】(功用)治惡刺入肉。杵爛入鹽封之。

【狐足】(功用)治痔漏下血。

【狐皮】(功用)辟邪魅。

【狐尾】(功用)燒灰辟惡。並治牛疫。和水灌之。

【狐屎】 功用)燒之辟惡。去瘟疫氣。和薑黃酒服。治肝氣心痛。療惡刺入肉。(附錄)狐屎取雄者良。

【狐麝】(種類)獸類。出雲南。較常麝香氣尤烈。(功用)佩之辟邪。絕惡夢。定魘。

【狐尾草】(名稱)一名狐媚花。(功用)治吐血。取根敷金瘡。罨一切腫毒。洗瘡用葉。

【狒】附胃切。肥。去聲。

【狒狒】(名稱)一名梟羊。人熊。野人。(種類)獸類。猴屬。(功用)取肉作脯。連脂薄劖。炙熱貼人癬疥。能引蟲出。

【狗】歌毆切。音苟。有韻。

【狗肉】(名稱)一名犬。(種類)獸類。黃犬益脾。黑犬補腎。雜色者不宜用。(性質)酸而鹹溫。(功用)暖脾胃。益腰腎。補虛寒。助陽事。(禁忌)反商陸。惡蒜。

【狗蹄】(性質)酸平。(功用)下乳汁。

【狗血】(性質)鹹溫。(功用)熱飲治虛勞吐血。點眼治痘瘡入目。又治傷寒熱病發狂見鬼。及鬼擊病辟諸邪魅。塗癬瘡疔瘡。(附錄)血用白狗者良。黑犬次之。

【狗心血】(功用)治心痺心痛。和蜀椒末服。

【狗乳汁】(功用)取白犬乳點眼治青盲。塗赤禿髮落。

【狗脂肪】(功用)塗手足皴皺。入面脂去皯黯。

【狗腦】(功用)治頭風痺。鼻中瘜肉。下部䘌瘡。

【狗涎】(功用)治諸骨哽。脫肛。及誤吞水蛭。

【狗心】(功用)治風痺鼻衄。及下部瘡。狂犬咬。

【狗腎】(性質)平微毒。(功用)治產後腎勞如瘧。

【狗肝】(功用)治腳氣攻心。和薑醋食。

【狗膽】(性質)苦平有小毒。(功用)治鼻衄聤耳。止消渴。殺蟲除積。能破血。下瘀。明目敷瘡。

【狗鞭】(名稱)即牡狗陰莖。(性質)鹹平。(功用)補精髓。治絕陽及婦人陰痿。

【狗皮】(功用)治腰痛。取黃狗皮炙熱裹之。燒灰治諸風。

【狗毛】(功用)燒灰服治邪瘧。敷犬傷。

【狗齒】(性質)平微毒。(功用)磨汁治犬癇。燒研醋和敷發背及馬鞍瘡。同人齒燒灰湯服。治痘瘡倒陷。

【狗頭骨】(性質)甘酸平。(功用)治癰疽惡瘡。解顱。女人崩中帶下。炙灰用以黃狗者良。
【狗骨】(性質)甘平。(功用)燒灰米飲治休息久痢豬脂調敷鼻中瘡。
【狗屎】(性質)熱有小毒。(功用)取白狗屎燒灰服發痘瘡倒靨。治霍亂癥積。止心腹痛解一切毒。豬脂和傅疔瘡惡瘡。
【狗屎中粟】(名稱)白狗者名白龍沙(功用)治噎膈風病。痘瘡倒陷。
【狗屎中骨】(功用)治小兒驚癇。

【狗溺硝】(性質)性涼色青白。(功用)能降虛火治咽喉腫痛等症。(用法)此係狗溺石上結成之硝當用甘草湯拔去穢氣水飛用。
【狗寶】(種類)獸類生癩狗腹中。狀如白石帶青色。(性質)甘鹹平有小毒。(功用)治噎食及癰疽瘡瘍。
【狗蠅】(種類)蟲類。(功用)治痰瘧不止取一枚去翅足蠟丸酒服。並治痘瘡倒靨。
【狗脊】(名稱)一名金毛狗脊。又名强膂。扶筋。百枝狗青。(種類)山草類。(性質)苦甘微溫。(功用)强肝堅腎益血養氣治失溺不節腳弱腰痛。寒濕周痺除風虛强機關利俛仰。(用法)去毛切酒拌蒸。
【狗舌草】(種類)隰草類。(性質)苦寒有小毒。(功用)療瘡疥殺小蟲研末和塗之。
【狗尾草】(名稱)一名莠又稱爲光明草。阿羅漢草(種類)隰草類用莖(功用)凡赤眼拳毛倒睫者翻轉目瞼以一二莖蘸水戛去惡血。
【狗卵草】(名稱)一名雙珠草。

結子如狗卵故名。(種類)草類。生類垣古砌間。(性質)溫。(功用)治疝氣。

【狗牙半支】(種類)草類。(功用)治癰疔便毒。黃疸喉癬。

六畫

【狨】而融切音戎。東韻。

【狨肉】(名稱)狨一名猱。(種類)獸類。猴屬(功用)食之調五痔。

【狨脂】(功用)塗瘡疥。

七畫

【狼】勒昂切音郎。陽韻。

【狼肉】(名稱)一名毛狗。(種類)獸類。(性質)鹹熱。(功用)補五臟厚腸胃塡骨髓。腹有冷積者宜之。

【狼膏】(功用)補中益氣。潤燥澤皺塗諸惡瘡。

【狼牙】(功用)佩之辟邪惡氣。刮末水服。治猘犬傷燒灰水服。治食牛中毒。

【狼喉靨】(功用)治噎病研末入飯內食之。

【狼皮】(功用)辟邪惡氣。

【狼屎】(功用)燒灰油調塗瘰癧。水服治骨哽不下。

【狼屎中骨】(功用)燒灰水服。止小兒夜啼。又能斷酒。

【狼把草】(名稱)一名郞耶草。(種類)隰草類。(性質)苦平。(功用)可染鬚髮治積年癬。天陰卽痒。搔出黃水者搗末摻之。絞汁服治積年疳痢。

【狼牙草】(名稱)一名牙子。狼齒。狼子。犬牙。(種類)毒草類。用根(性質)苦寒有毒。(功用)殺腹臟一切蟲。止赤白痢洗惡瘡。

【狼尾草】(名稱)一名稂。又名童粱。狼茅。餘名不錄(種類)穀類。取米用。(性質)甘平。(

功用）食之令人不飢。

【狼毒】（種類）毒草類（性質）苦平有大毒（功用）除胸下積癖痰飲癥瘕潑惡瘡塗疥癬。（禁忌）氣虛者忌用。

【狼跋子】（名稱）即黃環實一名度穀（種類）蔓草類（性質）苦寒有小毒（功用）苦酒磨塗瘡疥。

九畫

【猩】西嬰切音星青韻。

【猩猩】（種類）獸類猿屬（性質）甘鹹溫（功用）食之不寐不飢令人善走窮年無厭。可以辟穀。

【猴】何樓切音侯尤韻。

【猴肉】（名稱）即獼猴又名沐猴為猴胡孫馬留狙（種類）獸類（性質）酸平（功用）食之辟瘴疫治久瘧

【猴頭骨】（功用）治瘴瘧作湯浴小兒驚癇。

【猴手】（功用）治小兒驚癇口噤。

【猴皮】（功用）治馬疫氣。

【猴屎】（功用）治小兒臍風撮口及急驚風。燒末和生蜜少許灌之。并塗胎毒獼猻疳。及蜘蛛咬。

【猴棗】（性質）甘平（功用）袪熱化痰定癇止瘧（附錄）此為牛黃狗寶之屬結於猿猴體內者頗珍貴。

【猴經】（名稱）一名申紅即母猴月水乾血得之於深山草間者（功用）治乾血勞。

【猴闥子】（名稱）俗名仙茅果（種類）果類出臨海深山茅草中（性質）苦溫（功用）暖丹田益五臟健脾增氣力。

十畫

【猪】俗豬字詳豬字各條。

【獅】色伊切。音師。支韻。

【獅子油】(種類)獸類。出西域。(性質)辛溫有毒。(功用)消熱結。治膈。大小便不通。(禁忌)脾胃太弱者勿用。孕婦尤忌。(附錄)用此油者。不得過五錢。

【獅子血】(功用)破宿血。殺百蟲。燒之去鬼氣。

【獅子糞】(功用)同血。研塗一切腿足下部惡瘡。神效。

十三畫

【獨】杜斛切。音讀。屋韻。

【獨活】(名稱)一名獨搖草。(種類)山草類。(性質)辛苦微溫。(功用)搜風去濕。治傷風頭痛。頭運目眩。風熱齒痛。痙癇濕痺。奔豚疝瘕。

【獨用藤】(種類)蔓草類。(性質)苦辛熱。(功用)治心氣痛。

【獨脚仙】(種類)隰草類。生福州。根葉皆可用。(功用)治婦人血塊。焙末酒煎服。

【獨脚蓮】(種類)草類。草如黃連。根極大。出兩廣。(功用)取根磨塗疔腫癰疽。葉貼癰腫能消。治蛇咬。

【獨脚馬蘭】(種類)草類。(功用)治發背諸腫毒。熱癤。搗汁和酒服之。

【獨脚一枝蓮】(種類)草類。獨莖無葉。花開如蓮。(功用)治疔腫癰毒流注。

【獨葉一枝鎗】(種類)草類。(性質)甘淡而寒。(功用)與兎耳一枝箭同。擦諸毒蟲咬。

【獨用將軍】(種類)隰草類。(性質)辛。(功用)治毒腫乳癰。解毒破惡血。

十六畫

【獺】他薩切。音撻。曷韻。又他

嗐切。黠韻。義同。

【獺】分詳水獺山獺各條。

十七畫

【獼】密移切。音彌。

【獼猴】詳見猴字各條。

【獼猴桃】（名稱）一名獼猴梨。藤梨陽桃木子（種類）果類。（性質）酸甘寒。（功用）調中下氣止渴解煩。下石淋治風癱。（附錄）藤中汁治反胃。下石淋枝葉能殺蟲。

中國藥物新字典午集

●玄部

【玄】穴員切先韻。

【玄參】(名稱)一名黑參。玄臺。鹿腸。馥草。餘名不錄。(種類)山草類。(性質)苦鹹微寒。(功用)能入肺腎二經。除煩止渴。降火滋陰。明目解毒。利咽喉。通二便。治頭痛。鼻瘡。瘰癧。鼠瘻。發斑。咽痛。頸下結核。急喉痺風。癰疽。疝氣。溫瘧。遊風。潮熱。骨蒸。(禁忌)脾虛泄瀉者勿用。反藜蘆。

【玄石】(名稱)一名玄水石。又名處石。名同慈石。形亦相似。惟不能吸鐵。(種類)石類。(性質)鹹溫。(功用)治大人小兒驚癇。女子絕孕。小腹冷痛。少精身重。服之令人有子。

【玄精石】詳見太陰玄精石條。

【玄明粉】(名稱)一名白龍粉。(種類)鹵石類。此係朴硝煎化而成。性稍和緩。(性質)辛甘鹹冷。(功用)去胃中實熱。蕩腸中宿垢。潤燥破結。消腫明目。用代朴硝。(禁忌)胃虛無實熱者禁用。忌苦參。

●玉部

【玉】魚局切音獄。沃韻。

【玉屑】(種類)石部玉類。搗玉爲屑。並非別有一物。(性質)甘平。(功用)除胃中熱。定喘息。止煩渴。

【玉泉】(名稱)一名玉漿。瓊漿。

(種類)石部玉類。以玉之泉液爲上。化玉爲水者次之。(性質)甘平。(功用)治五臟百病。柔筋强骨。安魂魄。長肌肉。益氣。利血脈。明耳目。

【玉髓】(名稱)一名玉脂。玉膏。玉液。(功用)同玉泉。並治婦人無子。不老延年。

【玉英】(種類)玉類。生山竅中。明白可作鏡。故又稱爲石鏡。(功用)主風瘙皮膚痒。

【玉竹】(名稱)即萎蕤。一名女萎。葳蕤。委萎。餘名不錄。(種類)山草類。(性質)甘平。(功用)補中益氣。除煩渴。潤心肺。治風溫濕毒。目痛眥爛。寒熱痁瘧。中風不能動搖。頭痛腰痛。莖寒自汗。一切不足之證。用代參耆。不寒不燥。大有殊功。(用法)竹刀刮去皮節。蜜水或酒浸蒸用。熬膏良。

【玉柏】(名稱)一名玉遂。(種類)苔草類。生石上。(性質)酸溫。(功用)輕身益氣。止渴。

【玉瓜】(種類)蔬菜類。即廣昌土瓜。出江西。(性質)甘平。(功用)調中益氣。舒鬱化滯。消食。消大小腸火。生津滋血。和營衞。熟食補脾健胃。

【玉簪】(名稱)一名白鶴仙。(種類)毒草類。用根。(性質)甘辛寒有毒。(功用)搗服解一切毒。下骨哽。塗癰腫。

【玉簪花】(性質)微毒。(功用)治小便不通。貼杖破傷。

【玉簪葉】功用)治蛇虺螫傷。搗汁和酒服。以渣傅之。中心留孔洩氣。

【玉蘭花】(種類)木類。(性質)香滑而溫。(功用)消痰益肺和氣。並治痛經不孕。

【玉叉草】(名稱)即草裹銀釵。

開白花．又名玉釵草（功用）治婦女白帶白淫．合生白酒煎服．又搗汁治打傷跌腫．罨諸腫毒（附錄）開黃花者名草裹金釵．治金瘡．活血．白濁遺精．

【玉如意】（名稱）一名箭頭草．剪刀草．大風草．（種類）草類．（功用）治痞塊瘡毒．追風理氣．逐疫療癰．

【玉淨瓶】（名稱）俗名豬屎草．白山桃（種類）草類（性質）甘平（功用）和血行血．治勞傷跌撲．

【玉露霜】（種類）果類．荔枝中之一種．產廣東新會（性質）甘酸．（功用）止嗽降肺．能療怯症．

【玉蜀黍】（名稱）一名玉高粱．（種類）穀類．（性質）甘平．（功用）調中開胃。（附錄）根葉治小便淋瀝沙石痛不可忍．

【玉井水】（種類）水類．凡有玉處山谷水泉皆是．（性質）甘平．（功用）久服長生．令人體潤毛髮不白．

【玉火石】（種類）石類．（性質）甘微辛溫．（功用）療傷寒發汗．止頭目昏眩痛．功與石膏等．

【玉田沙】（種類）石類．（功用）治夏月發痲疹．

【王】余狂切．陽韻．

【王瓜】（名稱）即土瓜．一名鉤藪．野甜瓜．又俗呼爲赤雹子．老鴉瓜．公公鬚．餘名不備載．（種類）蔓草類．（性質）苦寒（功用 瀉熱利水．治天行熱疾．黃疸．消渴．便數．帶下．月閉．瘀血．利大小腸．排膿．消腫．下乳．墮胎（禁忌）挾虛而無實熱者禁用.

【王瓜子】(性質)酸苦平(功用)生用潤心肺治黃病.炒用治肺痿吐血腸風瀉血赤白痢反胃吐飲.

【王孫】名稱)一名黃孫旱藕.又名牡蒙黃昏與紫參合歡同.(種類)山草類用根.(性質)苦平.功用)治五臟邪氣寒溼痺四肢疼酸膝冷痛.

【王明】(名稱)一名王草.(種類)草類.(性質)味苦.(功用)主身熱邪氣.用此浴之.

【王不留行】(名稱)一名禁宮花.剪金花.又名金盞銀臺.(種類)隰草類.取苗子蒸漿水浸用.(性質)甘苦而平.(功用)其性行而不住.能走血分.通血脈.乃陽明衝任之藥.除風去痺.止血定痛.通經利便.下乳催生.治金瘡癰瘡.出竹木刺.(禁忌)孕婦忌用.

四畫

【玫】模回切.音枚.

【玫瑰花】(種類)灌木類.花有紫白二種.紫者入藥.(性質)氣香性溫.味甘微苦.(功用)入肝脾二經.和血.行血.理治風痺.及肝胃氣痛.

【玫瑰露】(種類)水類.(性質)氣香味淡.(功用)平肝養胃.和血順氣.寬胸散鬱.治肝氣胃氣極效.

五畫

【玳】渡礙切.音代.亦作瑇.

【玳瑁】(名稱)一作瑇瑁.(種類)介類龜屬.用甲.(性質)甘寒.(功用)解痘毒.鎮心神.治急驚客忤.傷寒熱結狂言.功同犀角.

【玳瑁肉】(性質)甘平,(功用)治諸風毒.逐邪熱.去風膈風熱。行氣血。鎮心神。利大小腸。通婦人經脈。

【玳瑁血】（功用）解諸藥毒。

【玻】鋪倭切。音頗。

【玻璃】（名稱）一作頗黎。又名水玉。與水晶同名。（種類）石部玉類。與今人工所造者異。（性質）辛寒。（功用）治驚悸心熱。能安心明目。去赤眼熨熱腫。摩翳障。

【珂】渴荷切。音柯。歌韻。

【珂】（名稱）一作馬珂。又名馬珂螺。（種類）介類螺屬。（性質）鹹平。（功用）消目翳。去面皯。

【珊】忠安切。音姍。寒韻。

【珊瑚】（種類）石部玉類。生海底。（性質）甘平。（功用）鎮心止驚癇。明目。熨眼去飛絲。

【珍】知因切。音眞。眞韻。

【珍珠】詳見眞珠條。

六畫

【珠】燭紆切。音朱。虞韻。

【珠蘭】（名稱）即眞珠蘭。一名氣子蘭。又名金粟蘭。（性質）辛香微毒。（功用）用以焙茶。其根可敷癰癤。

【珠鼈】（種類）介類。其鼈六足有珠。（性質）甘酸。（功用）食之辟疫癘。

【珠兒參】（種類）草類。出閩中。（性質）苦寒微甘。（功用）補肺降火。下氣。肺熱者宜之。血症用此。可代三七。（禁忌）臟寒者服之。即作腹痛。鬱火服之。火不透發。反生寒熱。用者不可不知。

【珠兒粉】（種類）穀類。細如蘇子。從洋船帶來。（性質）辛香甘滑。（功用）明目。運脾開胃。解酒生津。久服尤能强腎。

七畫

【琅】勒昂切。音郎。陽韻。

【琅玕】(名稱)其色青又名青珠。(種類)石部玉類。(性質)辛平。(功用)治身痒。火瘡。癰瘍。疥瘙。並療手足逆臚。

【理】離矣切。音里。紙韻。

【理石】(名稱)一名肌石又名立制石(種類)石類。(性質)甘寒。(功用)治身熱。利胃。解煩。止渴。益精。明目。破積聚。去三蟲。

【琉】離尤切。音留。尤韻。

【琉璃】(名稱)一名火齊。與火珠同名。(種類)石部玉類。(功用)治身熱。目赤。以水浸冷熨之。

【琉璃草】(種類)草類。出始興玲瓏巖。莖如芹梗。(功用)治風。

八畫

【琥】呼五切。音虎。麌韻。

【琥珀】(名稱)一名江珠。其色赤者爲血珀。(種類)寓木類。此係松脂入土年久結成。或云楓脂結成。以摩熱拾芥者眞。(性質)甘平。(功用)以脂入土而成寶。故能通塞。以寧心定魂魄。療癲邪。色赤入心肝血分。故能消瘀血。破癥瘕。生肌肉。治金瘡。其味甘淡上行。能使肺氣下降而通膀胱。故能治五淋。利小便。燥脾土。又能明目磨翳。(用法)用柏子仁末。入瓦鍋同煮。半日搗末用。

九畫

【瑇】渡礙切。音代。隊韻。通作玳。

【瑇瑁】詳見玳瑁條。

【瑞】樹僞切。音睡。寘韻。

【瑞香花】(名稱)一名雪花。又名奪香花。(種類)芳草類。(

性質）甘香。（功用）清利頭目。齒痛宜含。

【瑞香根】（性質）甘鹹。（功用）治急喉風。用白花者研水灌之。

十畫

【瑣】蘇火切。音鎖。哿韻。

【瑣陽】（名稱）一作鎖陽。（種類）山草類。（性質）甘溫。（功用）補陰。益精。興陽。潤燥。養筋。治痿弱。滑大便。（禁忌）洩瀉及陽易舉而精不固者忌之。

【瑣瑣葡萄】（種類）果類。（性質）甘酸而溫。（功用）能入脾腎二經。治筋骨濕痛。利水甚捷。除遍身浮腫。痘瘡不出。酒研和飲。釀酒更佳。

【瑪】姥雅切。音馬。

【瑪瑙】（名稱）一名馬瑙。又名文石。（種類）石部玉類。（性質）辛寒。（功用）爲末點目生障翳。

十一畫

【瑿】煙奚切。音鷖。

【瑿】（種類）寓木類。琥珀千年者爲瑿。狀似玄玉。（性質）甘。（功用）補心安神。破血生肌。治婦人癥瘕。小兒帶之辟惡。磨滴目翳赤障。

十二畫

【環】胡頑切。音鐶。刪韻。

【環蛇】（種類）鱗部蛇類。用脂。（功用）服之刀劍不能傷。

【環腸草】（種類）草類。（功用）治蠱脹。煎水日服。以小便利爲度。

●瓜部

【瓜】姑緺切。寡平聲。麻韻。

【瓜蔞】括蔞 俗名。詳栝蔞條。

【瓜藤】（種類）蔓草類。有葉無花。采皮用。（性質）甘涼。（功用）治諸熱毒惡瘡焙末用甘草水調貼之。

六畫

【瓠】滑吾切音胡虞韻又去聲遇韻義同。

【瓠瓜】即壺盧詳見壺盧條。

●瓦部

【瓦】五寡切馬韻。

【瓦松】即瓦花詳見咋葉何草條。

【瓦雀】詳見雀肉各條。

【瓦楞子】（名稱）即魁蛤一名魁陸又名蚶（種類）介類用殼（性質）甘鹹平（功用）消老痰破血癖（用法）火煅醋淬研用。

六畫

【瓦楞子肉】（性質）甘平（功用）利五臟健胃令人能食。

【瓷】層時切音慈支韻。

【瓷器】（種類）土類定州者良。此以白土爲坯燒成者今饒州者亦可用（性質）平（功用）研末傅癰腫可代針又點目去翳。

【瓷甌中白灰】（種類）土類此係瓷器初燒時裏面之灰（功用）治游腫醋磨傅之。

八畫

【瓶】皮形切音萍青韻。

【瓶香】（種類）芳草類生南海（性質）辛寒（功用）治天行時氣辟鬼魅邪精與土蕈芥子煎湯浴風瘙。

十二畫

【甑】子孕切增去聲徑韻。

【甑】（種類）土類器用之屬此係北人所用之瓦甑（功用）治魘寐不寤取覆人面打破之。

【甑垢】（名稱）一名陰膠（功用）口舌生瘡刮傅之。

【甑帶】(性質)辛溫。(功用)主大小便不通。瘧疾。婦人帶下。小兒臍瘡。重舌夜啼。癜風白駁。

【甑蔽】(功用)取用舊者燒灰。水服三撮。治喉閉咽痛及食復。下死胎。並治石淋盜汗。

【甑氣水】(種類)水類。(功用)取以沐頭長毛髮令黑。治小兒諸疳。

●甘部

【甘】歌擔切。覃韻。

【甘土】(種類)土類。(功用)解草藥及諸菌毒。

【甘草】(名稱)一名蜜甘。蜜草。又稱國老。餘名不錄。(種類)山草類。(性質)甘平。(功用)生用氣平。補脾胃不足而瀉心火。炙用氣溫。補三焦元氣而散表寒。入和劑則補益。入汗劑則解肌。入涼劑則瀉邪熱。入峻劑則緩正氣。入潤劑則養陰血。能協和諸藥。使之不爭。生肌止痛。通行十二經。解百藥毒。故有國老之稱。療諸癰腫瘡瘍。(禁忌)中滿澄忌用。反大戟。芫花。甘遂。海藻。

【甘草頭】(功用)消腫導毒。宜入吐藥。病在上部者宜之。

【甘草梢】(功用)止莖中痛淋濁。證用之。

【甘菊】詳見菊花條。

【甘遂】(名稱)一名甘藁。甘澤。餘名不載。(種類)毒草類。(性質)苦寒有毒。(功用)能瀉腎經。及隧道水濕。直達水氣所結之處。以攻決爲用。爲下水之聖藥。主十二種水。大腹腫滿。瘕疝積聚。留飲宿食。痰迷癲癇。(禁忌)虛者忌用。反甘草。

【甘藍】(名稱)一名藍菜。(種

類）隰草類。（性質）甘平。（功用）益腎通氣利關節壯筋骨。明耳目治黃毒。

【甘藍子】（功用）治人多睡。

【甘藤】（名稱）一名感藤。（種類）蔓草類。用汁。（性質）甘平。（功用）調中益氣。止渴除煩解熱痢及膝腫其葉研傅蛇蟲咬。

【甘露藤】（名稱）一名肥藤。（種類）蔓草類。生嶺南。（性質）甘溫（功用）主風血氣諸病。除腹內諸冷。

【甘藷】（名稱）卽山藷。一作甘藷。（種類）蔬菜類。（性質）甘平。（功用）補虛乏益氣力健脾胃强腎陰功同山藥。

【甘藷酒】（功用）和脾暖胃止瀉益精此酒福建最多。

【甘松香】（種類）芳草類。（性質）辛甘溫。（功用）芳香理諸氣。開脾鬱。治風疳齒䘌。脚氣膝浮卒然心腹痛滿。

【甘蔗】（名稱）一名竿蔗。（種類）果類（性質）甘寒。（功用）和中助脾除熱潤燥消痰止渴解酒毒。利二便治嘔噦噎膈反胃。大便燥結。

【甘蔗滓】（功用）治背疽惡瘡。小兒痘疔及頭瘡白禿燒灰調塗能收口長肉淸熱解毒。

【甘蔗皮】（功用）治小兒口疳。膠梨初起。燒灰塗摻。

【甘劍子】（種類）果類。（性質）辛甘（功用）治脾胃虛寒。食少泄利不止形體尫羸泄下虛脫。

【甘露】（名稱）一名膏露。瑞露。天酒神漿（種類）水類。（性質）甘大寒。（功用）食之潤五臟長年不飢。

【甘露蜜】（種類）水類。（性質）

甘平。(功用)治胸膈諸熱。明目止渴。

【甘瀾水】(名稱)以杓揚之萬遍。亦名勞水。(種類)水類。(性質) 甘平。(功用)主五勞七傷。腎虛脾弱。陽盛陰虛。目不能瞑。及霍亂吐利。傷寒後欲作奔豚。

【甘家白藥】(種類)蔓草類。(性質) 苦大寒。有小毒。(功用) 解諸藥毒。

六畫

【甜】題嫌切。鹽韻。

【甜瓜】(名稱)一名甘瓜。果瓜。一名熟瓜。(種類)果類。用瓤。(性質)甘寒滑。有小毒。(功用) 止渴。除煩熱。利小便。通三焦間壅塞氣。治口鼻瘡。(禁忌) 胃寒者勿食。多食作痢。

【甜瓜子仁】(性質)甘寒。(功用) 淸肺潤腸。和中止渴。解口臭。治腸癰。

【甜瓜蒂】(名稱)一名瓜丁。又名苦丁香。(性質)苦寒。有小毒。(功用)此係陽明吐藥。能吐風熱痰涎。上膈宿食。治風眩頭痛。懊憹不眠。癲癇喉痹。頭目濕氣。水腫黃疸。濕熱諸病。(禁忌)上部無實邪者禁用。

【甜瓜花】(功用)治心痛欬逆。

【甜瓜葉】(功用)補中。治小兒瘡。及打傷損折。爲末酒服。去瘀血。擣汁塗能生髮。

【甜藤】(種類)蔓草類。此與甘藤相似。(性質)甘寒。(功用)除熱煩。解毒。調中氣。搗汁和米粉作糗。能止洩。

●生部

【生】師亨切。庚韻。

【生菜】(名稱)一名白苣。又名

石苣。(種類)蔬菜類。(性質)苦寒。(功用)利五臟。通經脈。開胸膈壅氣。解熱毒酒毒。止瀉利腸。

【生瓜菜】(種類)蔬菜類。(性質)甘微寒。(功用)治走注攻頭面四肢及陽毒傷寒。壯熱頭痛。心神煩躁。利胸膈。搗汁飲之。又生搗貼腫。

【生薑】(種類)蔬菜類。(性質)辛溫。(功用)行陽分而袪寒發表。宣肺氣而解欝。調中。暢胃口而開痰下食。治傷寒頭痛。傷風鼻塞。欬逆嘔噦。胸壅痰膈。寒痛濕瀉。消水氣。行血痺。通神明。去穢惡。殺半夏南星菌蕈野禽毒。辟霧露山嵐瘴氣。(禁忌)瘡癰人忌食。

【生薑汁】(性質)辛溫而潤。(功用)治噎膈反胃。救暴卒。凝狐臭。擦凍耳。和黃明膠熬貼風濕痺痛。

【生薑皮】(性質)辛涼。(功用)和脾行水。治浮腫脹滿。

【生薑葉】(性質)辛溫。(功用)食鱠成癥。搗汁飲。即消。

【生地黃】(種類)山草類。前人以此為鮮生地。而今人以此為乾地黃。都用浙產長細者為鮮生地。長細而乾者為細生地。(性質)甘苦大寒。(功用)入心腎。瀉丙火。清燥金。消瘀通經。治血衄崩中。傷寒陽强痘證大熱。(禁忌)多服損胃。非有實火者不可用。

【生熟湯】(名稱)一名陰陽水。(種類)水類。以新汲水百沸湯合一盞和勻。(性質)甘鹹。(功用)調中消食。治霍亂吐瀉有神功。

●田部

【田】題姸切。先韻。

【田麻】(種類)草類。生信州田野間。(功用)治癰瘤腫毒。

【田父】(名稱)一名蝓。即蝦蟆之大者。能食蛇。(功用)治蠶咬。取脊背上白汁和蟻子灰塗之。

【田雞】即鼃。詳見鼃條。

【田螺】(種類)介類。一作田蠃。取肉用。(性質)甘大寒。(功用)利濕清熱。止渴。醒酒。利大小便。治脚氣。黄疸。噤口毒痢。目熱赤痛。搽痔瘡。狐臭。敷瘰癧潰破。

【田螺殼】(性質)甘平。(功用)研末服之。止下血。小兒驚風有痰。瘡瘍膿水。

【田螺涎】(功用)能去水腫。利大小便。

【田母草】(種類)草類。(性質)凉。(功用)主煩熱及小兒風熱。

【田中泥】(種類)土類。(功用)治馬蝗入人耳。取一盆枕耳邊。聞氣自出。人誤吞馬蝗入腹者。酒和服。當利出。

【由】移四切。尤韻。

【由跋】(種類)毒草類。此即天南星之小者。(性質)辛苦溫有毒。(功用)治毒腫結熱。

【甲】吉鴨切。讀如夾。洽韻。

【甲煎】(種類)介類。以甲香同沉麝諸藥花物治成。可作口脂。(性質)辛溫。(功用)治甲疽。小兒頭瘡。吻瘡。口旁嚵瘡。耳後月蝕瘡。蜂蛇蠍咬瘡。並可傅之。

五畫

【留】俗畱字。詳見下。

六畫

【畢】卑一切。音必。質韻。

【畢澄茄】(名稱)一名毗陵茄子。(種類)木類。椒屬。(性質)

辛溫。(功用)暖脾胃止嘔吐噦逆。治一切冷氣痰癖。并霍亂腹痛。(禁忌)有熱者禁用。

七畫

【番】數鴛切音翻。元韻。

【番蒜】(種類)蔬菜類。出臺灣。(功用)治鱉瘕。解食毒水毒。

【番木鱉】(名稱)一名馬錢子。又名苦實把豆。(種類)蔓草類。(性質)苦寒。(功用)治傷寒熱病。咽喉痺痛。消痞塊。並含之咽汁。或磨水噙咽。

【番紅花】(種類)隰草類。(性質)甘平。(功用)治心憂鬱積氣悶不散。活血。治驚悸。

【番蘆茹】(名稱)一名番苦荼。一名心痛草。(種類)草類。種出荷蘭。(功用)治一切心氣痛。

【番打馬】(種類)亦木之一類。狀如松香。番舶上來。(性質)有毒。(功用)性專殺蟲療瘡入外科瘡瘍膏用。不可內服。

【異】逸吏切音肆。寘韻。

【異草】(種類)草類。(性質)味甘。(功用)主痿痺寒熱。

【留】離尤切音流。尤韻。

【留軍待】(種類)隰草類。生劍州。(性質)辛溫。(功用)主肢節風痛。折傷瘀血。五緩攣痛。

【留求子】即使君子。詳見使君子條。

八畫

【當】德岡切。黨平聲。陽韻。

【當歸】(名稱)一名乾歸。山蘄。文無。(種類)芳草類。(性質)甘苦辛溫。(功用)和血散寒。入心肝脾。爲血中之氣藥。治虛勞寒熱。欬逆上氣。溫瘧澼痢。頭痛腰痛。心腹諸痛。風痓無汗。痿痺癥瘕。癰疽瘡瘍。衝脈爲病。氣逆裏急。帶脈爲病。

腹痛。腰溶溶如坐水中。及婦人諸不足。一切血證陰虛而陽無所附者。潤腸胃澤皮膚。養血生肌。排膿止痛。使氣各有所歸。故名。(禁忌)瀉者忌用。(用法)治血酒製。有痰薑製。治上用頭。治中用身。治下用尾。通治全用。故有歸頭歸身歸尾全當歸之名。

【當歸酒】(種類)穀部造釀類。(功用)利血脈。堅筋骨。止諸痛。調經水。

●疒部

二畫

【疔】低經切。音丁。青韻。

【疔見怕】(名稱)即氣殺郎中草。一名青背仙禽與玉淨瓶相類。山人呼爲疔頭草。(種類)草類。(性質)淸涼。(功用)降火消癰毒。散腫拔疔根。

四畫

【疥】皆械切。音戒。卦韻。

【疥拍腹】(種類)草類。(性質)辛溫。(功用)輕身療痺。

十畫

【瘟】烏昆切。音溫。元韻。

【瘟茶】(種類)木類。出閩中福寧。(功用)治瘟。

【⿸疒盍】烏盍切。音罨。又克盍切。音榼。

【⿸疒盍藥】(種類)草類。狀似乾茅。(性質)鹹溫。(功用)主折傷內損瘀血。生肌止痛。治五臟。除邪氣。補虛損。產後血病。

【瘧】逆略切。音虐。藥韻。

【瘧龜】(種類)介類。生高山石下。扁頭大嘴。(功用)老瘧發作無時。名瘄瘧。用此燒灰頓服二錢。當微利。用頭彌佳。或發時煮湯坐於中。或懸於病人臥處。

【瘡】差央切。音愴。陽韻。

【瘡帚】何首烏之別名。詳見何首烏條。

十二畫

【瘤】離尤切。音留。尤韻。俗作瘤。

【瘤卵石】(種類)石類。生於瘤中。(功用)治痞結膈症。

十三畫

【癖】披益切。音僻。陌韻。

【癖石】(種類)石類。此係人腹中癥癖凝成之石。(功用)消堅癖。治噎膈。

●白部

【白】步額切。陌韻。

【白朮】(名稱)於潛野出者。名天生朮。內有硃砂點。產浙江肥白者。名雲頭朮。燥白出宣歙者。名狗頭朮。朮之別名。有山薊楊枹枹薊等稱。不備錄。(種類)山草類。(性質)苦甘溫。(功用)苦燥濕。甘補脾。溫和中。在血補血。在氣補氣。無汗能發。有汗能止。燥濕則能利小便。生津液。止泄瀉。消痰水。腫滿黃疸濕痺。補脾則能進飲食。祛勞倦。止肌熱。化癥癖。和中則能已嘔吐。定痛安胎。(禁忌)血燥無濕者禁用。能生膿作痛。潰瘍忌之。(用法)用糯米泔浸。陳壁土炒。或蜜水炒。入乳拌用。

【白芨】(名稱)本作白及。一名連及草。甘根。白給。(種類)山草類。(性質)苦辛濇平。(功用)入肺止吐血。肺損者能復生之。治跌打折骨。湯火灼傷。惡瘡癰腫。敗疽死肌。去腐逐瘀生新。除面上皯皰。塗手足皴裂。令人肌滑。(禁忌)反烏頭。

【白芷】(名稱)一名白茝。芳香。

澤芬。符離。(種類)芳草類。(性質)辛溫。(功用)散濕祛風。通竅發汗。治陽明頭目昏痛。眉稜骨痛牙痛鼻淵。目癢淚出。面皯瘢疵。皮膚燥癢。血崩血閉。腸風痔瘻。癰疽瘡瘍。活血排膿。生肌止痛。解砒毒蛇傷。又治產後傷風。血虛頭痛。(禁忌)其性升散。血熱有虛火者禁用。

【白芷葉】(名稱)一名蒚麻。(功用)浴丹毒癮瘮風瘙。

【白微】(名稱)一名薇草。白幕。春草。餘不錄。(種類)山草類。(性質)苦鹹而寒。(功用)利陰氣。下水氣。主中風身熱。支滿忽忽不知人。血厥。熱淋。溫瘧洗洗寒熱。酸痛。婦人傷中淋露。產虛煩嘔。爲陽明衝任之藥。(用法)去鬚。酒洗用。

【白前】(名稱)一名石藍。嗽藥。(種類)山草類。(性質)辛甘微寒。(功用)降氣下痰止嗽。治肺氣壅實。胸逆膈滿。(禁忌)肺氣虛者忌用。(用法)去頭鬚。甘草水浸一伏時。焙用。

【白蘞】(名稱)本作白斂。一名白草。白根。兎核。猫兒卵。崑崙。(種類)蔓草類。(性質)苦辛甘寒。(功用)苦能泄。辛能散。甘能緩。寒能除熱。殺火毒。散結氣。生肌止痛。治癰疽瘡腫。面上疱瘡。金瘡撲損。斂瘡方多用之。搽凍耳。

【白井】(名稱)一名王富。一名箭幹。(種類)草類。(性質)味苦。(功用)主肺欬上氣。行五臟。令百病不起。

【白英】(名稱)一名穀菜。排風。(種類)蔓草類。(性質)甘寒。(功用)補中益氣。治寒熱黃疸消渴。

【白英子】(名稱)一名鬼目。(性質)酸平(功用)明目。

【白蒿】(名稱)一名蘩又名蔞蒿(種類)隰草類(性質)甘平(功用)利膈開胃去風寒濕痺殺河豚魚毒。

【白菖】(名稱)一名水菖蒲。一名溪蓀餘名不錄(種類)水草類(性質)甘辛溫(功用)殺蟲塗疥瘙。

【白背】(種類)草類(性質)苦平(功用)主寒熱洗惡瘡疥。

【白辛】(名稱)一名脫毛。一名羊草。(種類)草類。(性質)味辛有毒(功用)主寒熱。

【白梅】(名稱)一名鹽梅又名霜梅(種類)果類(性質)酸澀鹹平(功用)與烏梅略同。治痰厥僵仆牙關緊閉驚癇喉痺梅核膈氣敷乳癰腫毒。刺入肉中。(附錄)根葉治休息痢及霍亂煮濃汁飲之。

【白果】(名稱)即銀杏一名鴨脚子(種類)果類(性質)甘苦澀平(功用)熟食溫肺益氣定痰哮斂喘嗽縮小便止帶濁生食降濁痰解酒消毒殺蟲。漿澤手面浣油膩。(禁忌)多食則收澀太過令人壅氣臚脹小兒發驚動疳。

【白茅根】(名稱)一名茹根蘭根地筋(種類)山草類(性質)甘寒(功用)入心脾胃三經除伏熱消瘀血利小便。解酒毒治吐衄諸血血閉寒熱淋瀝崩中傷寒噦逆肺熱喘急內熱煩渴黃疸水腫。

【白茅針】(名稱)即初生苗其形如針故名(性質)甘平(功用)下水破血止消渴通小腸治鼻衄能潰膿。

【白茅花】(功用)能止吐血衄血。

【白茅香】(種類)芳草類。生廣南。與近道之白茅不同。(性質)甘平。(功用)辟惡氣。治腹內冷。又小兒遍身瘡泡。合桃葉煎湯浴之。

【白檀香】(種類)香木類。(性質)辛溫。(功用)調脾肺。利胸膈之吐。止心腹之疼。辟鬼殺蟲。開胃進食。

【白膠香】即楓脂香。詳見楓脂香條。

【白丁香】(名稱)即雄雀屎。一名青丹。雀蘇。(種類)禽類。(性質)苦溫微毒。(功用)治疝瘕積脹痃癖。及目翳胬肉。癰疽瘡癤。咽噤齒齲。(用法)取屎在鉢中研細。以甘草水浸一宿。去水焙乾用。(附錄)昔人止用雄雀屎。今則雄雌分用。陰人使雄。陽人使雌。

【白松香】(種類)獸類。即兎上多年貓糞色白煆用。(功用)治蠱哮。蚘厥作痛。並治瘟疫鼠瘡。

【白鮮皮】(名稱)一名白羶。白羊鮮。地羊鮮。金雀兒椒。鮮一作蘚。(種類)山草類。用根皮。(性質)苦寒。(功用)氣寒善行。味苦性燥。入脾胃。除濕熱。兼入膀胱小腸。行水道。通關節。利九竅。爲諸黃風痺之要藥。兼治風瘡疥癬。女子陰中腫痛。(禁忌)下部虛寒者勿用。

【白芍藥】詳見芍藥條。

【白豆蔻】(種類)芳草類。(性質)辛熱。(功用)流行三焦。溫暖脾胃。而爲肺家本藥。散滯氣。消酒積。除寒燥濕。化食寬膨。治脾虛瘧疾。感寒腹痛。

吐逆反胃白睛翳膜。太陽經目眥紅筋。(禁忌)火升作嘔。因熱腹痛氣虛諸證。禁用。

【白豆】(名稱)一名飯豆。(種類)穀部豆類。(性質)甘平。(功用)補五臟暖腸胃。

【白豆葉】(功用)煮食利五臟。下氣

【白扁豆】詳見扁豆條。

【白油麻】(種類)穀部麻類。此即白脂麻。俗作芝麻。(性質)甘寒。(功用)治虛勞滑腸胃。行風氣通血脈。去頭上浮風。潤肌肉(附錄)生者性寒而治疾。炒者性熱而發病。蒸者性溫而補人。

【白茄】(名稱)一名玉盤茄。(種類)蔬菜類。有大小二種。粵產者良。(功用)能入骨追風治一切癱瘓。

【白茄根】(名稱)一名白風藤。(功用)合酒蒸服茄實蘸硫黃擦白點風除大痲風。

【白茄葉】(功用)治腸紅大便下血。

【白茄蒂】(功用)治發背及一切毒癰初起宜同生首烏酒煎服。

【白芥子】(名稱)一名胡芥。蜀芥。(種類)蔬菜類。(性質)辛溫。(功用)入肺行經。溫中開胃發汗散寒利氣豁痰。消腫止痛治咳嗽反胃痺木腳氣。筋骨諸病。(禁忌)久嗽肺虛者禁用。

【白芥葉】(功用)安五臟除冷氣功與芥菜同。

【白花菜】(名稱)一名羊角菜。(種類)蔬菜類。(性質)苦辛微毒(功用)煎水洗痔。搗爛敷風濕痺痛擂酒飲止瘧。(禁忌)多食傷脾。動風滯氣。

【白花藤】(種類)蔓草類。生嶺南(性質)苦寒。(功用)解諸藥菜肉中毒。漬酒主虛勞風熱。

【白毛藤】(名稱)亦名天燈籠。又名和尙頭草(種類)蔓草類。生人家牆壁上(性質)熱。(功用)活血追風。除骨節風濕痛。療黃疸水腫。可用以浸酒。

【白菀蘽】(名稱)一名白葛。(種類)蔓草類(性質)苦平。(功用)治風邪熱極。能解諸毒。

【白胡椒】(種類)木類。(性質)辛溫(功用)治心胃氣痛。

【白附子】(種類)毒草類。(性質)辛甘大熱。有毒。(功用)此係陽明經藥。能引藥勢上行。治面上百病。補肝虛。袪風痰。治心痛血痺。諸風冷氣。中風失音。陰下濕癢。(禁忌)類中風證禁用。小兒慢驚亦勿用。

【白藥子】(種類)蔓草類。用根。(性質)辛溫(功用)散火降血。消痰解毒。治喉痺。敷癰腫金瘡。

【白緣子】(種類)果類。出交趾。(性質)甘平(功用)潤肺止渴。淸熱消食。袪風暑濕氣。治疥癬及瘰癧寒熱。

【白皮子】(種類)無鱗魚類。卽陳久之海蜇。其薄如紙。故又稱爲白皮紙(性質)鹹濇微溫。(功用)消痰行積。止帶。袪風火。貼流火爛腿及頭風。

【白龍鬚】(種類)石草類。生近水旁有石處。(性質)平。(功用)治諸風癱瘓。研末酒下。

【白頭翁】(名稱)一名野丈人。胡王使者。奈何草(種類)山草類。(性質)苦寒。(功用)堅腎涼血入陽明血分。治熱毒血痢溫瘧寒熱。齒痛骨痛。鼻衄禿瘡瘰癧。疝瘕。血痔。偏墜。明目消疣。(禁忌)血分無熱者忌。(附錄)其花治瘧疾禿瘡。

【白女腸】(種類)草類。(性質)辛溫。(功用)主洩痢腸澼。療心痛破疝瘕。(附錄)赤女腸功用同。

【白扇根】(種類)草類。(性質)苦寒。(功用)治瘧疾寒熱。

【白鼓釘】(種類)蔬菜類生口外。即內地之蒲公英。可作菜食之。(功用)清火毒鬱熱。通乳通淋消腫治膈噎。療一切毒蟲蛇傷。

【白筵草】(種類)芳草類。(功用)治諸蟲瘡疥癩。取根葉煎水洗。

【白楊皮】(名稱)一名獨搖。(種類)喬木類。(性質)苦寒。(功用)去風痺脚氣。消項下癭氣。治撲損瘀血。止妊娠下痢。

【白楊枝】(功用)消腹痛。治吻瘡。

【白楊葉】(功用)治齲齒。煎水含漱。又治骨疽久發。骨從中出。頻搗傅之。

【白楊皮酒】(功用)治風毒脚氣。腹中痰癖如石。

【白棘刺】(名稱)一名棘鍼。又名赤龍爪。(種類)灌木類。(性質)辛寒。(功用)治心腹痛及頭風痛。喉痺口噤。療癰腫。潰膿止痛。

【白棘花】(名稱)一名棘刺花。又名刺原菥蓂。馬胸。(性質)苦平。(功用)治金瘡內漏。

【白棘枝】(功用)燒油塗髮解

垢膩。
【白棘葉】(功用)搗傅脛臁瘡。
【白青】(名稱)一名碧青又名魚目青。(種類)石類。此卽石青之屬其色較淡者。(性質)甘酸鹹平。(功用)明耳目。利九竅。除心下邪氣。殺蟲解毒。
【白堊】(名稱)一名白善土白土粉畫粉(種類)土類。(性質)甘溫。(功用)治男子水臟冷。女子子宮冷。卒暴欬嗽。風赤爛眼。反胃瀉痢。痔子癃癢臁瘡不乾。
【白礬】(種類)鹵石類。(性質)酸濇鹹寒。(功用)燥濕追涎。化痰墜濁。解毒生津。除風殺蟲。止血定痛。通大小便。蝕惡肉。生好肉。除痼熱在骨髓。治驚癇黃疸。血痛喉痺。齒痛風眼。鼻中瘜肉。崩帶脫肛。陰蝕陰挺。疔腫癰疽。瘰癧疥癬。虎犬蛇蟲咬傷。(禁忌)多服損心肺傷骨。(用法)生用解毒。煅用生肌。
【白石英】(種類)石類。(性質)甘辛微溫。(功用)潤以去燥。利小便。實大腸。治肺痿吐膿。欬逆上氣。(禁忌)石藥終燥。祗可暫用。
【白石英酒】(功用)治風濕周痺肢節濕痛及腎虛耳聾。
【白石脂】(種類)石類。(性質)甘鹹平。(功用)石分五色白者入氣分。能養肺氣。濇大腸。功與赤石脂相似。
【白石華】(種類)石類。(性質)辛。(功用)主脾消渴膀胱熱。
【白羊石】(種類)石類。生兗州白羊山。(性質)味淡。生涼熟熱。(功用)解藥毒。
【白秋霜】(名稱)一名糞霜。(種類) 人類。卽多年糞缸底結成白霜須經風雨者入藥。(功用)能清火毒。

【白鱓泥】(種類)土類。(功用)治火帶瘡水洗。取泥炒研香油調敷。

【白蟻泥】(種類)土類。用松木土者。(功用)治惡瘡腫毒。取泥同黃丹各炒黑研和香油塗之。

【白硃砂】(種類)土類。此係古瓷白色者。研粉入藥。用舊定窯最良。(功用)傅癰瘻。可代針砭。又點目去翳。

【白銅鑛】(種類)金類。此係礦中天生之白銅。(性質)辛溫。(功用)治風散毒。敷牛馬瘡。亦續筋骨。

【白銅】(性質)辛涼。(功用)鎮氣不足。益肺下痰。伐肝明目。

【白蠟】(種類)蟲類。此係冬青樹上之小蟲所作。與蜜蠟之白者不同。(性質)甘溫。(功用)色白屬金。生肌止血。定痛補虛。續筋接骨。外科要藥。

【白蠟塵】(種類)土類。此係白蠟面上年久積塵。(功用)治蠶蟲。

【白鳳漿】(種類)水類。采單葉白鳳仙花。閉罈中。封口埋土中。久化爲水。(性質)大寒。(功用)治痘疹焦陷不救者。藥內加一茶匙。能疎痰。解一切火毒。大有奇功。惟不可多用。

【白馬骨】(種類)本類。(功用)塗惡瘡。止水痢。

【白馬溺】(種類)獸類。(性質)辛寒。(功用)殺蟲。破癥積。治反胃。塗乳癰。

【白馬通】(種類)獸類。即馬屎。(性質)微溫。(功用)止渴。止吐血下血鼻衄。金瘡出血。婦人崩中．絞汁服．或燒灰酒服水服並治久痢赤白和猪油塗馬咬人瘡．

【白鵝血】（種類）禽類．（性質）鹹平．（功用）益氣力．補虛乏．去風益肺．

【白鷴】（名稱）一名白鷳．又名閑客．（種類）禽類．（性質）甘平（功用）補中解毒．

【白鴿】（名稱）一名鵓鴿．又名飛奴．（種類）禽類用肉．（性質）鹹平．（功用）調精益氣治惡瘡風癬．白癜癧瘍風．解諸藥毒．及人馬久患疥．

【白魚】（名稱）一名鱎魚．亦作鮊魚．（種類）鱗類（性質）甘平（功用）開胃下氣．去水氣．令人肥健．（禁忌）多食生痰．與棗同食．患腰痛．

【白鱔】（名稱）一名玉鼉龍．（功用）補虛勞．愈痰火．滋陰降氣．養血益精．

【白花蛇】（名稱）一名蘄蛇．又名褰鼻蛇．（種類）鱗部蛇類．用肉（性質）甘鹹溫有毒（功用）是蛇善行數變．能內走臟腑．外徹皮膚．透骨搜風．截驚定搐．治風濕癱瘓．大風疥癩．（禁忌）若類中風屬虛者大忌

【白花蛇酒】（功用）治諸風頑痺癱緩攣急疼痛．惡瘡疥癩（禁忌）凡服蛇酒藥．切忌見風．

【白花蛇頭】（性質）有毒．（功用）治癜風毒癩

【白花蛇目】（功用）止小兒夜啼取目睛一隻爲末調竹瀝少許灌之．

【白酒藥麴】（種類）穀部造釀類．松江得名（功用）消滯積．

【白米飯草】（名稱）一名糯米

飯草。又名唻唻花。(種類)草類。(性質)甘平。(功用)潤燥補肺。和中益胃。治勞傷肺氣吐血。用花尤良。

【白毛夏枯草】(種類)草類。產丹陽者佳。杭城次之。(性質)苦寒。(功用)專清肝火。

一畫

【百】補赫切。音伯。陌韻。

【百合】(名稱)一名𩐁。又名强瞿。蒜腦藷。(種類)蔬菜類。用白花者良。(性質)甘平。(功用)潤肺寧心。清熱止嗽。利二便。止涕淚。治浮腫臚脹痞滿。寒熱。瘡腫。乳癰。傷寒百合病。(禁忌)因其善通二便。中寒下陷者忌之。非久嗽者亦勿服。

【百合花】(功用)治小兒天泡濕瘡。暴乾研末。用菜油塗。

【百合子】(功用)治腸風下血。酒炒研末服。

【百部】(名稱)根多成百。故有此名。又名婆婦草。野天門冬。(種類)蔓草類。(性質)甘苦微溫。(功用)能潤肺溫肺。治寒嗽。久嗽。暴嗽。殺蚘蟯蛔蝨。一切樹木蛀蟲。療骨蒸傳尸。疳積。疥癬。(用法)取肥實者。竹刀劈去心皮。酒浸焙用。

【百部酒】(種類)穀部造釀類。(功用)治一切久近欬嗽。

【百脈根】(種類)山草類。(性質)苦微寒。(功用)下氣。止渴。去熱。除虛勞。補不足。

【百兩金】(種類)山草類。生戎州河中。采根用。(性質)苦平。(功用)治壅熱。咽喉腫痛。又治風涎。

【百稜藤】(名稱)一名百靈藤。(種類)蔓草類。生台州。(功用)一切風痛。風瘡。熬膏良。

【百靈藤酒】（功用）治諸風。飲後以汗出爲效。

【百丈青】（種類）蔓草類。（性質）苦平。（功用）解諸毒物。天行瘴瘧疫毒。

【百藥祖】（種類）草類。生天台山中。采葉用。（功用）治風。

【百藥煎】（種類）蟲類。用五倍子及細茶等製成。（性質）酸鹹微甘。（功用）清肺化痰。定嗽解熱。生津止渴。收溼消酒。烏鬚髮。止下血。久痢脫肛。牙齒宣䘌。面鼻疳蝕。口舌糜爛。風溼諸瘡。

【百草花】種類（）雜草類。取百花煮汁釀酒用。（功用）主治百病。久服長生。

【百草灰】（種類）雜草類。五月五日采一百種草。陰乾燒灰。和石灰爲團煆研。（功用）傅金瘡。止血。亦傅犬咬。以灰吹入下部。止洞泄下痢。

【百草霜】（名稱）一名竈突墨。竈額墨。（種類）土類。此即竈突上之煙煤。（性質）辛溫。（功用）止血消積。治諸血病。傷寒陽毒發狂。疸膈瘧痢。咽喉口舌白禿諸瘡。

【百沸湯】（名稱）一名太和湯。一名麻沸湯。（種類）水類。（功用）助陽氣。行經絡。

【百脚草】（名稱）一名鳳尾草。葉形如雞脚。又名雞脚草。（種類）隰草類。生人家牆陰。（性質）苦寒。（功用）涼血消熱。治血毒痢。腸風便血。

【百蘂草】（種類）苔草類。卽生於地上之瓦松。采根用。（功用）順血脈。調氣下乳。

【百里奚草】（名稱）一名殺羊齒。（種類）草類。（性質）味酸。（功用）治牙疼。

【百舌】（名稱）一名反舌．又名鸚鶊．（種類）禽類．用肉．（性質）炙食治小兒久不語．並能殺蟲．

【百舌蘘】（功用）研末塗諸蟲咬．

【百舌窠中土】（種類）土類．（功用）治蚯蚓及諸惡蟲咬瘡．醋調敷之．

二畫

【皁】字老切．音造．皓韻．俗作皂．

【皁莢】（名稱）一名皁角．又名雞栖子．烏犀．懸刀．（種類）喬木類．（性質）辛鹹而溫．有小毒．（功用）入肺大腸及肝經．性極尖利．搜風泄熱．吹之導之．則通上下關竅．而涌吐痰涎．搐鼻立作噴嚏．治中風口噤．胸痺喉痺．服之則除溼去垢．宣壅導滯．消痰破堅．殺蟲下胎．治風溼風癩．痰喘腫滿．堅癥囊結．塗之則散腫消毒．煎膏貼一切痺痛．合蒼朮焚之．辟瘟疫溼氣．（禁忌）稍涉虛者勿用．孕婦忌服．（用法）蜜炙或酥炙．絞汁燒灰．

【皁莢子】（性質）辛溫．（功用）治大腸燥結．瘰癧惡瘡．

【皁角刺】（性質）辛溫．（功用）搜風殺蟲．功同皁莢．其鋒銳直達病所．潰散癰疽．治腫毒妬乳．風癘癬瘡．胎衣不下．（禁忌）癰疽已潰勿服．孕婦亦忌．

【皁莢木皮】（性質）辛溫．（功用）治風熱痰氣．殺蟲．

【皁莢樹葉】（功用）洗風瘡．

【皁莢蠹蟲】（種類）蟲類．（性質）辛．（功用）治蠅入人耳．研爛同鯽魚血點之．

【皁角蕈】（種類）菜部芝栭類．

生皁莢樹上之木耳（性質）辛有毒（功用）治積垢作痛．腸風瀉血又治𤺋毒初起磨醋塗之．

【皁礬】（名稱）一名綠礬青礬．煅赤者名絳礬礬紅（種類）鹵石類（性質）酸濇涼（功用）燥溼化痰解毒殺蟲利小便消食積散喉痺．

四畫

【皆】基埃切音階佳韻．

【皆治藤】（種類）蔓草類（功用）中暑者以根葉作粉食之虛損者雜豬胃煮服．

六畫

【皐】歌鏖切音高豪韻本作皋俗作臯．

【皐盧】（名稱）一名瓜蘆又名苦䔲（稱類）木類用葉（性質）苦平（功用）清上膈利咽喉止頭痛煩熱通小腸治淋．

●皮部

【皮】貧宜切音琵支韻．

【皮消】卽朴消詳見朴消條．

【皮鞾】（種類）服物類卽皮靴牛皮所製舊鞋底亦可用（功用）治癬瘡燒灰同皂礬末摻之麻油調傅瘰癧或入輕粉少許可治小兒頭瘡．

【皮巾子】（種類）服物類燒灰入藥（功用 治下血及大風癘瘡．

【皮腰袋】（種類）服物類燒灰入藥（功用）治大風癘瘡．

【皮金紙】（名稱）又名羊皮金．出廣東（種類）用物類（功用）治跌仆擦傷釘鞋打傷脚跟病久陰瘡擦痛幷凍瘡．足跟爛流水用金面貼傷處卽效．

十畫

【皺】淬宥切音縐宥韻.

【皺面草】即天名精.詳見天名精條.又人參亦名皺面還丹.

●皿部

五畫

【益】伊昔切.陌韻.

【益智仁】(種類)芳草類.出嶺南.(性質)辛熱.(功用)本脾藥.兼入心腎.主君相二火.補心氣命門三焦之不足.能濇精固氣.又能開發鬱結.使氣宣通.溫中進食.攝涎唾.縮小便.治嘔吐泄瀉.客寒犯胃.冷氣腹痛.崩帶泄精.(禁忌)因熱而崩濁者禁用.

【益母草】(名稱)一名茺蔚.又名益明.野天麻.土質汗.餘名不備錄.(種類)隰草類.根莖花葉並用.(性質)辛微苦寒.(功用)消水行血.去瘀生新.調經解毒.治血風.血運.血痛.血淋.胎痛.產難.崩中帶下.爲經產良藥.消疔腫乳癰.通大小便.(禁忌)其性辛散.瞳子散大者忌服.

【益嬭草】(稱類)芳草類.(性質)平苦.(功用)主五痔脫肛.止血.炙令香.酒浸服.

【益決草】(種類)草類.(性質)辛溫.(功用)治欬逆肺傷.

【益符】(種類)蟲類.(功用)主閉.

七畫

【盛】匙盈切.音成.庚韻.

【盛米栲栳】(種類)器物類.用二三十年者良.(功用)治血臟.擊碎煎湯服.

十一畫

【盧】綠吾切.路平聲.虞韻.

【盧橘】即金橘.一名金柑.詳見金柑條.

【盧精】(種類)草類.(性質)平.

（功用）治蠱毒

●目部

四畫

【相】西央切。音襄。陽韻。

【相思子】（名稱）一名紅豆。（種類）喬木類。結子如小豆。半紅半黑。俗呼爲紅黑豆。生嶺南。（性質）苦平有小毒。（功用）通九竅。去心腹邪氣。止熱悶頭痛風痰瘴瘧。殺蟲。解蠱毒。

【省】洗郢切。音惺。梗韻。

【省藤】（名稱）一名赤藤。紅藤。（種類）蔓草類。（性質）苦平。（功用）治諸風。通五淋。殺蟲。含齒痛。

【省頭草】卽蘭草。詳見蘭草條。

五畫

【眞】支因切。音甄。眞韻。

【眞珠】（名稱）一名珍珠。蚌珠。蠙珠。（種類）介類。珠係蛤蚌所生。出廣東廉州者良。（性質）甘鹹寒。（功用）能入心肝二經。鎭心安魂。墜痰拔毒。收口生肌。治驚熱痘疔。下死胎胞衣。點目去翳膜。綿裹塞耳治聾。（禁忌）病不由火熱者忌之。（用法）乳浸三日。研粉極細如飛麪用。不細傷人臟腑。

【眞珠菜】（種類）蔬菜類。蔓生。（性質）辛甘而滑。（功用）利水通淋結。消腹脹。下氣。治癃閉。

【眞珠草】（名稱）一名假油草。（種類）草類。（功用）治小兒百病。及諸疳瘦弱。眼欲盲。皆效。爲末白湯下。

【眞寗豆】（種類）穀部豆類。出陝西慶陽眞寗地。（性質）甘平。（功用）能解諸藥毒。

六畫

【眼】擬簡切。潸韻。

【眼淚】(種類)人類(性質)鹹有毒(禁忌)凡母哭泣墮子目令子傷睛生翳。

八畫

【睡】樹僞切。音瑞。寘韻。

【睡蓮】(名稱)一名瑞蓮。(種類)水草類出廣州(功用)消夏解醒佩之多好睡。

【睡菜】(名稱)一名瞑菜綽菜。醉草嬾婦箴(種類)蔬菜類。(性質)甘微苦寒(功用)治心膈邪熱不得眠。

十三畫

【瞿】權于切。音衢。虞韻。又舉裕切。音句。遇韻。義同。

【瞿麥】(名稱)一名蘧麥。又名南天竺草。餘名不錄。(種類)隰草類用穗(性質)苦寒(功用)降心火利小腸逐膀胱濕熱為治淋要藥破血利竅決癰消腫明目去翳通經墮胎(禁忌)小腸虛者忌服。孕婦亦忌。

【瞿麥葉】(功用)治痔瘻及瀉血搗傳瘡腫。

●矢部

三畫

【知】陟漪切。支韻。

【知母】(名稱)一名蚳母。連母。蝭母兒草。餘名不備載。(種類)山草類(性質)苦寒(功用)上淸肺金而瀉火下潤腎燥而滋陰入二經氣分。消痰定嗽止渴安胎治傷寒煩熱蓐勞骨蒸燥渴虛煩久瘧下痢利二便消浮腫(禁忌)其性苦寒傷胃滑腸多服令人瀉(用法)上行酒浸。下行鹽水拌。

【知杖】(種類)草類(性質)味

甘。(功用)瘰疬。

【知風草】(種類)蔓草類。生雷瓊。(功用)治一切風痺入骨。能拔之使出。

八畫

【矮】倚解切。蟹韻。

【矮樟】烏藥之別名。詳見烏藥條。

●石部

【石】時繹切。陌韻。

【石蒜】(名稱)一名烏蒜。老鴉蒜。蒜頭草。又名。澳溲酸。一枝箭。水麻。(種類)山草類。(性質)辛甘溫。有小毒。(功用)治疔瘡惡核。可服可傅。並治小兒老鴉驚。

【石斛】(名稱)光澤如金釵股。故名金釵石斛。長而虛者名水斛。不堪用。又名石遂。餘名不載。(種類)石草類。(性質)甘淡微鹹。性平。(功用)入脾能除虛熱。入腎能濇元氣。益精強陰。暖水臟。平胃氣。補虛勞。壯筋骨。療風痺腳弱。發熱自汗。夢遺滑精。囊濕餘瀝。(附錄)今人多有用鮮者。亦取養陰清熱之意。又霍山石斛另詳。

【石葦】(名稱)一名石韉。石皮。石蘭。葦本作韋。(種類)石草類。(性質)苦甘微寒。(功用)清肺金以滋化源。通膀胱而利水道。治崩淋發背。(用法)拭去背上黃毛。微炙用。

【石莧】(種類)石草類。(性質)辛苦有小毒。(功用)吐風涎。

【石垂】(種類)石草類。生福州。(功用)治蠱毒。采子搗末服。

【石松】(種類)苦草類。(性質)苦辛溫。(功用)治風痺腳膝痛冷。皮膚不仁。氣力衰弱。宜用此浸酒常服。

【石蕊】(名稱)一名石濡．石芥．又名雲茶．蒙頂茶．(種類)苔草類．(性質)甘濇涼．(功用)生津潤咽．解熱化痰．

【石芸】(名稱)一名螫列．一名顛啄．(種類)草類．(性質)味甘．(功用)主目痛淋露寒熱溢血．

【石劇】(種類)草類．(性質)味甘．(功用)止消渴．

【石帆】(種類)水草類．(性質)甘鹹平．(功用)治石淋及婦人血結月閉．

【石蓴】(種類)蔬菜類．生南海．(性質)甘平．(功用)下水．利小便．主治風秘不通．五膈氣．并臍下結氣．

【石耳】(名稱)一名靈芝．(種類)菜部芝栭類．(性質)甘平．或云微寒．(功用)明目益精．並治瀉血脫肛．

【石衣】(種類)蔬菜類．石耳之屬．(性質)甘寒．(功用)清膈熱．利小水．化痰．消癭．結滯氣．有補血明目之功．

【石瓜】(種類)喬木類．結實如瓜．其堅如石．出四川峨眉．(性質)苦平．(功用)治心痛．煎汁洗風痺．

【石荊】(種類)灌木類．似荊而小．(功用)燒灰淋汁沐頭生髮令長．

【石芝】種類)石類．此係石所結成有石蜜芝水桂芝等各種．且有五色之分．(功用)搗末或化水服．令人輕身長生不老．

【石麪】(種類)石類．石脂如麪．可作餅餌．此亦瑞物．世所罕有．(性質)甘平．(功用)益氣調中．食之止饑．

【石膏】(名稱)一名細理石．亦

名寒水石。(種類)石類。(性質)、甘辛而淡。色白性寒。(功用)寒能濟熱降火。辛能發汗解肌。甘能緩脾。生津止渴。治傷寒虧結無汗。陽明頭痛。發熱惡寒。日晡潮熱。陽狂壯熱。小便赤濁。大渴引飲。中暑自汗。舌焦牙痛。又爲發斑發疹之要品。(禁忌)胃弱血虛。及病邪未入陽明者禁用。(用法)取瑩白者研細。甘草水飛用。近人因其寒。或用火煅。煅則不傷胃。

【石炭】(名稱)一名石墨。煤炭。鐵炭。焦石。烏金石。(種類)石類。(性質)甘辛有毒。(功用)治婦人血氣痛及諸瘡毒。金瘡出血。小兒痰癇。

【石灰】(名稱)一名石堊。堊灰。礦灰。煅石。餘名不錄。(種類)石類。風化者良。(性質)辛溫性烈。(功用)能堅物散血。定痛生肌。止金瘡血。殺瘡蟲。蝕惡肉。滅瘢疵。解酒酸。內用止瀉痢崩帶。收陰挺脫肛。消積聚結核。

【石膽】卽膽礬。詳見膽礬條。

【石脾】(名稱)一名胃石。膏石。亦名消石。(種類)石類。(性質)味甘。(功用)主胃中寒熱。益氣。令人有子。

【石肺】(種類)石類。生水中。狀如覆肺。黑澤有赤文。(性質)味辛。(功用)主寒欬久瘻。明目益氣。

【石肝】(種類)石類。生常山。色如肝。(性質)味酸。(功用)主身痒。令人色美。

【石腎】(種類)石類。色白如珠。(性質)味酸。(功用)主洩痢。

【石耆】(種類)石類。色赤如鐵脂。(性質)味甘。(功用)主欬逆氣。

【石髓】(種類)石類。(性質)甘溫。(功用)消積聚。澤皮膚。療內傷折骨。

【石腦】(名稱)一名石飴餅。化公石。亦名石芝。(種類)石類。(性質)味甘。(功用)益氣。安五臟。治風寒虛損。腰脚疼痺。

【石腦油】(名稱)一名石油。石漆。猛火油。雄黃油。硫黃油。(種類)石類。出陝西延安榆州等處。(性質)辛苦有毒。(功用)塗瘡癬蟲癩。白禿。堆灰。

【石油火】(種類)火類。(性質)有毒。(功用)以紙燃蘸油點火照瘡。可引毒外出。

【石硫黃】(名稱)一名黃硇砂。黃牙。陽侯。亦稱將軍。(種類)鹵石類。(性質)酸熱有毒。(功用)補命門眞火不足。性雖熱而疏利大腸。與燥澀者不同。若陽氣暴絕。陰毒傷寒。久患寒瀉。脾胃虛寒。命欲垂盡者。用之。亦屬救危妙藥。治寒痺冷癖。足寒無力。老人虛秘。婦人陰蝕。小兒慢驚。暖精壯陽。殺蟲。療瘡。辟鬼魅。化五金。能乾汞。(用法)取色黃堅如石者。以萊菔剜空。入硫合定。糠火煨熟。去其臭氣。以紫背浮萍煮過。消其火毒。以皂莢湯淘其黑漿。一法絹袋盛。煮酒三日夜。一法入豬大腸爛煮三時用。

【石硫赤】(名稱)一名石亭脂。石硫丹。石硫芝。(種類)鹵石類。(性質)苦溫。(功用)壯陽除冷。治瘡殺蟲。功同硫黃。

【石硫靑】(名稱)一名冬結石。(種類)鹵石類。(性質)酸溫。(功用)治瘡殺蟲。功同硫黃。

【石鍾乳】(名稱)一名留公乳.又名鵝管石.餘名不備錄.(種類)石類.出洞穴中石液凝成.下垂如冰柱.通中.輕薄如鵝翎管.碎之如爪甲.光明者眞.(性質)甘溫.(功用)强陰益陽.通百節.利九竅.補虛勞.下乳汁.服之令人陽氣暴充.飲食培進.形體壯盛.(禁忌)其性慓悍.命門眞火衰者.不妨暫用.若藉以恣欲.多服久服.不免有淋渴癰疽之患.忌參朮羊血葱蒜胡荽.

【石中黃子】(種類)石類.此係禹餘糧殼中未成餘糧之黃濁水.(性質)甘平.(功用)久服輕身延年.

【石鹼】(名稱)一名灰鹼.花鹼.(種類)土類.(性質)辛苦濇溫.(功用)消食磨積.去垢除痰.治反胃噎膈.瘰癧.疣贅.發麵浣衣用之.(造法)取蓼蒿之屬.浸曬燒灰.以原水淋汁.每百斤入粉麵二三斤.則凝定如石.

【石燕】(種類)有石類禽類二種.並列於下.【石類中之石燕】(性質)甘凉.(功用)利竅.行濕熱.治諸般淋瀝.月水沈濁.赤白帶下.腸風痔瘻.眼目障翳.(用法)磨汁或煮汁.或爲末水飛.【禽類中之石燕】(名稱)一名土燕.形似蝙蝠.口方.食石乳汁.(性質)甘溫.(功用)壯陽.暖腰膝.添精補髓.益氣.潤皮膚.縮小便.禦風寒嵐瘴瘟疫氣.

【石蟹】(種類)石類.(性質)鹹寒.(功用)治靑盲目翳.天行熱疾.醋磨敷癰腫.

【石蛇】(種類)石類.出南海水旁山石間.(性質)鹹平.(功

用）解金石毒。

【石髓】（種類）石類。（性質）甘凉。（功用）治淋疾血病磨水服。

【石蠶】（種類）有石類蟲類二種。並列於下。【石類中之石蠶】（名稱）一名石僵蠶。（性質）苦熱。（功用）治金瘡。止血生肌破石淋血結磨服當下碎石。【蟲類中之石蠶】（名稱）一名沙蝨石蠶蟲石下新。（性質）鹹寒有毒。（功用）治五癃破石淋解結氣。利水道除熱墮胎。

【石蜜】（名稱）即白沙糖。凝結作餅塊者。（種類）果類。（性質）甘溫（功用）補脾緩肝。潤肺和中。消痰治嗽。

【石蛤蚆】（名稱）即映山紅根。一名翻山虎。（種類）草類。根形如蛤蚆。堅如石。（功用）煎洗梅瘡。能消風塊。

【石將軍】（名稱）一名紫羅球。（種類）草類。（性質）味淡性平（功用）活血疏風散瘀消腫治跌打損傷癰疽初起搗汁或酒水煎服。

【石風丹】（種類）草類。生石上。出雲南蒙化。（功用）療瘡毒。

【石合草】（種類）蔓草類。藤纏木上。（性質）甘凉。（功用）主一切惡瘡斂口焙研水調貼。

【石打穿】（名稱）一名龍芽草。地胡蜂地蜈蚣。或云即石見穿（種類）草類（功用）消宿食散中滿下氣。療吐血各病。翻胃噎膈瘧疾喉痺閃挫腸風下血崩痢食積黃白疸疔腫癰疽肺癰乳癰痔瘻。

【石見穿】（功用）主骨痛大風癰瘻。

【石胡荽】（名稱）即鵝不食草。

又名雞腸草。天胡荽。野園荽。（種類）石草類（性質）辛溫。（功用）通鼻氣。去目翳。吐風痰。療瘧疾。貼痔瘡。散腫毒。

【石花菜】（名稱）一名璚枝。（種類）蔬菜類。（性質）甘鹹滑大寒（功用）去上焦浮熱。發下部虛寒。

【石長生】（名稱）一名丹草。丹沙草（種類）石草類（性質）鹹微寒有毒（功用）治疥癬。逐諸風。辟鬼氣。

【石逍遙】（種類）草類。生常州。（性質）甘微毒。（功用）治癱瘓諸風。手足不遂，爲末蜜丸酒服。惟初服時微有頭痛。無害。

【石薺薴】（種類）芳草類。是薺薴之生於石間者。（性質）辛溫。（功用）治風冷氣。瘡疥瘙痒。痔瘻下血。

【石香葇】（名稱）一名石蘇。（種類）芳草類（性質）辛香而溫（功用）調中溫胃。止霍亂吐瀉。心腹脹滿。腹痛腸鳴。功比香薷尤勝。制硫黃。

【石刺木】（種類）寓木類。此乃木上寄生者。用根皮。（性質）苦平。（功用）能破血。治產後餘血結瘕。

【石南葉】（名稱）一作石楠。又名風藥（種類）灌木類（性質）辛苦平有毒。（功用）散風堅骨。利筋骨皮毛。逐諸風。療風痺腳弱。浸酒飲。治頭痛。爲末吹鼻。愈小兒通睛。

【石南實】（名稱）一名鬼目。（功用）破積聚。逐風痺。治蟲蠱毒。

【石榴皮】（種類）果類（性質）酸濇而溫。（功用）能濇腸。止瀉痢下血。崩帶脫肛。又能殺蟲。浸水烏鬚。(禁忌)能癒膈成痰痢積未盡者禁用。

【石榴花】(功用)宜用千葉者。治心熱吐血又研末吹鼻止衂血亦敷金瘡出血。

【石龍芻】(名稱)一名龍鬚。又名草續斷縉雲草西王母簪。餘名不錄。(種類)隰草類。(性質)苦微寒。(功用)治小便淋閉。莖中熱痛。

【石龍芮】(名稱)一名地椹。天豆其苗名水堇。俗稱胡椒菜。餘名不錄。(種類)草類。取子用。(性質)苦平。(功用)補陰氣不足。治失精莖冷。令人皮膚光澤有子。逐諸風利關節。止煩渴。明耳目。(附錄)根皮功用相同。微嫌不及其葉即水堇另詳。

【石龍子】(名稱)一名山龍子。蜥蜴亦名守宮。餘名不錄。(種類)鱗部龍類。(性質)鹹寒有小毒。(功用)治癃淋。利水道。滑竅破血。(禁忌)孕婦忌用。(附錄)其肝能去生胎。

【石羊膽】(種類)獸類出廣東高要。黔中亦有之。色黑。形小如兎。(功用)治一切目疾勞眼青盲。用水或人乳調點。

【石羊角】(功用)將其角燒紙爲火籠能收頭風。

【石羊皮】(功用)用其皮作褥。可愈筋骨疼痛。

【石羊血】(功用)能療跌打損傷功用山羊血。其心血能治眞心痛。

【石首魚】(名稱)一名石頭魚。鯼魚江魚黃花魚。又俗呼爲黃魚。(種類)鱗類。(性質)甘平。(功用)其肉開胃益氣。乾者爲鯗。能消瓜成水。治暴下痢及卒腹脹不消。其頭中石。

磨服或燒灰服。能治石淋諸淋。解砒毒菌毒蠱毒。

【石斑魚】（名稱）一名石礬魚。高魚。（種類）鱗類。（性質）有毒。（禁忌）其子及腸食之令入吐瀉。惱用魚尾草汁可解。

【石鮅魚】（種類）鱗類長祗一寸。可用以作鮓。（性質）甘平有小毒（功用）治瘡疥癬。

【石決明】（名稱）一名九孔螺。殼名千里光。（種類）介類用殼。（性質）鹹涼。（功用）除肺肝風熱。內服療青盲內障。外點散膜赤外障。亦治骨蒸勞熱。通五淋。愈瘍疽。（附錄）其肉與殼同功。

【石蜐】（名稱）一名紫蛣。俗稱龜脚。（種類）介類。（性質）甘鹹平（功用）下寒澼。利小便。消積痞及濕腫脹。

【石螺螄】（種類）石類。石蟹石蛇之屬。（功用）治瞖目眼疾。

【石上螺螄】（名稱）俗名鬼螺螄。（種類）介類。生在牆脚石隙中及濕地青苔上（功用）治黃疸。拔疔根。

四畫

【砂】師鴉切。音沙。

【砂仁】即縮砂蔤之仁。詳見縮砂蔤條。

【砂鍋】（種類）器物類。用年久者良（功用）消積塊黃腫。研末作丸酒下。

【砂挼子】（名稱）一名睡蟲。又名倒行狗子。（種類）蟲類。（性質）有毒。（功用）生取置枕中令夫婦相和好。

【砒】劈鷖切。音批。齊韻。

【砒石】詳見信石條。

五畫

【砭】卑淹切。貶平聲。鹽韻。又去聲。豔韻。義同。

【砭石】(名稱)一名鍼石。(種類)石類。(功用)用以代鍼刺百病。

【破】普臥切箇韻。

【破故紙】即補骨脂詳見補骨脂條。

【破布葉】(種類)木類。出廣東陽江陽春恩平(功用)能解迷藥毒服之立醒。

六畫

【硃】燭紆切音朱虞韻。

【硃砂】即丹砂又稱朱砂詳見丹砂條。

【硃砂根】(種類)山草類。今太和山有之。(性質)苦涼。(功用)治咽喉腫痺磨水或醋嚥之。

【硃砂銀】(種類)金類。(性質)冷(功用)鎮心安神止驚悸。辟邪惡解蠱毒。

【硇】尼肴切腦平聲肴韻。

【硇砂】(名稱)一名磠砂狄鹽。氣砂北庭砂透骨將軍。(種類)鹵石類。(性質)鹹苦辛熱有毒。(功用)消食破瘀治噎膈癥瘕。去目翳弩肉。(禁忌)其性熱毒能爛五金。愼勿輕用。

【研】宜賢切音妍先韻。

【研茶】(種類)木類。出廣東東莞以芝蔴諸油雜千葉煮煎而成(功用)去風濕消食積。

【研硃石鎚】(種類)用物類。(功用)治妬乳煮熱熨乳上。以二鎚更互用之。

七畫

【硝】西腰切音宵蕭韻。

【硝石】舊本作消石詳見消石條。

【硫】離尤切音留尤韻。

【硫黃】分見石硫黃倭硫黃二條。

【硫黃香】(種類)鹵石類。出南番。似硫黃而香。(性質)辛溫。(功用)去惡氣。殺蟲。

八畫

【硼】讀如朋。

【硼砂】(名稱)即蓬砂。又名鵬砂。盆砂。(種類)鹵石類。(性質)甘鹹而涼。色白質輕。(功用)能除上焦胸膈之痰熱。治喉痺口齒諸病。能柔五金而去垢膩。故治噎膈積塊。結核胬肉目翳骨哽。(禁忌)證非有餘。切勿輕用。

【碎】素誨切。讀如歲。隊韻。

【碎米柴】(種類)草類。(功用)主癰疽發背。入傅藥用。

九畫

【碧】卑益切。讀如筆。陌韻。

【碧石青】(種類)石類。(性質)甘平。(功用)明目益精。

【碧海水】(種類)水類。(性質)鹹小溫有小毒。(功用)煮浴去風瘙癬。

【碧霞石】(種類)石類。(功用)明目去翳障。

十畫

【磁】層時切。音慈。支韻。

【磁石】舊本作慈石。詳見慈石條。

【磁石毛】(種類)石類。(性質)鹹溫。(功用)補絕陽。益陽道。止小便白數。治腰脚。去瘡瘻。長肌膚。令人有子。宜入酒。

十一畫

【磨】模訛切。音摩。歌韻。

【磨刀水】(種類)水類。(性質)鹹寒。(功用)利小便。消熱腫。

【磨刀石】(名稱)一名越砥石。又名羊肝石。即礪石之細者。(種類)石類。(性質)甘。(功用)磨汁點目除障翳。燒赤投酒飲。破血瘕。止痛。

【磨刀垽】(名稱)一名龍白泉粉。(功用)塗瘰癧結核傅蠼螋尿瘡。

十四畫

【礜】余遽切。音預。御韻。

【礜石】(名稱)一名白礜石。太白石。立制石。餘名不備載。(種類)石類。(性質)辛大熱有毒。(功用)治堅癖痼冷寒濕風痺。

【礞】模紅切。音蒙。

【礞石】(名稱)一名靑礞石。(種類)石類。(性質)甘鹹平有毒。(功用)體重沈墜。色靑入肝。製以硝石。能平肝下氣。爲治頑痰癖結之神藥。(禁忌)氣弱血虛者大忌。

十五畫

【礬】符袁切。音煩。元韻。

【礬石】(名稱)一名涅石。羽涅。羽澤。(種類)鹵石類。(性質)酸寒。(功用)吐下痰涎飲澼。燥濕解毒。追涎止血。定痛蝕惡肉。生好肉。治癰疽疔腫惡瘡。癲癇疸疾。通大小便。口齒眼目諸病。虎犬蛇蠍百蟲傷。

●示部

三畫

【祁】勤移切。音奇。支韻。

【祁婆藤】(種類)蔓草類。生施州。采葉用。(功用)治諸風。

五畫

【祕】彼肆切。音閟。寘韻。

【祕惡】(名稱)一名杜逢。(種類)草類。(性質)味酸。(功用)療肝邪氣。

【神】舌寅切。音人。眞韻。

【神火】(種類)火類。(功用)性能拔毒收口。凡癰疽瘡癰難收口者。以神火少許。鵞翎蘸掃膏藥上貼。毒水易乾。瘡口易斂。爲外科聖藥。(用法)用劈沙一片。帶水研細。以滾水沖之。面水有浮起細沫一層。用荊州紙拖水面。其沫即粘着紙上。將紙曬乾掃下。

【神麴】(種類)穀部造釀類。(性質)甘辛溫。(功用)辛散氣。甘調中。溫開胃化水穀。消積滯。治痰逆癥結腹痛瀉痢。脹滿翻胃回乳下胎。亦治目病。(禁忌)脾陰虛胃火盛者勿用。能損胎。

【神麴酒】(種類)穀部造釀類。(功用)治閃肭腰痛。

【神護草】(名稱)一名護門草。又名靈草。(種類)草類。生常山。(功用)置之門上。能叱咄人使寇盜不敢入。

【神黃豆】(種類)穀部豆類。出雲南。(功用)能稀痘。生熟各一粒。甘草湯咀服。

●内部

四畫

【禹】余乳切。音羽。麌韻。

【禹穴石】(種類)石類。出四川石泉禹穴下。(功用)能催生治難產。

【禹餘糧】(名稱)一名白餘糧。(種類)石類。(性質)甘平性濇。(功用)爲手足陽明血分重劑。治欬逆下痢。血閉血崩。能固下。又能催生。

●禾部

【禾】胡訛切。音和。歌韻。

【禾稈】(種類)穀類。此係粳稻之稈。(功用)解砒毒。燒灰淋汁冷服。

【禾蟲】(種類)蟲類。閩粵浙沿海多有之。(功用)補脾胃。生血利濕。行小便。(禁忌)瘡瘍勿食。能作膿。

二畫

【禿】脫屋切。屋韻。

【禿鶖】(名稱)亦作鵚鶖。一名扶老。又名鶖鷀。(種類)禽類。(性質)鹹微寒。(功用)其肉補中益氣。甚益人。炙食或作脯食。強氣力。令人走及奔馬。

【禿鶖髓】(性質)甘溫。(功用)補精髓。

【禿鶖喙】(功用)治魚骨哽。

【禿鶖毛】(功用)解水蟲毒。

三畫

【秈】息焉切。音仙。先韻。

【秈米】(名稱)一名占稻。旱稻。(種類)穀類。(性質)甘溫。(功用)溫中益氣。養胃和脾。除濕止洩。

【秈稈】(功用)治反胃。燒灰淋汁溫服。令吐。能殺胃中蟲。

四畫

【秋】七僊切。尤韻。

【秋石】(名稱)一名秋冰。(種類)人類。此取童便煉成者。(性質)鹹溫。(功用)滋腎水。潤三焦。養丹田。安五臟。退骨蒸。軟堅塊。治虛勞欬嗽。白濁遺精。為滋陰降火之聖藥。(禁忌)此藥若煎煉失道。多服誤服。反生燥渴之患。

【秋海棠】(名稱)一名八月春。(種類)草類。(性質)酸寒。(功用)擦癬殺蟲。用葉花浸蜜擦面。澤肌潤肉。其幹瀉汁。治咽喉痛。

【秔】歌亨切。音庚。庚韻。俗作粳。

【秔】即粳。詳見粳米條。

五畫

【秦】齊寅切。音循。真韻。

【秦艽】(名稱)一名秦糺。秦瓜。俗作秦膠。(種類)山草類。(性質)苦辛平。(功用)燥濕散風。去腸胃之熱。疏肝膽之氣。活血榮筋。治風寒濕痺。通身攣急．潮熱骨蒸．疸黃酒毒．腸風瀉血口噤牙痛利大小便．(禁忌)下部虛寒．小便不禁大便滑者忌用．

【秦椒】(名稱)即花椒一名大椒(種類)木類(性質)辛苦溫有毒(功用)溫中散寒．燥溼除風．下氣殺蟲治上氣欬嗽．吐逆疝瘕風溼寒痺．利五臟去老血療久痢月閉．腹中冷痛產後餘疾血痢腹痛．(禁忌) 陰虛火旺者忌用

【秦皮】(名稱)一名梣皮．樳木．苦櫪木餘名不錄．(種類)喬木類．(性質)苦寒．色青性濇．(功用)補肝膽而益腎以其能平木．故治目疾驚癇．以其收濇性寒．故治崩帶下痢．以其濇而補下焦故能益精有子．

【秦龜】(名稱)一名山龜．(種類) 介類出秦地山中用甲．(性質)苦溫．(功用)治頑風冷痺關節氣壅．婦人赤白帶下．破積癥．療鼠瘻．(附錄)其頭陰乾炙研服令人入山不迷．

【秦荻藜】(種類)蔬菜類．(性質) 辛溫．(功用)下氣消食．治心腹冷痛．(附錄)其子搗末和醋傅腫毒．

【秧】衣香切音央陽韻

【秧雞】(種類)禽類用肉．(性質) 甘類(功用 治蟲瘻．

【秫】舌律切音術質韻

【秫米】(名稱)即黃米．一名糯秫糯粟黃糯．(種類)穀類．(性質) 甘微寒．(功用 治肺瘧陽盛陰衰．夜不得眠．及食鷄鴨成癥．妊娠下黃汁．去寒熱利大腸．

【秫根】(功用)煮湯治風．

六畫

【稗】步壞切讀如敗卦韻.

【稗子】(種類)穀類(性質)辛甘苦微寒(功用)其米作飯食益氣宜脾.

【稗苗根】(功用)治金瘡及傷損血出不已搗傅或研末摻之卽止.

七畫

【稍】史孝切梢去聲效韻.

【稍瓜】卽越瓜詳見越瓜條.

十畫

【稷】節億切音卽職韻.

【稷米】(名稱)一名穄又名粢.(種類)穀類(性質)甘平.(功用)益氣和中宣脾利胃.

【稷莖】(功用)治通身水腫.

【稷根】(功用)治心氣痛產難.

【槀】歌襖切音縞皓韻.

【槀本】(名稱)一名槀茇餘名不錄槀一作藁(種類)芳草類(性質)辛溫(功用)是爲太陽經風藥寒鬱本經頭痛連腦者必用之治督脈爲病脊強而厥又能下行去溼治婦人疝瘕陰寒腫痛腹中急痛胃風泄瀉粉刺酒皶煎湯浴小兒疥癬(禁忌)頭痛挾內熱者禁用(附錄)其實治風邪流入四肢.

【穀】姑屋切音谷屋韻.

【穀類】(名稱 卽穀芒(種類)穀類(功用)治黃病解蠱毒.

【穀芽】(名稱)一名稻蘖,(性質)甘溫(功用)快脾開胃下氣和中消食化積.

【穀精草】(名稱)一名戴星草.文星草流星草(種類)隰草類得穀之餘氣結成(性質)辛溫(功用)明目退翳兼治頭風喉痺牙疼疥癢鼻衄不止.

【稻】惰老切。音道。皓韻。

【稻米】卽糯米。詳見糯米條。

【稻穗火】（種類）火類。（功用）烹煮飲食。安人神魂。利五臟六腑。糯稻穗尤峻烈。

十一畫

【穇】師監切。音衫。

【穇子】（名稱）一名龍爪粟。鴨爪稗。（種類）穀類。（性質）甘澀。（功用）補中益氣。厚腸胃。濟飢。

【積】卽益切。音迹。陌韻。

【積雪草】（名稱）一名胡薄荷。海蘇。地錢草。連錢草。（種類）芳草類。用莖葉。（性質）苦辛而寒。（功用）療女子小腹痛。貼腫毒及風瘮疥癬。研汁點暴赤眼。

十五畫

【穭】力語切。音呂。

【穭豆】（名稱）亦稱黑小豆。俗呼馬料豆。（種類）穀部豆類。（性質）甘苦澀溫。（功用）去賊風風痺。（附錄）其皮能去血中之風。

【穬】古猛切。音礦。

【穬麥】（種類）穀部麥類。形似大麥。（性質）甘微寒。（功用）補中除熱。久食令人多力健行。

【穬麥蘖】功同大麥芽。詳見大麥芽條。

●穴部

三畫

【空】枯翁切。東韻。

【空青】（名稱）一名楊梅青。（種類）石類。產銅坑中。大塊中空。有水者良。（性質）甘酸而寒。（功用）益肝明目。通竅利水。

【空心菜】蕹菜之俗名。詳見蕹菜條。

四畫

【突】土忽切。月韻。又杜兀切。

【突厥白】(種類)蔓草類。(性質)味苦(功用)主金瘡。生血止血。補腰續筋。

【突厥雀】(名稱)一名鵽鳩。一名寇雉。(種類)禽類。生北方沙漠。用肉(性質)甘熱。(功用)補虛暖中。

【穿】出專切。音川。先韻。

【穿山甲】(名稱)一名鯪鯉。龍鯉。石鯪魚。(種類)鱗部龍類。(性質)鹹寒有毒。(功用)其性善竄。專能行散。通經絡。達病所。入厥陰陽明。治風濕冷痺。通經下乳。消腫潰癰。止痛排膿。和傷發痘。風瘧瘡科。須爲要藥。以其食蟻。又治蟻瘻。(禁忌)癰疽已潰。痘瘡挾虛。大忌。(用法)或生或燒。酥炙。醋炙。童便炙。油煎。土炒。各隨所用。

【穿腸瓜】(名稱)俗稱糞甜瓜。(種類)蔬菜類。此係大便解出之甜瓜子。生苗結實。(功用)將瓜焙焦。爲末。能治痔漏。退痔管。

十六畫

【竈】慈奧切。名躁。號韻。

【竈馬】(名稱)一名竈雞。形如蟋蟀。與竈上蟑螂之稱竈馬者不同。(功用)治刺入肉。取一枚搗傅。

【竈心土】卽伏龍肝。詳見伏龍肝條。

●立部

【立】離熠切。緝韻。

【立制石】卽石膽。礜石亦有此名。分詳石膽礜石二條。

六畫

【章】支央切。音彰。陽韻。

【章魚】(名稱)一名章擧。又名

鷂魚.(種類)鱗部無鱗魚類.形如烏賊而大.(性質)甘鹹寒(功用)養血益氣.

七畫

【童】徒紅切.音同.東韻.

【童便】(種類)人類取十二歲以下童子不食葷腥酸鹹者佳.(性質)鹹寒.(用功)能引肺火下行.從膀胱出.乃其舊路.降火滋陰甚速.潤肺散瘀.治肺痿失音.吐衄損傷,胞胎不下.凡產後血運.敗血入肺陰虛久嗽.火蒸如燎者.惟此可以治之.

中國藥物新字典　末集

●竹部

【竹】豬郁切。屋韻。

【竹葉】（種類）苞木類。竹類甚多。而入藥惟用䈽竹淡竹苦竹三種。此外用者殊少。茲將竹葉三種列下。【䈽竹葉】（性質） 苦平（功用）除煩熱嘔吐。洗霍亂轉筋。【淡竹葉】（性質）辛淡甘寒。（功用）涼心緩脾。消痰止渴。除上焦風邪煩熱。欬逆喘促。嘔噦吐血。中風失音。小兒驚癇。【苦竹葉】（性質）苦冷（功用）明目利竅。止渴解醒。除煩去熱。殺蟲塗瘡。

【竹葉酒】（種類）穀部造釀類。（功用）治諸風熱。清心暢意。

【竹根】（種類）計分四種列下。【䈽竹根】（功用）益氣止渴。補虛下氣。【淡竹根】（功用）淡痰。去風熱。定驚悸。同葉煎湯洗婦人子宮下脫。【苦竹根】（功用）下心肺五臟熱毒氣。【甘竹根】（功用）安胎。止產後 熱。

【竹茹】（種類）分三種列下。【淡竹茹】（性質）甘微寒。（功用） 開胃土之鬱。清肺金之燥。涼血除熱。治上焦煩熱。溫氣寒熱。膈噎嘔啘。吐血衄血。肺痿驚癇。崩中胎動。【苦竹茹】（功用）下熱壅。止尿血。【䈽竹茹】（功用）治勞熱。

【竹瀝】(種類)分四種列下.【淡竹瀝】(性質)甘寒而滑.(功用)消風降火潤燥行痰.養血益陰利竅明目治中風口噤痰迷大熱風痙癲狂煩悶消渴血虛自汗(禁忌)寒胃滑腸有寒濕者勿服【筀竹瀝】(功用)治風痙.【苦竹瀝】(功用)同淡竹.治牙疼.【慈竹瀝】(功用)療熱風.和粥飲服.

【竹實】(名稱)一名竹米.(功用)通神明輕身益氣能下積.

【竹衣】(種類)此係金竹內衣膜.(功用)治喉啞勞嗽.

【竹筍】(種類)筍類極多.性質功用各有不同.故特彙列於下.【苦竹筍】(性質)苦甘寒.(功用)理煩悶益氣力利水道下氣化痰理風熱脚氣.【筀竹筍】(功用)治消渴風熱益氣力消腹脹.【淡竹筍】(性質)甘寒.(功用)消痰除熱去頭風定驚癎.【筀筍】(性質)甘寒(功用)治小兒痘疹不出.【桃竹筍】(性質)苦有小毒(功用)治六畜瘡中蛆.【春筍】(名稱)未出土名猪蹄紅.出土長尺許.則其籜圓.故名圓筍.亦名蚕筍.(性質)甘微寒(功用)下氣養血利膈消痰化熱爽胃解渴利水療風邪止喘嗽.【毛筍】(名稱)即毛竹筍.俗呼爲貓筍.(性質)甘平(功用)利九竅通血脈化痰涎消食脹.(禁忌)多食令人心嘈易餓.【鞭筍】(名稱)發於竹邊.故又名邊筍.(性質)甘寒.(功用)開胃利腸消痰止渴.【冬筍】(名稱)一名潭筍.(

性質）甘寒。（功用）消痰滑腸透毒解醒發痘疹（禁忌）小兒及脾虛多食難化。

【青筍】（名稱）卽青竹筍。（性質）味甘。（功用）止肺痿吐血鼻衄。

【竹精】（種類）水類。此從毛竹中剖得者。（功用）能退汗斑。

【竹黃】詳見天竹黃條。

【竹蓐】（名稱）一名竹肉。竹菰。竹蕈。（種類）菜部芝栭類。（性質）甘鹹寒。（功用）治赤白痢和薑醬食之。（附錄）又苦竹肉有大毒。能殺蟲破血。

【竹付】（種類）草類。（性質）味甘。（功用）止痛除血。

【竹蜂】（名稱）一名留師。（種類）蟲類。取蜂蜜用。（性質）甘酸寒。（功用）治牙齒䘌痛及口瘡。

【竹蝨】（名稱）一名竹佛子。又名天厭子。（種類）蟲類。（性質）有毒。（功用）治中風半身不遂。能透經絡追涎。

【竹雞】（名稱）一名山菌子。雞頭鶻。泥滑滑。（種類）禽類。（性質）甘平。（功用）治野雞病。殺蟲。

【竹䶉】（名稱）一名竹㹠。（種類）獸部鼠類。食竹根之鼠。其肉肥美如竹。（性質）甘平。（功用）補中益氣解毒。

【竹魚】（種類）鱗類。狀如青魚色如竹。（性質）甘平。（功用）和中益氣除濕氣。

【竹蠹蟲】（種類）蟲類。生諸竹中。（功用）治小兒蠼螋頭瘡。取慈竹內者。搗和牛溺塗之。

【竹蠹蛀末】（功用）治聤耳出膿水。湯火傷瘡。

【竹葉細辛】（名稱）卽獐耳草。（種類）草類。（功用）香勝當辛治脫力虛黃。

四畫

【笋】胥允切音隼。通作筍。詳見筍字。

五畫

【笛】第檄切音狄。錫韻。

【笛師】即竹蜂。一作留師。詳見竹蜂條。

【笠】離熠切音立。緝韻。

【笠】別名敗天公。詳見敗天公條。

六畫

【筋】基般切音斤。文韻。

【筋子根】（名稱）亦名根子。（種類）草類（性質）苦溫。（功用）主心腹痛霍亂蠱毒。暴下血酒磨服。

【筀】涓惠切音桂。

【筀竹茹】詳見竹茹條。

【筍】胥允切軫韻。俗作笋。

【筍乾】（種類）蔬菜類。分六種列下。【青筍乾】（性質）鹹甘平。（功用）爽胃消痰。【春筍乾】（性質）鹹甘平。（功用）行氣消痰。【衢筍乾】（功用）利膈化痰。【羊尾筍乾】（功用）同上。【處筍片】（名稱）俗名素火腿。（功用）利血消痰。【篆筍片】（名稱）即玉版筍。（性質）甘平。（功用）治實喘消痰利水。

七畫

【筯】逐豫切同箸。

【筯】（種類）器物類。古時皆以竹爲之。（功用）治吻上嚥口瘡。取筯頭燒灰傅之。又治咽喉痺塞。取漆筯燒酒含嚥。烟氣入腹發欬即破。

八畫

【箘】巨隕切音窘。軫韻。又平聲眞韻義同。

【箘桂】（名稱）一名筒桂。又名

小桂。(種類)香木類用皮。(性質)辛溫。(功用)治百病。養精神。和顏色。

【箚】涉夾切洽韻。

【箚耳草】(種類)草類。(功用)治氣聾。

【箔】步咢切音薄藥韻。

【箔經繩】(種類)器物類此係簾箔上用舊之繩。(功用)治瘰癧有膿不潰。燒研和臘猪脂傅之即潰。

九畫

【箬】日若切。音若。藥韻。

【箬葉】(名稱)箬亦作篛。一名蒻葉。(種類)隰草類。(性質)甘寒。(功用)治男女吐血。衄血。嘔血咯血。下血。又通小便。利肺氣喉痺。消癰疽。洗眼疾。

【箭】即彥切。霰韻。

【箭笴】(種類)用物類。即箭幹。(功用)治刺傷風。水刮箭下漆塗之。又主疔瘡惡腫。刮箭笴茹作炷。灸二七壯。

【箭頭風】(種類)草類。出廣西南寧。花似箭頭。(功用)消痰定喘。治風。四肢骨節痛。煎水薰洗之。

【節】即噎切。音即。屑韻。

【節瓜】(種類)蔬菜類。乃冬瓜中一種小者。一節生一瓜。(功用)止渴生津。驅暑健脾。利大小腸。

【節華】(名稱)一名山節。達節。通漆。(種類)草類。(性質)味苦。(功用)主傷中痿痺溢腫。(附錄)其皮主脾中客熱氣。

十畫

【篤】都沃切。音督。沃韻。

【篤耨香】(種類)香木類。此係樹脂。出眞蠟國。(功用)治面點黯。同白附子冬瓜子白及石榴皮等分為末。酒浸三日洗面後傅之。

十一畫

【𥱼】舉欣切。音斤。

【𥱼竹葉】【𥱼竹根】【𥱼竹瀝】分詳竹葉竹根竹瀝三條。

十二畫

【簟】第忝切。儉韻。又去聲。豔韻義同。

【簟】(名稱)一名筍席。又名籧篨。符簹。(種類)用物類。(功用)治蜘蛛尿蠼螋尿瘡。取舊者燒灰傅之。

十三畫

【簷】余廉切。音鹽。鹽韻。與檐同。

【簷溜下泥】(種類)土類。(功用)塗豬咬蜂螫蟻叮蛇傷毒。又和羊脂塗腫毒丹毒。

【簸】補火切。音播。哿韻。又去聲。箇韻。義同。

【簸箕舌】(種類)器物類。(功用)治重舌出涎。燒研酒服。又主月水不斷。催生。

【簾】離鹽切。鹽韻。

【簾箔】(種類)用物類。取用舊者良。(功用)治產婦血滿腹脹痛。血渴。惡露不盡。月閉。下惡血。生好血。酒煮或燒灰服。

(附錄)又箔經繩治癰疽有膿不潰。燒研和臘豬脂傅之。

十九畫

【籩】卑烟切。音邊。先韻。

【籩箕柴】(種類)草類。(功用)治癰瘡。取皮煎湯服。須臾痒不可忍。以手爬破出毒氣。即愈。

●米部

【米】密禮切。薺韻。

【米粃】(名稱)一名米皮糠。(種類)穀類。(性質)甘平。(功用)通腸開胃。下氣磨積塊。

【米餻】(種類)穀類。有粳米粢米二種。【粳米餻】(性質)甘溫。(功用)養脾胃。厚腸。益氣和中。【粢米餻】(功用)益氣暖中。縮小便。堅大便。

【米醋】(名稱)一名酢。醯。苦酒。(種類)穀部造釀類。(性質)酸苦溫。(功用)斂氣血。散瘀。治產後血暈。除癥。瘕。心腹諸痛。塗癰瘡腫。殺魚肉毒。愈黃疸黃汗。(禁忌)多食損筋骨。損胃損顏色。

【米酒】(種類)穀部造釀類。(性質)苦甘辛大熱有毒。(功用)和血行氣。壯神禦寒。除風散濕。逐穢辟邪。暖水臟。行藥勢。(禁忌)熱飲傷肺。多飲則傷神耗血。損胃爍精。動火生痰發熱助慾。致生濕熱諸病。

【米油】(種類)穀類。此乃滾粥鍋內煎起之浮沫。(性質)甘平。(功用)滋陰長力。肥五臟百竅。利小便通淋。及精清不孕。

【米露】(種類)水類。取新鮮白米蒸取。(性質)氣清味淡。(功用)補脾胃。生肺金。

【米麥麨】(名稱)即炒米。一名糗。(種類)穀部造釀類。(性質)甘苦微寒。(功用)清熱止煩渴。止洩實大腸。

四畫

【粃】筆倚切。音比。

【粃糠】詳見米粃條。

【粉】府吻切。分上聲。吻韻。

【粉錫】即胡粉。詳見胡粉條。

【粉霜】(名稱)一名水銀霜。白雪白霜砂。(種類)金類。(性質)辛溫有毒。(功用)下痰涎。消積滯。利水。與輕粉同功。(禁忌)其性有毒。不可多用。

虛者尤忌。

【粉團花】(名稱)一名玉粉團。(種類)灌木類。(性質)寒。(功用)洗腎囊風燒烟薰臭蟲。(附錄)其根可治喉爛。

五畫

【粗】村烏切。虞韻。亦作麤。

【粗草紙】(種類)用物類。(功用)發疹瘖。治腸風下血。

【粘】泥炎切。音拈。俗黏字。

【粘糊菜】豨薟嫩苗可作蔬菜。故有是名。功用詳見豨薟條。

六畫

【粟】胥旭切。沃韻。

【粟米】(名稱)一名秈粟。俗呼爲小米子。(種類)穀類。此係粱之小者。(性質)鹹淡微寒。(功用)補虛損益丹田。開脾胃。利小便。治反胃熱痢。

【粟芽】(名稱)即粟蘖。(性質)苦溫。(功用)除煩下氣。消宿食開胃。

【粟糠】(功用)治痔漏脫肛。和諸藥薰之。

【粟奴】(名稱)即粟苗成穗時生黑煤者。(功用)利小腸。除煩懣。

【粟泔汁】(功用)治霍亂卒熱心煩。臭泔止消渴。並洗皮膚瘙疥。殺蟲。

【粥】朱郁切。音祝。屋韻。

【粥】(名稱)一名糜。(種類)穀部造釀類。粥之種類甚多。茲特彙錄於下。【糯米粥】【秫米粥】【黍米粥】(性質)甘溫。(功用)和中益氣。治脾胃虛寒泄痢吐逆。小兒痘瘡白點。【粳米粥】【秈米粥】【粟米粥】【粱米粥】(功用)利小便止煩渴。養腸胃。【小麥粥】(功用)止消渴煩熱。【赤小豆粥】(功用)利小便。

消水腫辟邪癘．【綠豆粥】（功用）解熱毒止煩渴．【御米粥】（功用）治反胃利大腸．【薏苡仁粥】（功用）除濕熱．利腸胃．【蓮子粉粥】（功用）健脾胃止洩痢．【芡實粉粥】（功用）固精氣明耳目．【菱實粉粥】（功用）益腸胃．解內熱．【栗子粥】（功用）補腎氣益腰脚．【薯蕷粥】（功用）補腎精固腸胃．【芋粥】（功用）寬腸胃令人不飢．【百合粉粥】（功用）潤肺調中．【蘿蔔粥】（功用）消食利膈．

【胡蘿蔔粥】（功用）寬中下氣．【馬齒莧粥】（功用）治痺消腫．【油菜粥】（功用）調中下氣．【莙薘粥】（功用）健胃益脾．【菠薐菜粥】（功用）和中潤燥．【薺菜粥】（功用）明目利肝．【芹菜粥】（功用）去伏熱利大小腸．【葵菜粥】（功用）潤燥寬腸．【芥菜粥】（功用）豁痰辟惡．【韭菜粥】（功用）溫中暖下．【葱豉粥】（功用）發汗解肌．【茯苓粉粥】（功用）清上實下．【松子仁粥】（功用）潤心肺調

大腸．【酸棗仁粥】治煩熱益膽氣．【枸杞子粥】（功用）補精血益腎氣．【薤白粥】（功用）治老人冷利．【生薑粥】（功用）溫中辟惡．【花椒粥】（功用）辟瘴禦寒．【茴香粥】（功用）和胃治疝．【胡椒粥】【茱萸粥】【辣米粥】（功用）並治心腹疼痛．【麻子粥】【胡麻粥】【郁李仁粥】（功用）並能潤腸治痺．【蘇子粥】（功用）下氣利膈．【竹葉湯粥】（功用）止渴清心．【豬腎粥】【羊腎粥】【鹿腎粥】

（功用）並治腎虛諸疾。【羊肝粥】【鷄肝粥】（功用）並補肝虛明目【羊汁粥】【鷄汁粥】（功用）並治勞損。【鴨汁粥】【鯉魚汁粥】（功用）並消水腫。【牛乳粥】（功用）補虛羸【酥蜜粥】（功用）養心肺。【鹿角膠入粥食】（功用）助元陽治諸虛。【炒麪入粥食】（功用）止白痢。【燒鹽入粥食】（功用）止血痢。

七畫

【粱】離陽切音梁。陽韻。

【粱米】（種類）穀類粱有三種。並列於下。【黃粱米】（性質）甘平。（功用）益氣和中止霍亂下痢利小便除煩熱。【白粱米】（性質）甘微寒。（功用）除熱益氣和中止煩渴。【青粱米】（性質）甘微寒。（功用）益氣補中止洩痢。利小便解熱渴。

【粳】歌亭切音庚。

【粳米】（名稱）米之不黏者曰粳。一名秔。（種類）穀類。（性質）甘平。（功用）平和五臟。補益氣血除煩清熱利便止渴。

【粳米泔】（名稱）一名米瀋。第二次者清而可用。故又名淅二泔。（性質）甘寒。（功用）清熱止煩渴利小便涼血。

【粳穀奴】（功用）治走馬喉痺。燒研酒服。

九畫

【糉】作甕切宗去聲。送韻。俗作粽。

【糉】（名稱）一名角黍。（種類）穀部造釀類以菰蘆葉裹米成之。（性質）甘溫。（功用）五月五日取糉尖和截瘧藥。

【糉心草】卽龍常草．詳見龍常草條．

十畫

【糕】歌鏖切音羔．與餻同

【糕】詳見米糕條．

【糖】駝昂切音唐．

【糖橘紅】(種類)果類．(性質)甘辛溫．(功用)理氣快膈．治嗽消痰．

【糗】起有切有韻．

【糗】卽炒米詳見米麥麨條．

十一畫

【糞】付問切音奮問韻．

【糞清】卽金汁．詳見金汁條．

【糞金子】(種類)蔬菜類．凡油白菜收子作種者．其中心老根內必有一子．枯時搖之有聲．取子用．(功用)治血症．及小兒慢驚．

【糞坑底泥】(種類)土類．(功用)陰乾爲末．調傅發背諸惡瘡．

【糟】咨鏖切音遭．豪韻．

【糟】(名稱)一名粕．(種類)穀部造釀類．有三種列下．【酒糟】(性質)甘辛．(功用)罯撲損瘀血．浸水洗凍瘡．【大麥醋糟】(性質)酸微寒．(功用)治氣滯風壅．手背脚膝痛．炒熱布裹熨之．【乾餳糟】(性質)甘溫．(功用)暖肺胃．化飲食．益氣緩中．治反胃吐食．

【糟油】(功用)摩風瘙腰膝痛．開胃煖臟．止嘔噦．解蔬菜毒．

【糟茄】(種類)蔬菜類．(功用)燒灰存性．治鵝口瘡．

十二畫

【糧】離陽切音良．陽韻．

【糧罌中水】(種類)水類．此係古塚中食罌中水．(性質)辛平有小毒．(功用)治鬼氣中

惡疰忤心腹痛。惡夢鬼神。殺
蚘。蟲瘀噎疾。

十四畫

【糯】怒臥切。

【糯米】(名稱)糯稻一名稌。(種類)穀類(性質)甘溫。(功用)補脾肺虛寒。堅大便。縮小便。收自汗。發痘瘡。(禁忌)其性黏滯難化。病人及小兒最宜忌之。素有痰熱風病及痺病者亦忌。

【糯米泔】(性質)甘平。(功用)益氣。止煩渴。霍亂。解毒。並消鴨肉積。

【糯稻花】(功用)入揩牙烏鬚方用。

【糯稻稈】(名稱)即稻穰。(性質)辛甘熱。(功用)治黃病如金色。煮汁浸之。燒灰浸水飲。止消渴。治墜撲傷損。淋汁浸腸痔。

【糯米糠】(功用)燒取白灰擦齒黃。

十七畫

【糵】逆傑切。屑韻。

【糵米】分見穀芽麥芽粟芽各條。

●糸部

三畫

【紅】胡籠切。音洪。東韻。

【紅花】(名稱)一名紅藍花。(種類)隰草類(性質)辛苦甘溫。(功用)入肺經而破瘀血。活血潤燥。消腫止痛。治經閉便難。血運口噤。胎死腹中。痘瘡血熱。喉痺不通。又能入心經。生新血。(禁忌)過用能使血行不止而斃。

【紅花子】(功用)治天行瘡痘。功與花同。

【紅花苗】(功用)生搗塗遊腫。

【紅豆】一名相思子。詳見相思

子條。

【紅麴】(種類)穀部造釀類。(性質)甘溫。(功用)色赤入營。能破血活燥胃消食。治赤白下痢跌打損傷產後惡露不盡。

【紅麴酒】(種類)穀部造釀類。(功用)治腹中及產後瘀血。

【紅豆蔻】(種類)芳草類。即高良薑子。(性質)辛溫。(功用)溫肺散寒醒脾燥濕消食解酒治噎膈反胃虛瘧寒脹冷癖瀉痢。(禁忌)脾胃有伏火者禁用。

【紅木香】(名稱)一名廣福藤又名紫金皮。(種類)蔓草類。(性質)辛香而涼。(功用)治風氣痛。傷力跌撲損傷胃氣疼痛。食積痧脹等症。

【紅皮藤】(種類)蔓草類。(功用)治半肢風及大痲風。浸酒服。

【紅海粉】(種類)蔬菜類。生嶺南。(功用)治赤痢風痰。

【紅果草】(種類)草類。出廣西(性質)味辛。(功用)煎湯漱牙疼。

【紅茂草】(名稱)一名地沒藥。又名長生草。(種類)草類。(性質)味苦大涼。(功用)主癰疽瘡腫焙研爲末冷水調貼。

【紅花茶】(種類)木類。似紅花。出粵西。(功用)消膈滯宿食。辟烟嵐瘴氣。

【紅毛茶】(種類)草類。出臺灣。(功用)治時氣腹脹。或悶鬱不舒。

【紅毛參】(種類)草類。從紅毛帶來。與建參相似。(功用)止瀉痢。

【紅毛石皮】(種類)石類。出紅

毛國。可用作火石。外皮白如粉。甚鬆脆。(功用)治金刃傷。功勝陳石灰。

【紅珠大鋸草】(種類)草類。(功用)敗毒消腫清火治鼓脹黃疸。

四畫

【納】儺拉切。合韻。

【納鼈】(種類)介類用甲。(性質)有小毒。(功用)治傳尸勞及女子經閉。(附錄)其肉有毒。食之令人昏塞。

【紗】師鴉切。音沙。麻韻。

【紗帽翅】(種類)草類用葉。(功用)治癬。

【紙】軫倚切。音枳。紙韻。

【紙】(種類)用物類。諸紙列下。

【楮紙】(性質)甘平。諸紙同。(功用)燒灰止吐衄血崩。金瘡出血。【竹紙】(功用)包犬毛燒末酒服。止瘧。【藤紙】燒灰傅破傷出血。及大人小兒內熱。衄血不止。【草紙】(功用)以紙作撚。紝癰疽。最拔膿。蘸油撚燈照諸惡瘡。【麻紙】(功用)止諸失血。燒灰用。

【紙錢】(功用)主癰疽將潰。以筒燒之。乘熱吸患處。其灰止血。(禁忌)其煙久嗅損人肺氣。

【素】速誤切。音訴。遇韻。

【素燕窩】(種類)蔬菜類。此係人造者。入素食中用之。(功用)解食煙毒。

【紡】撫罔切。音仿。養韻。

【紡車弦】(種類)器物類。(功用)治馬癰。燒灰傅之。

五畫

【紫】咨此切。紙韻。

【紫草】(名稱)一名紫丹。紫芙地血。鴉銜草。餘名不錄。(種類〕山草類用根。（性質）甘鹹寒。（功用）入厥陰血分凉血活血。利九竅通二便治心腹邪氣及痘瘡血熱毒盛。二便閉濇者。（禁忌）便滑者勿用。

【紫參】（名稱）一名牡蒙。又名五鳥花。餘名不載（種類）山草類。（性質）苦微寒。（功用）治心腹堅脹。散瘀血治婦人血閉不通。並治諸血病及寒熱瘧痢癰腫金瘡。

【紫菀】（名稱）一名靑菀。紫蒨。返魂草。夜牽牛。（種類）隰草類。（性質）辛苦溫。（功用）潤肺下氣補虛調中。消痰止渴。治寒熱結氣欬逆上氣。欬吐膿血。肺經虛熱。小兒驚癎能開喉痺取惡涎（禁忌）其氣辛散而性滑。不宜多用獨用。（用法）去頭鬚。蜜水浸焙用。

【紫葳】即凌霄花。詳見凌霄花條。

【紫蘇】（名稱）一名赤蘇。又名桂荏（種類）芳草類用葉。（性質） 辛溫（功用）通心利肺。開胃益脾發汗散寒。和血下氣寬中消痰。袪風定喘。止痛安胎。利大小腸。解魚蟹毒。（禁忌）表弱氣虛者忌用。

【紫蘇梗】（功用）與葉同而下氣稍緩虛者宜之順氣安胎。尤宜用此

【紫蘇子】（功用）與葉同潤心肺尤能下氣定喘。止嗽消痰。利膈寬腸。溫中開鬱（禁忌）滑腸氣弱者禁用

【紫葛】（種類）蔓草類用根皮。（性質）甘苦寒。（功用）治癰腫痛風。產後煩渴。傅癰腫惡瘡生肌散血。

【紫藤】（種類）蔓草類。（性質）

甘微溫有小毒(功用)下水癥.

【紫菫】(名稱)一名赤芹.蜀芹.楚葵.苔菜水蔔菜.(種類)蔬菜類取花用.(性質)酸微溫.(功用)治大人小兒脫肛.

【紫菜】(名稱)一名紫蕺.(種類)蔬菜類.(性質)甘寒.(功用)治癭瘤脚氣.

【紫衣】(種類)苔草類.(性質)苦.(功用)治黃疸.下水癥.止熱痢.

【紫藍】(種類)草類.(性質)味鹹.(功用)能消食肉毒.

【紫給】(名稱)一名野葵.(種類)草類.根如烏頭.采根用.(性質)味酸(功用)主毒風頭洩.

【紫柴】(種類)草類.(性質)味苦.(功用)主小腹痛.利小腹.破積聚.長肌肉.

【紫金牛】(種類)山草類.生福州(性質)辛平.(功用)解山嵐瘴毒.瘡毒.并中諸毒.

【紫金藤】(名稱)一名山甘草.(種類)蔓草類(功用)消損傷瘀血.搗傅惡瘡腫毒.

【紫草茸】(種類)草類.出西藏.非紫草之嫩苗.別有一種.(功用)涼血解毒.治痘及諸腫毒惡瘡.

【紫羅欄】(種類)草類.白花者良.用根.(功用)治臌脹腫滿.清利水道.并治跌打損傷.搗酒服少許.(禁忌)多服令人吐瀉.傷胃氣.

【紫玉環】(種類)果類.荔枝中之一種.產四川濾州.(功用)曝乾.啖一枚.可除瘴癘.

【紫檀香】(種類)香木類.(性質)鹹平.(功用)和營氣.消腫毒.敷金瘡.止血定痛.

【紫荊皮】(名稱)一名紫珠。皮名肉紅內消。(種類)灌木類。(性質)苦平。(功用)活血行氣。消腫解毒治婦人血氣疼痛。經水凝濇。並治鶴膝風痛。及癰疽痔瘡。(附錄)皮及梗花。氣味功用並同。

【紫貝】(名稱)一名文貝。又名研螺。(種類)介類。(性質)鹹平。(功用)去熱毒治小兒斑疹入目。

【紫酒】(種類)穀部造釀類。以雞屎白炒焦投酒中。待紫色去滓飲。(功用)治卒風口偏不語。及角弓反張。煩亂欲死。及鼓脹不消。

【紫石英】(種類)石類。(性質)甘辛而溫。(功用)重以去怯。濕以去枯。心神不安。肝血不足。女子血海虛寒不孕者宜之。(用法)火煆醋淬七次。研末水飛用。

【紫石華】(種類)石類。生中牟山陰。(性質)甘平。(功用)主渴去小腸熱。

【紫佳石】(名稱)一名赤英。一名石血。(種類)石類。生邯鄲。(性質)味酸。(功用)主痺血氣。

【紫銅鉚】(種類)金類。產雲南。(功用)鎮心利肺。降氣墜痰。火煆末用可罨續筋骨折傷。

【紫花地丁】(名稱)一名箭頭草獨行虎羊角子米布袋。(種類)隰草類。(性質)苦辛寒。(功用)治一切癰疽發背。疔腫瘰癧。無名腫毒惡瘡。

【紫背稀奇】(種類)蔓草類。(功用)治痘毒酒煎服。

【紫背金盤】(種類)石草類。(性質)辛濇熱。(功用)主婦人血氣痛洗焙研末酒服。(

禁忌）孕婦禁用。並忌雞魚羊血淫麪。

【紫茉莉花】（名稱）一名狀元紅（種類）草類（性質）辛香。（功用）能去風活血。浸酒用。

【紫茉莉根】（功用）治乳癰白濁。

【紫茉莉子】（名稱）一名土山柰（性質）寒。（功用）取其粉可去面上瘢痣粉刺。

【細】息詣切霽韻。

【細辛】（名稱）一名小辛。少辛。（種類）山草類。（性質）辛溫。（功用）以其能散風邪。故諸風痺痛。欬嗽上氣。頭痛脊强者宜之。以其能散浮熱。故口瘡喉痺。鼻淵齒䘌者宜之。以其能益肝膽。故膽虛驚癇風眼淚下者宜之。水停心下則腎燥。其能行水氣以潤之。並能通精氣。利九竅。故耳聾鼻齆。倒睫便澀者宜之。散結溫經。破痰下乳。行血發汗。（禁忌）味厚性烈。不可過用。至多一錢。反藜蘆。

【終】朱弓切東韻。

【終石】（種類）石類（性質）味辛（功用）主陰痿痺。小便難。能益精氣。

六畫

【絡】勒咢切音洛。藥韻。

【絡石藤】（名稱）一名耐冬。又名石鯪。石龍藤。餘名不錄。（種類）蔓草類。（性質）苦溫。（功用）堅筋骨。利關節。治一切風。

【絲】塞茲切音思。支韻。俗作絲非。

【絲瓜】（名稱）一名天絲瓜。天羅布瓜。蠻瓜。（種類）蔬菜類。（性質）甘冷。（功用）涼血解毒。除風化痰。通經絡。行血脈。

消浮腫。發痘瘡。治腸風崩漏。疝痔癰疽。滑腸下乳。

【絲瓜絡】即老絲瓜中之筋。性質功用見上絲瓜。

【絲瓜葉】(功用)治癬瘡。頻挼摻之。幷療癰疽疔腫卵癩。

【絲瓜藤根】(功用)治齒䘌腦漏。喉痛骨哽。殺蟲解毒。

七畫

【絹】菊院切。音捐。霰韻。

【絹】(種類)服物類。以黃絲織成者佳。【黃絹】(功用)煮汁服。止消渴。產婦脬損。洗痘潰爛。燒灰止血痢下血吐血血崩。【緋絹】(功用)燒灰入瘧藥。

【絹篩籮】(種類)器物類。(功用)治過月難產。

【經】基丁切。青韻。

【經霜老茶葉】(種類)木類。(功用)治羊癲瘋。研末。同明礬爲丸。硃砂作衣。每服三錢。三服卽愈。

八畫

【綟】里詣切。音麗。

【綟木】(種類)喬木類。(性質)甘溫。(功用)治風血羸瘦。補腰腳。益陽道。宜浸酒飲。

【綠】閭欲切。沃韻。

【綠青】(名稱)一名石綠。又名大綠。(種類)石類。生銅鑛中。(性質)有小毒。(功用)止洩痢。療鼽鼻。吐風痰。

【綠膚青】(名稱)一名推青。推石。(種類)石類。(性質)辛鹹平。(功用)治蠱毒及蛇菜諸毒。療惡瘡。(禁忌)久服令人瘦。

【綠鹽】(名稱)一名鹽綠。亦名石綠。(種類)鹵石類。(性質)鹹苦辛平。(功用)點目。明目消翳。療小兒無辜疳氣。

【綠礬】即皂礬詳見皁礬條。

【綠豆】（種類）穀部豆類舊本作菉豆者非（性質）甘寒。（功用）行十二經清熱毒而解渴去浮風而潤膚利小便以治脹厚腸胃以和脾。功在綠皮去殼即壅氣（禁忌）胃寒者不宜食。

【綠豆粉】（性質）甘涼。（功用）清熱解毒。撲痘瘡潰爛。

【綠豆皮】（性質）甘寒。（功用）解熱毒。退目翳。

【綠豆莢】（功用）治赤痢經年不愈。

【綠豆花】（功用）解酒毒。

【綠豆芽】（性質）甘平。（功用）解酒毒熱毒。利三焦。

【綠豆葉】（功用）治霍亂吐下。絞汁和醋服。

【綠升麻】（種類）山草類。乃升麻之別一種。（功用）治痢疾。

【綠盆子】（種類）木類。出遼東。（性質）性烈有大毒。（功用）能腐骨碎齒。入外科用。

【綠桑蠃】（名稱）一名桑牛。又名天螺。（種類）蟲類。（功用）治小兒驚風。又治大腸脫肛燒研和豬脂塗之。

【綠毛龜】（名稱）一名綠衣使者。（種類）介類。（性質）甘酸平。（功用）通任脈。助陽道。補陰血。益精氣。治痿弱。

【綿】彌延切音眠。先韻。

【綿絮】（種類）服物類。取衣中舊綿絮用（功用）治下血及金瘡出血不止。

【綿珠】（種類）服物類。用舊絲綿衣內珠。（功用）治蝎虎咬。香油調塗。

【綿紗】（種類）服物類。此係草綿花所紡之線。（性質）平。（功用）能透斑疹。

【綿絮頭草】(名稱)一名地蓮。亦名金沸草。俗呼爲黃花子草。(種類)草類。(性質)酸寒。(功用)洗囊風溼癢。並治兒疳梅疳下疳同甘草煎洗。

【綸】閭勻切音倫。眞韻。

【綸布】即昆布。詳見昆布條。

九畫

【線】細堰切。霰韻。亦作綫。

【線香】(種類)芳草類。此係合諸香藥造成者。(性質)辛溫。(功用)熏諸瘡癬。

【緬】米演切。讀如免。銑韻。

【緬豆】(種類)穀部豆類。(功用)咀之傅惡瘡。(禁忌)誤服之。吐瀉致死。

【緬茄】(名稱)一作洒茄。(種類)蔬菜類。出滇南緬甸。(功用)拭眼去翳。治牙痛及疔瘡走黃。又能解百藥毒。

【練】更硯切。連去聲。霰韻。

【練鵲】(種類)禽類。(性質)甘溫平。(功用)益氣。治風疾。炒香袋盛浸酒飲。

十畫

【縉】即印切。音晉。震韻。

【縉雲草】即石龍芻。詳見石龍芻條。

【縛】伏藥切。藥韻。

【縛豬繩】(種類)用物類。(功用)治小兒驚啼發歇不定。用臘月者燒灰服。

十一畫

【縮】疏屋切。音蹜。屋韻

【縮砂蔤】(種類)芳草類。取仁用。即砂仁。出嶺南。(性質)辛溫香竄。(功用)補肺益腎。和胃醒脾。快氣調中。通行結滯。治腹痛痞脹。噎膈嘔吐。上氣欬嗽。赤白瀉痢。霍亂轉筋。奔豚崩帶。袪痰逐冷。消食醒酒。止痛安胎。散咽喉口齒浮熱。

化銅鐵骨哽。

【縮砂酒】(種類)穀部造釀類。(功用)消食和中下氣止心腹痛。

十二畫

【織】之億切音職。職韻。

【織機上草辦】(種類)器物類。(功用)治白紅蛇纏燒灰存性麻油調搽。

十三畫

【繫】吉詣切音計。又徵詣切。音系。霰韻義同。

【繫彌子】(種類)果類。(性質)苦甘平。(功用)益五臟去頭面諸風治產後痢疾。

【繭】紀偃切銑韻。

【繭鹵汁】(種類)蟲類此是蠶繭蛹汁。(功用)治百蟲入肉。䘌蝕瘙疥。及牛馬蟲瘡。浴小兒瘡疥殺蟲。

【繰】思鏖切同繅

【繰絲湯】(種類)水類。(功用)止消渴。

【繳】吉曉切。音皎。

【繳腳布】(種類)服物類。即裹腳布多垢者佳。(功用)治天行勞復。洗汁服。又婦人欲回乳用男子裹足布勒住經宿即止。

十五畫

【續】敘欲切音俗。沃韻。

【續斷】(名稱)一名屬折。接骨。龍豆。南草。(種類)隰草類川產者良。(性質)苦辛微溫。(功用)補肝腎通血脈理筋骨主勞傷暖子宮縮小便止遺洩破瘀血治腰痛胎漏崩帶腸風血痢癰痔腫毒又主金瘡折跌止痛生肌女科外科需為上劑。(用法)去向裏鞭筋。酒浸用。

【續隨子】(名稱)一名千金子

千兩金菩薩豆拒冬聯步。(一種類)毒草類。(性質)辛溫有毒。(功用)行水破血。治癥瘕痰飲冷氣脹滿蠱毒鬼疰。利大小腸。下惡滯物。塗疥癬瘡。(禁忌)脾虛便滑者忌用。(用法)去殼取色白者。壓去油用。

【纏】池延切。音廛。先韻。又去聲。霰韻。義同。

【纏枝牡丹】即旋花。詳見旋花條。

十七畫

【纖】西淹切。音暹。鹽韻。

【纈霞草】(種類)草類。(功用)治元臟虛冷氣攻臍腹痛。

◎缶部

四畫

【缺】曲噦切。屑韻。

【缺盆】覆盆之別名。詳見覆盆子條。

十四畫

【罌】阿耕切。音纓。庚韻。

【罌子桐】(名稱)一名虎子桐。荏桐。油桐。(種類)喬木類。取桐子油用。(性質)甘微辛寒。有大毒。(功用)塗脛瘡及湯火傷瘡。探吐風痰喉痺。

【罌子粟】(名稱)一名御米。象穀。米囊子。(種類)穀類。(性質)甘寒。(功用)潤燥止痢。煮粥食治反胃。

【罌粟殼】(性質)酸濇平。(功用)斂肺濇腸固腎。治久嗽.瀉痢。遺精脫肛多溺。心腹筋骨諸痛。(禁忌)瀉痢初起及風寒作嗽忌用。

【罌粟嫩苗】(性質)甘平。(功用)作蔬食除熱潤燥。開胃厚腸。

◎网部

十二畫

【罾】咨登切音增蒸韻。
【罾布】(種類)服物類(功用)小兒服之可辟邪魅。

十四畫

【羅】勒莪切歌韻。
【羅勒】(名稱)卽蘭香。一名香菜。醫子草。(種類)蔬菜類。(性質)辛溫微毒。(功用)調中消食去惡氣消水氣生食瘰齒根爛瘡取汁或煮汁服。可治反胃碗嘔其根燒灰傅小兒鼻疳及黃爛瘡。
【羅岕】詳見岕茶條。
【羅浮參】(種類)山草類。狀似仙茅。一葉一花根如人字。產羅浮山(性質)味甘帶苦。(功用)生津養胃。補虛羸潤肺。
【羅裙帶】(種類)草類出廣西南寧其葉似帶(功用)治折傷損手足者取葉火煨微熱貼之。
【羅晃子】(種類)果類出廣西。皮有九層故俗呼爲九層皮。(性質)甘溫(功用)養肝膽。明目去翳止渴退熱解利風邪。消煩降火治翻胃吐食及臟腑生蟲。腹痛痞積。
【羅漢松皮】(名稱)一名金錢松。又名徑松。(種類)香木類。(性質)辛。(功用)治一切血。殺蟲瘰癬。台蘆薈香油調搽。
【羅漢松實】(性質)甘香。(功用)補腎益肺治心胃痛。

●羊部

【羊】移强切陽韻。
【羊肉】(種類)獸類種類頗多。入藥者有青羖羊青羯羊白羚羊等數種(性質)甘熱。(功用)補虛勞益氣力壯陽道。開胃健力通氣發瘡。(禁忌)凡瘡家及有痼疾者忌食反半夏菖蒲忌銅器及醋。

【羊皮】(功用)濕皮臥之散打傷青腫乾皮燒服治蠱毒下血去毛作羹臛食可治一切風及脚中虛風。

【羊脂】(種類)青羊者良。(性質)甘熱。(功用)主賊風痿痺止勞痢潤肌膚殺蟲治瘡癬。

【羊血】(種類)白羊者良。(性質)鹹平。(功用)主產後血暈悶絕生飲一杯即活並解金銀丹石砒硫一切諸毒。

【羊乳】(種類)白羖羊者良。(性質)甘溫。(功用)補肺腎。潤胃脘大腸之燥。治反胃消渴。口瘡舌腫。蜘蛛咬傷。

【羊腦】(性質)有毒。(功用)入面脂手膏潤皮膚去皯黯塗損傷丹瘤肉刺。

【羊髓】(性質)甘溫。(功用)潤肺氣澤皮毛滅瘢痕。

【羊心】(種類)用白羝羊者良。肺腎同。(性質)甘溫(功用)補心止憂恚膈氣。

【羊肺】(功用)補肺。止欬嗽。利小便。

【羊腎】(功用)補腎氣益精髓。治耳聾盜汗。

【羊外腎】(名稱)一名羊石子。(功用)治腎虛精滑。

【羊肝】(種類)青羖羊者良。(性質)苦寒。(功用)補肝明目。

【羊膽】(種類)青羯羊者良。(性質)苦寒(功用)點風淚眼赤障白翳

【羊胃】(名稱)即羊肚。一名羊膍胵。(性質)甘溫。(功用)治反胃止虛汗益虛羸作羹食。

【羊脬】(功用)治下虛遺溺盛水炙食。

【羊脏】（種類）白羊者良（功用）潤肺燥。去鼾黯。澤肌膚。滅瘢痕。

【羊舌】（功用）補中益氣。

【羊醫】（名稱）卽會咽。（性質）甘淡溫。（功用）治氣癭。

【羊睛】（功用）曝乾爲末點目赤及翳膜。

【羊筋】（功用）治塵物入目。熱嚼納眥中。仰臥卽出。

【羊角】（種類）靑羖羊者良。（性質）鹹溫。（功用）明目殺蟲。治產後寒熱餘痛。

【羊齒】（性質）溫。（功用）治小兒羊癇寒熱。

【羊頭骨】（種類）用羖羊者良。脊骨尾骨脛骨同。（性質）甘平。（功用）治風眩瘦疾。小兒驚癇

【羊脊骨】（性質）甘熱。（功用）補腎虛。通督脈。治腰痛下痢。

【羊尾骨】（功用）益腎明目。補下焦虛冷。

【羊脛骨】（性質）甘溫。（功用）入腎補骨。燒灰擦牙良。

【羊頭蹄】（種類）白羊者良。（性質）甘平。（功用）治風眩瘦疾。小兒驚癇。虛寒腰痛。

【羊懸蹄】（功用）治轉筋。

【羊鬚】（功用）治小兒口瘡。蠼螋尿瘡。燒灰和油敷。

【羊溺】（功用）治傷寒熱毒攻手足腫痛。和鹽豉湯漬之。

【羊屎】（種類）靑羖羊者良。（性質）苦平。（功用）主小兒洩痢。腸鳴驚癇。熏塗諸瘡痔瘻。

【羊羔酒】（種類）穀部造釀類。（功用）大補元氣。健脾胃。益腰腎。

【羊胲子】（名稱）卽羊腹內結成之草積塊。（功用）治翻胃

【羊實】(種類)草類生蜀郡.(性質)苦寒(功用)主頭禿惡瘡.

【羊茅】(種類)草類.(功用)治喉痺腫痛.搗汁嚥之.

【羊蹄根】(名稱)一名禿菜.水黃芹又名羊蹄大黃.餘名不錄.(種類)水草類.(性質)苦寒.(功用)除熱殺蟲療頭禿疥癬女子陰蝕.貼腫毒.

【羊蹄葉】(性質)甘滑寒.(功用)治腸痔瀉血.小兒疳蟲.殺魚毒.(禁忌)作瀉者勿食.

【羊蹄實】(性質)苦濇平.(功用)治婦人血氣.止赤白痢.

【羊屎柴】(名稱)一名牛屎柴.(種類)隰草類.葉類鶴虱.用葉.(功用)搗傅癰疽發背.

【羊躑躅】(名稱)一名黃躑躅.黃杜鵑.羊不食草.鬧羊花.餘名不載.(種類)毒草類.用花.(性質)辛溫有大毒.(功用)治風濕痺痛.(禁忌)此物有大毒切勿多服.虛者尤忌.

【羊不喫草】(種類)草類.與羊不食草異.(性質)辛溫無毒.(功用)治一切風血.

【羊桃】(名稱)一名鬼桃.羊腸.萇楚.御弋.細子.(種類)果類.(性質)酸甘濇平(功用)能辟瘴氣.解蠱毒.

【羊桃根】(性質)苦寒.(功用)去水氣.利小便.洗風痒及諸瘡.

二畫

【羌】欺央切.陽韻.

【羌活】(名稱)一名羌青.護羌使者.胡王使者.(種類)山草類.今以色紫節密氣猛烈者爲羌活.又云自西羌來者.爲羌活.(性質)辛苦溫.(功用)瀉肝氣.搜肝風.治風濕相搏.

太陽經頭痛。督脈爲病。脊强而厥。剛痓柔痓。中風不語。頭旋目赤。散肌表八風之邪。利周身百節之痛。爲卻亂反正之主藥。(禁忌)血虛頭痛及遍身痛者禁用。

三畫

【美】迷履切。紙韻。

【美草】即山薑。詳見山薑條。

四畫

【羖】姑五切。音古。麌韻。

【羖羊】牡羊也。功用詳見羊下各條。

五畫

【羚】離形切。音伶。

【羚羊角】(名稱)一名麢羊。麢羊。(種類)獸類。(性質)苦鹹寒。(功用)屬木入肝。兼入心肺二經。目爲肝竅。淸肝故明目去障。肝主風。其合在筋。祛風舒筋。故治驚癇搐搦。骨痛筋攣。肝藏魂。心主神明。瀉心肝邪熱。故治狂越僻謬。夢魘驚駭。肝主血。散血故治瘀滯惡血血痢腫毒。相火寄於肝胆在志爲怒。下氣降火。故治傷寒伏熱。煩滿氣逆食噎不通。又能辟邪解毒。(禁忌)無火熱者勿用。

【羚羊肉】(性質)甘平。(功用)治筋骨急强中風。

【羚羊肺】(功用)治水腫鼓脹。小便不利。

【羚羊膽】(性質)苦寒。(功用)治面䵟雀斑

【羚羊鼻】(功用)炙研治五尸遁尸邪氣。

【羝】的鷖切。音低。齊韻。

【羝羊】牡羊也。功用見羊下各條。

九畫

【羯】吉謁切。音揭。月韻

【羯羊】羊去勢曰羯。功用見羊下各條。

十畫

【羱】吳桓切。寒韻。又愚袁切。音原。元韻。義同。

【羱羊】卽野生之羊。古稱山羊。功用詳見山羊條。

●羽部

三畫

【羿】擬麗切。音詣。霽韻。

【羿先】莢蒾之別名。詳見莢蒾條。

八畫

【翠】措位切。寘韻。

【翠羽草】(名稱)一名翠雲草。孔雀花。神錦花。鶴翎草。鳳尾草。(種類)草類。(功用)治吐血。同胡桃葉煎洗痔漏。

【翠鳥舌】(種類)禽類。魚狗之屬。(功用)取舌用桐油浸曬乾。又浸又曬。硬如三稜針。可針頭風。

【翠蛇】(種類)鱗部蛇類。形如曲蟮。長可五六寸。(功用)治瘋毒癱疽。

九畫

【翦】卽演切。銑韻。俗作剪。

【翦草】(種類)蔓草類。用根。(性質)苦涼。(功用)主一切失血。

【翦春羅】(名稱)一名翦紅羅。(種類)隰草類。(性質)甘寒。(功用)治火帶瘡繞腰。搗爛用蜜調塗。

【翦刀股】(種類)瓜類。(功用)治小兒驚風。

十三畫

【翹】奇搖切。音橋。蕭韻。

【翹搖】卽巢菜。詳見巢菜條。

【翻】敷鴛切。音番。元韻。

【翻白草】(名稱)一名雞腿根。又名天藕。(種類)蔬菜類。用根。(性質)甘微苦平。(功用)治吐血。下血。崩中。瘧疾。癰瘡。疔腫。

●老部

【老】魯腦切。皓韻。

【老酒】(種類)穀部。造釀類。此係臘月所釀之酒。(功用)和血養氣。暖胃辟寒。

【老鴉蒜】(名稱)一名銀鎖匙。石蒜。一枝箭。(種類)草類。(性質)有小毒。(功用)治喉風痰核。白火丹。肺癰。

【老君鬚】(名稱)俗名祉公口鬚。又名老軍需。(種類)蔓草類。(性質)辛熱。(功用)消血瘕痞塊。治風痺瘰癧。

【老鸛草】(種類)草類。出山東。(性質)味苦微辛。(功用)去風活血。健筋骨。通絡脈。治損傷痺症。痲木皮風。浸酒飲。

【老材香】(種類)木類。此係北地古棺中松脂。(功用)治跌打損傷。止金瘡出血。生肌定痛。

●而部

三畫

【耐】諾礙切。音奈。隊韻。

【耐冬】絡石之別名。詳見絡石絛條。

●耒部

四畫

【耕】歌鏗切。讀若庚。庚韻。

【耕香】(種類)芳草類。生烏許國。(性質)辛溫。(功用)調中去臭。辟鬼氣。

●耳部

【耳】而矣切。紙韻。

【耳垢】(名稱)一名耳塞。又名脂膏。泥丸脂。(種類)人類。(性質)鹹苦溫有毒。(功用)塗疔腫惡瘡。及蛇蟲螫傷。

【耳環草】(名稱)一名碧蟬兒

花。又鴨跖草。亦名耳環草。（功用）治五痔。

七畫

【聖】試政切。敬韻。

【聖知子】【聖先子】即預知子。均詳見預知子條。

十一畫

【聯】離延切。音連。先韻。

【聯步】即續隨子。詳見續隨子條。

●肉部

【肉】如育切。屋韻。

【肉桂】（種類）香木類。以交趾桂爲最佳。其次爲䕺古桂及東京桂。此外桃桂。潯桂。紫荆桂。則力薄不足恃（性質）辛甘大熱有小毒（功用）氣厚純陽入肝腎血分補命門相火之不足。益陽消陰治痼冷沈寒。下焦腹痛。奔豚疝瘕。疏通百脈。宣導百藥。能抑肝風。而扶脾土。療虛寒惡食。濕盛泄瀉。引無根之火。降而歸原。從治欬逆結氣。月赤腫痛。格陽喉痺上熱下寒等證。通經催生墮胎（禁忌）陰虛內熱而實火者禁用孕婦尤忌。忌生葱石脂。

【肉桂油】（種類）香木類。自粵澳洋舶帶來。色紫香烈。如肉桂氣。或云即肉桂脂（性質）辛熱性猛（功用）與肉桂同。入心脾。能治各種瘧疾。

【肉豆蔻】（名稱）一名肉果。（種類）芳草類。出嶺南。（性質）辛溫氣香（功用）理脾暖胃下氣。調中逐冷除痰消食解酒辟鬼殺蟲治積冷心腹脹痛中惡吐沫乳食不下。又能澀大腸。止虛瀉冷痢。（禁忌）病人有火瀉痢初起。皆不宜服。

【肉蓯蓉】(名稱)一名肉松蓉。(種類)山草類。(性質)甘酸鹹溫。(功用)入腎經血分。補命門相火。滋潤五臟。益髓强筋。治五勞七傷。絕陽不興。絕陰不產。腰膝冷痛。峻補精血。(禁忌)驟用恐妨心滑大便。忌鐵。(用法)酒浸一宿。刷去浮甲劈破。除內筋膜。酒蒸半日。又酥炙用。

四畫

【肥】扶幃切。微韻。

【肥兒草】(種類)草類。出廣西。(功用)治小兒一切痰。

【肥皂莢】(種類)喬木類。(性質)辛溫微毒。(功用)除風濕。去垢膩。療無名腫毒。有奇功。

【肥皂莢核】(性質)甘辛溫。(功用)除風氣。

五畫

【胖】蒲完切。音槃。寒韻。

【胖大海】(名稱)一名大洞子。一名安南子。(種類)果類。(性質)甘微濇。微涼。(功用)潤肺化痰。止欬。治嗽痰肺熱。

【胞】逋交切。音包。肴韻。

【胞衣】(名稱)即胎衣。一名紫河車。混沌衣。餘名不錄。(種類)人類。(性質)甘鹹性溫。(功用)大補氣血。治一切虛勞損極。恍惚失志癲癇。(用法)取初胎及無病婦人之胞衣。用長流水洗極淨。酒蒸焙乾研末。或煮爛搗碎入藥。亦可調和煮食。

【胡】滑吾切。音乎。虞韻。

【胡瓜】(名稱)一名黃瓜。(種類)蔬菜類。(性質)甘寒有小毒。(功用)淸熱解渴。利水道。

【胡瓜葉】(性質)苦平有小毒。

（功用）治小兒閃癖。

【胡瓜根】（功用）搗敷狐刺毒腫

【胡葱】（名稱）一名蒜葱。回回葱。（種類）蔬菜類。（性質）辛溫（功用）溫中下氣。消穀殺蟲。利五臟不足氣。療腫毒。

【胡葱子】（功用）治中諸毒肉。吐血不止。

【胡荽】（名稱）一名香荽。胡菜。蒝荽。（種類）蔬菜類。（性質）辛溫微毒。（功用）主消穀。止頭痛。通小腹氣及心竅。利大小腸。其氣香竄。能辟一切不正之氣。痧疹痘瘡不出。煎酒噴之。（禁忌）久食損人精神。令人多忘。病人食之脚軟。

【胡荽子】（性質）辛酸平。（功用） 消穀能食發痘疹。殺魚腥。

【胡麻】（名稱）一名巨勝子。一名脂麻。俗作芝麻。又名油麻。（種類）穀部麻類。（性質）甘平。（功用）益肝腎。潤五臟。填精髓。堅筋骨。明耳目。耐饑渴。烏鬚髮。利大小腸。療風淫癱瘓。涼血解毒。（禁忌）服之令人腸滑。精氣不固者亦不宜食。（用法）取皮肉俱黑者。九曬九蒸。可以服食。（附錄）又胡麻之白色者。另詳白油麻條。

【胡麻油】（性質）甘微寒。（功用） 解熱毒。利大腸。療瘡滑胎。熬膏多用之。

【胡麻苗】（名稱）一名青蘘。（性質） 甘寒。（功用）祛風解毒潤腸。

【胡麻花】（功用）潤大腸。生禿髮。

【胡麻楷】（功用）點痣。去惡肉。燒灰用。

【胡椒】(種類)木類。(性質)辛大熱有毒(功用)溫中下氣。快膈消痰治寒痰食積腸滑冷痢陰毒腹痛胃寒吐水牙齒浮熱作痛殺一切魚肉鼈蕈毒(禁忌)多食損肺走氣。動火動血損齒昏目發瘡痔臟毒有熱者尤當切忌。

【胡桃】(名稱)一名核桃又名羌桃。(種類)果類(性質)味甘性熱肉潤皮澁(功用)補氣養血潤燥化痰益命門利三焦潤腸胃悅肌膚溫肺補腎治虛寒喘嗽腰脚重痛心腹疝痛。血痢腸風散腫毒發痘瘡。(禁忌)肺有痰熱命門火熾者勿服。(附錄)胡桃肉佐以補骨脂則一木一火大補下焦。

【胡桃殼】功用)燒灰存性。入下血崩中藥。

【胡桃皮】(功用)止水痢染鬚髮。

【胡桃青皮】(性質)苦澁。(功用)烏髭髮。

【胡蘿蔔】(種類)蔬菜類。其始來自胡地今北方多種之有赤白二種(性質)甘平(功用)寬中下氣。散腸胃滯氣。

【胡蘿蔔子】(功用)可和食料。治久痢。

【胡蘆巴】(名稱)一名苦豆。(種類)隰草類。(性質)苦溫。(功用)氣稟純陽入右腎命門暖丹田壯元陽治腎臟虛冷陽氣不能歸元瘕疝冷氣。寒濕脚氣(用法)酒浸曝或蒸或炒。

【胡黃連】(名稱)胡語名割孤露澤(種類)草類出波斯國。今南海及秦隴亦有之。(性質)苦寒(功用)去心熱益肝膽。原腸胃治骨蒸帶熱。五心煩熱。三消五痔。溫瘧瀉痢。女人胎蒸消果子積。爲小兒驚疳良藥。

【胡堇草】(種類)草類。生密州。(性質)辛滑。(功用)止痛散血。塗金瘡。

【胡面莽】(種類)草類。葉似地黃。生嶺南(性質)甘溫。(功用)去痃癖及冷氣。止腹痛。

【胡桐淚】(名稱)一名胡桐鹼。胡桐律。(種類)香木類。(性質)苦鹹寒(功用)主風蟲牙痛。殺火毒。療牙疳及骨槽風。

【胡頹子】(名稱)即盧都子。一名蒲頹子。雀兒酥。半含春。黃婆嬭。(種類)灌木類。(性質)酸平(功用)止水痢。

【胡頹葉】(功用)治肺虛短氣喘欬。

【胡頹根】(功用)止吐血。及喉痺痛塞。

【胡粉】(名稱)即粉錫。一名鉛粉。定粉。宮粉。餘名不錄。(種類)金類(性質)辛寒。(功用)墜痰消脹。殺蟲。療瘡。治食後勞復。止小兒疳痢。

【胥】粟於切。魚韻。

【胥餘】椰子之別名。詳見椰子條。

六畫

【胭】衣堅切。音煙。先韻。

【胭脂】詳見燕脂條。

【能】儺孩切。讀如耐平聲。灰韻。又儺怛切。蒸韻。意義不同。

【能鼈】(名稱)即三足鼈。(種類)介類。(性質)大寒有毒。(功用)治折傷。止痛化血。生搗塗之。(禁忌)食之殺人。

【脃】促銳切。音毳。霽韻。俗作

脆.

【肥蛇】(名稱)一名片蛇.(種類)鱗部蛇類.出雲南順甯.見人則自斷.人去復續.(功用)治腫毒.接斷骨.療大麻風及痢.

八畫

【腐】扶輔切.音輔.覺韻.

【腐婢】(名稱)即小豆花.(種類)穀部豆類.(性質)辛平.(功用)消酒毒.下水氣.降積熱.治瘻下血.傅疔瘡.

十畫

【膃】屋八切.黠韻.

【膃肭臍】即海狗腎.詳見海狗腎條.

【膃肭臍酒】(種類)穀部造釀類.(功用)助陽氣.益精髓.破癥結冷氣.大補益人.

十一畫

【膝】西一切.音悉.質韻.

【膝頭垢】(種類)人類.(功用)治脣緊瘡.以綿裹燒研傅之.

十三畫

【膽】朶敢切.感韻.

【膽星】(名稱)即黃牛膽中之天南星.(種類)毒草類.(性質)辛苦而寒.(功用)潤而不燥.益肝膽.專治風痰.(製法)臘月取黃牛膽汁.和南星末.納入膽中風乾.年久者佳.

【膽礬】(名稱)一名石膽.(種類)鹵石類.(性質)酸濇辛寒.(功用)入少陽膽經.性歛而能上行.涌吐風熱痰涎.發散風木相火.治喉痺欬逆.痙癇崩淋.能殺蟲.治牙蟲瘡毒陰蝕.

【膽八香】(種類)香木類.樹葉鮮紅.類霜楓.其實可壓油.和諸香用.(功用)爇之.辟惡氣.

十五畫

【臘】羅蹋切。音蠟。合韻。

【臘雪水】(種類)水類。(性質)甘冷(功用)治時行瘟疫。解一切熱毒宜煎傷寒火喝之藥。抹痱良。

●自部

【自】賊次切。寘韻。

【自然灰】(種類)土類。生南海畔。狀如黃土(功用)治白癜風。癧瘍風。

【自然銅】(名稱)一名石髓鉛。(種類)金類。產銅坑中。(性質)辛平(功用)主折傷。續筋骨。散瘀止痛。(用法)火煅醋淬七次細研甘草水飛用。

四畫

【臭】尺救切。宥韻。

【臭草】(種類)草類。取葉用。(功用)殺蟲解毒止泄瀉通小便明耳目治婦人心氣痛。嗅之卽愈。

【臭梧桐】(名稱)一名臭芙蓉。(種類)木類。葉有紅筋。搓之臭者眞。(功用)治獨脚楊梅瘡。洗鵝掌風及一切風濕瘡疥。消痔腫(附錄)其葉洗痔瘰疝。消臌脹。莖中有蟲。治風毒流注。

【臭牡丹】(種類)木類。(功用)洗脫肛痔瘡。罨癰疽疔腫。

【臭藤根】(種類)蔓草類。(功用)治風痛腸癰跌打損傷。流注瘰癧。

●至部

八畫

【臺】駝孩切。灰韻。

【臺七里】(名稱)一名七里香。(種類)草類。出臺灣(功用)辟瘴氣。焚其烟蚊蚋化爲水。

●臼部

五畫

【舂】書容切。冬韻。

【舂杵頭細糠】（種類）穀類。（性質）辛甘熱（功用）治噎膈燒研水服能令婦人易產。

十二畫

【舊】忌宥切。宥韻。

【舊竹筯】（種類）器物類。（功用）燒研敷蜈蚣傷。（附錄）此條參觀筯字條。

【舊帽沿】（種類）服物類。（功用）燒灰敷疳毒。

【舊氈帽】（種類）服物類。亦用帽沿口有油者。（功用）燒灰摻金瘡。

【舊頭繩】（名稱）俗名紮根。（種類）服物類取婦人紮髮油透者用（功用）燒灰塗小兒一切頭瘡。又治紅絲疔蛇傷。紮束肉上能令毒氣不透。

【舊織紙】（種類）用物類。（功用）燒灰油調敷纏腰丹。對口瘡（附錄）參[illegible]桐油紙纖條。

【舊麻鞋】（種類）服物類。（功用）煮汁服治霍亂及消渴。解肉食毒。燒灰傅脫肛吹鼻衄。

【舊草鞋】（種類）服物類。（功用）催生治霍亂。傅熱毒游腫。

●舟部

五畫

【舵】鐸我切。

【舵菜】（種類）菜部芝栭類。此即海船舵上所生之菌（性質）鹹甘寒（功用）治癭瘤結氣痰飲。

【船】贖員切。音然。先韻。

【船虹】（種類）草類。生蜀郡。（性質）味酸。（功用）主下氣。止煩渴。可作浴湯。

【船底苔】（種類）苔草類。（性

質）甘寒．（功用）解天行熱病伏熱．頭目不淸．神志昏塞．及諸大毒．又治小便五淋．鼻衄吐血．

【船篷箬】（種類）器物類．用陳舊者良．（功用）治耳內腫爛脹痛．燒研加冰片吹入．

十三畫

【艣】盧五切．音魯．麌韻．通作櫓．

【艣篙】（種類）器物類．即搖船櫓上手捏處之舊藤箍．（功用）治奶串．炙灰研末．以香油調搽．

●艮部

一畫

【良】離陽切．音梁．陽韻．

【良達】（種類）蔓草類．（功用）治齒痛．止瀉．

中國藥物新字典 申集

●艸部

二畫

【艾】餓蓋切。泰韻。

【艾】（名稱）一名冰臺。醫草。黃草。艾蒿。（種類）隰草類。用葉。（性質）苦辛而溫。（功用）溫中逐冷除濕。治帶下。止霍亂冷痢。灸百病。

【艾火】（種類）火類。（功用）灸百病。若灸諸風冷疾。入硫磺末少許尤良。

【艾納香】（種類）芳草類。出西國。（性質）甘辛溫。（功用）辟惡殺蟲。治腹冷泄痢。（附錄）松樹皮上之綠衣。亦名艾納。可以合諸香燒之。但與此不同。

三畫

【芍】石藥切。藥韻。

【芍藥】（名稱）別名將離。白者名金芍藥。赤者名木芍藥。（種類）芳草類。用根。【白芍藥】（性質）苦酸微寒。（功用）瀉肝火。安脾肺。固腠理。和血脈。收陰氣。斂熱氣。緩中止痛。除煩斂汗。退熱安胎。治瀉痢後重。血虛腹痛。脇痛。肺脹喘噫。脾熱易飢。又治鼻衄目濇。肝血不足。小兒痘瘡。婦人胎產及一切血病。【赤芍藥】（功用）與白芍藥略同。尤能瀉肝火。散惡血。利小腸。治腹痛脇痛。堅積血痺疝瘕。

經閉腸風癧腫目赤。(附錄)白補而收。赤瀉而散。白益脾。能於土中瀉木。赤散邪。能行血中之滯。產後雖云忌用。然取其退虛熱。斂陰氣。亦未嘗無用之者。(用法)入藥酒炒用。婦人血分醋炒。下痢後重不炒。

【芋】余遇切。遇韻。

【芋】(名稱)一名土芝。大者名芋魁。又名蹲鴟。(種類)蔬菜類。(性質)辛平滑。有小毒。(功用)寬胃口。通腸閉。和魚煮食。能下氣調中。

【芋葉】(性質)辛冷滑。(功用)除煩止瀉。傅蛇蟲咬及癰腫毒痛。

【芋梗】(功用)擦蜂螫。取汁塗蜘蛛傷。

【芎】讀如弓。東韻。

【芎藭】分見川芎撫芎一條。

【芒】無房切。音亡。亦讀如忙。陽韻。

【芒草】(名稱)一名杜榮。芭芒。芭茅。(種類)山草類。用莖。(性質)甘平。(功用)能散血。

【芒硝】(種類)鹵石類。硝生於鹵地。刮取煎煉。在底者爲朴硝。在上有芒者爲芒硝。硝舊本作消。朴消另詳。(性質)辛苦鹹寒。(功用)與朴消略同。而其性稍緩。可參觀朴消條。

四畫

【芙】馮無切。音扶。虞韻。

【芙蓉】詳見木芙蓉條。

【芝】職醫切。音之。支韻。

【芝】(種類)菜部芝栭類。有青赤黃白黑紫六種。並列於下。

【青芝】(名稱)一名龍芝。(性質)酸平。(功用)明目。補肝氣。安精魂。

【赤芝】(名稱)一名丹芝。(性質)苦平。(功用）補中益心道增智慧【黃芝】（名稱）一名金芝（性質）甘平（功用）安神益脾氣祛心腹五邪【白芝】（名稱） 名玉芝又名素芝（性質）辛平（功用）治欬逆上氣益肺氣通利口鼻【黑芝】（名稱）一名玄芝（性質）鹹平（功用）治癃閉利水道益腎氣通九竅【紫芝】（名稱）一名木芝（性質）甘溫（功用）療虛勞治耳聾利關節保神益精氣堅筋骨好顏色

【芝蔴】即脂麻亦即胡麻因其多油又名油麻有黑白二種黑芝蔴詳胡麻條白芝蔴詳油麻條

【芝蔴蟲】（種類）蟲類生芝蔴梗中（性質）熱（功用）能去痔管焙末服

【芡】技掩切讀如欠

【芡實】（名稱）一名雞頭又名雁頭鴻子水流黃餘名不錄（種類）果類（性質）甘濇平（功用）固腎益精補脾去濕治泄瀉帶濁小便不禁夢遺滑精腰膝痠痛（用法）蒸熟搗粉用濇精藥中或連殼用

【芡莖】（名稱）一名雞頭菜又名蔿菜（性質）鹹甘平（功用）止渴除虛熱生熟皆宜

【芡根】（功用）治小結氣痛

【芥】皆械切音戒卦韻

【芥菜葉】（種類）蔬菜類（性質）辛熱（功用）通肺豁痰利膈開胃（禁忌）多食動氣動風有瘡瘍痔疾便血者忌之

【芥菜子】（性質）辛熱（功用）溫中散寒豁痰利竅治胃寒吐食肺寒欬嗽風冷氣痛能

貼散癰腫瘀血。(禁忌)肺虛有熱之人禁用。

【芥心草】(種類)草類。生淄州。(功用)擣末治瘡疥。

【芨】基揖切音急緝韻。

【芨】蒴藋之別名。即菫草。詳見蒴藋條。又烏頭亦名芨。白芨別有一種。詳白芨條。

【芫】愚袁切元韻。

【芫花】(名稱)一名杜芫。赤芫。去水。毒魚。俗呼爲頭痛花。根名黃大戟。餘名不錄。(種類)毒草類。(性質)苦寒有毒。(功用)去水飲痰癖。療五水在五臟。皮膚脹滿喘急。痛引胸脇欬嗽瘴瘧。(禁忌)虛人忌服。

【芫青】(名稱)一名青娘子。(種類)蟲類。(性質)辛微溫。有毒。(功用)主疝氣。利小水。消瘰癧。下痰結。治耳聾目翳。猘犬傷毒。餘功同斑蝥。

【芭】逋鴉切音巴麻韻。

【芭茅】即芒草。詳見芒草條。

【芭蕉】(名稱)即甘蕉。一名芭苴。又名天苴。(種類)隰草類。(性質)甘大寒。(功用)止渴潤肺。除小兒客熱。解酒毒及丹石毒。

【芭蕉根】(性質)甘寒。(功用)治一切腫毒。火證。擣敷。或切片貼。內服擣汁。用治天行熱狂。

【芭蕉葉】(功用)皆收暑氣。塗腫毒初發。

【芭蕉花】(功用)明目潤肌。治心痺痛。燒研鹽湯服。

【芭蕉油】(性質)甘冷。(功用)治頭風熱。止煩渴。吐風涎。(附錄)此油以竹筒插入皮中取出。

【芣】扶尤切音浮尤韻。

【芣苡】即車前。詳見車前條。
【芺】烏皓切。音襖。
【芺樹】(種類)木類。(性質)有大毒。(功用)主風痺偏枯。筋骨攣縮。癱瘓皮膚不仁疼冷等症。取枝葉搗碎蒸熱。鋪牀上臥之。俟大汗出乃止。
【芰】極異切。音忌寘韻。
【芰實】(名稱)即菱。舊本作淩。三角四角曰芰。兩角曰菱。別名水栗。沙角。(種類)果類。(性質)甘寒。(功用)安中消暑。止渴。解酒。
【花】呼窊切。麻韻。

【花椒】即秦椒。詳見秦椒條。
【花乳石】(名稱)一名花蕊石。(種類)石類。(性質)酸濇平。(功用)專入肝經血分。能化瘀血爲水。止金瘡出血。下死胎胞衣。治產後惡血血暈。
【芸】余羣切。音雲。文韻。
【芸香】即山礬。與芸香草異。詳見山礬條。
【芸香草】(種類)芳草類。有五葉芸香。韭葉芸香二種。出雲南。(性質)味辛。(功用)治瘡毒。截瘴瘧。解蠱。辟邪。搗汁服。
【芹】奇斤切。音勤。文韻。

【芹菜】即堇菜。分詳水芹旱芹二條。
【菵】音網。
【菵草子】(名稱)一名守田。又名守氣。(種類)穀類。(性質)甘寒。(功用)作飯。去熱。利腸胃。益氣。久食不飢。

五畫

【苔】駝孩切。音臺。灰韻。
【苔菜】紫菫之別名。詳見紫菫條。
【苘】去迥切。音絅。俗作蔄。一作蔶。音項。與檾通。
【苘蔴】(名稱)即白蔴。苘舊本

作苗。(種類)隰草類用實。(性質)苦平。(功用)治赤白冷熱痢及一切眼疾。

【苘蔴根】(功用)亦治痢。古方有用之者。

【苜】莫祿切音木屋韻。

【苜蓿】(名稱)一名木粟又名光風草。(種類)蔬菜類。(性質)苦平而濇。(功用)去脾胃間邪熱氣利大小腸。

【苜蓿根】(性質)寒。(功用)除煩熱利小便治沙石淋痛。

【苟】歌毆切有韻。

【苟印膏】(名稱)苟印一名苟斗。(種類)鱗部蛇類。如蛇有四足出潮州(功用)滴耳中。治聾令左右耳徹。

【苡】逸里切音以紙韻。

【苡米】即薏苡實亦稱苡仁。詳見薏苡條。

【苦】枯五切麌韻。

【苦參】(名稱)一名苦蘵苦骨。地槐白莖餘名不錄。(種類)山草類。(性質)苦寒。(功用)燥濕勝熱。沉陰主腎補陰益精養肝膽安五臟利九竅生津止渴明目止淚治血病血痢腸風溺赤黃疸酒毒又能祛風逐水殺蟲。治大風疥癩。(禁忌)肝腎虛而無熱者勿服。反藜蘆。(用法)糯米泔浸去腥氣蒸用。

【苦參子】(名稱　一名鴉膽子。(功用)治痢瘧痔有神功

【苦草】(種類)水草類。(功用)治婦人白帶。

【苦芙】(名稱)一名鉤芙又名苦板。(種類)隰草類。(性質)苦微寒。(功用)下氣解熱煎湯洗痔燒灰傅漆瘡及金瘡。亦可生食。

【苦茄子】(種類)蔬菜類。生嶺

南。(功用)醋磨塗癰腫。

【苦茄根】(功用)主瘴氣。可作湯浴。

【苦瓜】(名稱)一名錦荔枝。又名癩葡萄。(種類)蔬菜類。(性質)苦寒。(功用)除邪熱。解勞乏。清心明目。

【苦瓜子】(性質)苦甘。(功用)益氣壯陽。

【苦瓠】(名稱)一名苦匏。又名苦壺盧。(種類)蔬菜類。用瓤及子。(性質)苦寒有毒。(功用)下水。通淋。利小便。治大水腫滿。瘰癧疽瘡癬。

【苦瓠花】(功用)治一切瘻瘡。霜後收。曝乾。研末傅之。

【苦瓠藤】(功用)煎湯洗瘑瘡及小兒白禿。

【苦棗實】(名稱)一名魘泄。(種類)果類。(性質)苦大寒。(功用)治傷寒熱伏在臟腑。狂蕩煩滿。大小便閉澀。取肉煮研和蜜丸服。

【苦地膽】(種類)草類。出粵西。用葉。(功用)可貼熱毒瘡。

【苦花子】(名稱)一名毛連子。又名小葉金鷄舌。又名苦花椒。(種類)草類。梗葉並用。(功用)治疔瘡。瘴毒。蛇傷。熱腹痛。熱喉風。搗汁用。夏冷服。冬溫服。

【苦蕎麥】(種類)穀部麥類。(性質)甘苦溫。有小毒。(功用)其皮與黑豆皮。綠豆皮。決明子。菊花。同作枕。至老明目。(禁忌)多食傷胃發病。

【苦薏】野菊之異名。詳見野菊條。

【苦菜】(名稱)一名荼。又名苦苣。苦蕒。餘名不錄。(性質)苦寒。(功用)治血淋痔瘻。傅疔瘡癰腫。

【苦栄根】(功用)治血淋。利小便。並治赤白痢。

【苦栄花子】(性質)甘平。(功用)治黃疸。

【苦竹葉】【苦竹根】【苦竹瀝】【苦竹茹】分詳竹下各條

【苦魚】(種類)鱗類。出龍泉劍溪(性質)微苦味辛(功用)解酒毒。

【苦蜜】(種類)蟲類。出處州。(性質)味苦。(功用)除積熱。止煩渴。解熱痢。暑積。驅風。潤燥。

【苧】逐語切。音竚。詝韻。

【苧蔴】(種類)隰草類。用根。(性質)甘寒。(功用)治小便不通。痰哮。欬嗽。脫肛不收。瘀血淋。安胎。

【苧蔴葉】(功用)治金瘡傷折。血出瘀血。

【英】衣京切。庚韻。

【英草華】(名稱)一名鹿英。(種類)草類。(性質)辛平。(功用)主痺氣。强陰。療女勞疸。解煩。堅筋骨。治頭風。可作沐藥。

【英雞】(名稱)冋雞。常食碎石英。故名。(種類)禽類。狀如雞而雉尾。出澤州有石英處。用肉。(性質)甘溫。(功用)益陽道。補虛損。令人肥健悅澤。能食不患冷。

【范】附覽切。音犯。豏韻。

【范志麴】(種類)穀部造釀類。(性質)(功用)均同神麴。而功倍之。

【茄】基鴉切。音加。麻韻。

【茄子】(名稱)一名落蘇。又名崑崙瓜。草鼈甲。(種類)蔬菜類。(性質)甘寒。(功用)散血止痛。消腫。寬腸。(禁忌)多食動風發病。

【茄蔕】(功用)燒灰治腸風下血。血痔。又治口齒瘡䘌。生切擦癜風。

【茄花】(功用)治金瘡牙痛。

【茄根】(功用)散血消腫。治血淋。下血。血痢。陰挺。齒䘌。口蕈。煮汁漬凍瘡。

【茄連】(種類)草類。葉如藍草而肥。(功用)能解煤毒。

【茄穲蟲】(種類)蟲類。(功用)治男女童癆。

【茅】模肴切。肴韻。

【茅根】【茅花】詳見白茅根白茅花條。

【茅香】(名稱)一名香麻。(種類)山草類。與白茅香異。采花用。(性質)苦溫。(功用)溫胃。止嘔吐。治中惡及心腹冷痛。

【茅香葉】(功用)作浴湯。辟邪氣。令人身香。

【茅膏菜】(種類)蔬菜類。(性質)甘平。(功用)主赤白久痢。

【茅柴火】(種類)火類。(功用)用此煮物。明目解毒。

【茆】作茅。又里有切。音柳。有姥歛切。音卯。巧韻。亦通韻。義同。

【茆質汗】(種類)草類。生信州。葉青花白。(功用)治風腫。行血。

【茈】岑崖切。音柴。

【茈胡】今作柴胡。詳見柴胡條。

【茉】暮活切。音末。

【茉莉】(名稱)一名柰花。(種類)芳草類。(性質)辛熱。(功用)澤髮潤肌。可作面脂。亦入茗湯。

【茉莉根】(性質)熱有毒。(功用)以酒磨一寸服。則昏迷一日乃醒。二寸二日。三寸三日。凡跌損骨節脫臼接骨者。用此便不知痛。

【茉莉露】（種類）水類。（性質）氣香味淡（功用）其氣上能透頂下至小腹解胸中一切陳腐之氣。（禁忌）久服令人腦漏。

六畫

【茖】古伯切音格。

【茖葱】（名稱）一名山葱。（種類）蔬菜類。（性質）辛微溫。（功用）除瘴氣惡毒久食強志益膽氣。

【茖葱子】（功用）治洩精。

【茗】米挺切。迥韻。

【茗】茶芽也。一云早采爲茶。晚采爲茗其名有五一茶二檟。三蔎四茗五荈性質功用詳見茶葉條。

【荔】里詣切。音麗霽韻。

【荔枝】（名稱）一名離枝又名丹荔（種類）果類。（性質）甘酸熱。（功用）止渴解煩治瘰癧瘤贅赤腫疔腫。發小兒痘瘡（禁忌）其性最熱鮮者尤甚多食發熱火病人尤忌食之。

【荔枝核】（性質）甘濇而溫。（功用）散滯氣。辟寒邪。治胃脘痛。婦人血氣痛。又治㿗疝卵腫。

【荔枝殼】（功用）發痘瘡。又解荔枝熱。燒研酒服能止血崩。

【荔枝花】（功用）治喉痺腫痛。煎汁含嚥。皮根同功。

【荔枝草】（名稱）一名皺皮葱。（種類）草類。（性質）涼。（功用）涼血解毒治咽喉十八症。消癰腫楊梅痔瘡。

【茜】砌宴切音倩霰韻。

【茜草】（名稱）一名蒨。又名茅蒐茹藘地血。染緋草。血見愁。

風車草。過山龍。牛蔓。(種類)蔓草類。用根。(性質)酸鹹溫。(功用)入厥陰血分。能行血止血。消瘀通經。治風痺黃疸。崩漏撲損。痔瘻瘡癤。(禁用)血少者忌用。

【茨】辭時切。音慈。支韻。

【茨菰】一作慈姑。詳見慈姑條。

【茭】皆敲切。音交。肴韻。

【茭白】(名稱)一名茭筍。又名菰菜。菰筍。(種類)蔬菜類。(性質)甘冷滑。(功用)利五臟。去煩熱。除目黃。解酒毒。利二便。治酒皶面赤。白癩癧瘍。風熱目赤。(禁忌)虛寒作瀉者禁食。

【茯】扶斛切。音伏。屋韻。

【茯苓】(名稱)一名伏靈。伏兎。松腴。又名不死麪。(種類)寓木類。此係松根靈氣結成。有赤白二種。【白茯苓】(性質)甘溫。(功用)益脾助陽。淡滲利竅。除濕。色白入肺瀉熱。而下通膀胱。寧心益氣。調營理衛。定魄安魂。治憂恚驚悸。心下結痛。寒熱煩滿。口焦舌乾。欬逆嘔噦。膈中痰水。水腫淋瀝。泄瀉遺精。小便結者能通。多者能止。生津止渴。退熱安胎。【赤茯苓】(功用)瀉心小腸膀胱濕熱。利竅行水。破結氣。(附錄)白入氣分。赤入血分。補心脾白勝。利濕熱赤勝。

【茯苓皮】(功用)專能行水。治水腫膚脹。通水道。開腠理。

【茯苓酒】(種類)穀部造釀類。(功用)治頭風虛眩。暖腰膝。主五勞七傷。

【茯神】(性質)甘平。(功用)與茯苓畧同。但茯苓入脾腎之用多。茯神入心之用多。開心益智。安魂養神。療風眩心虛。

健忘多恚。(用法)此即茯苓抱根生者去皮及中木用。

【茯神心木】(名稱)一名黃松節。(功用)治諸筋攣縮偏風喎斜脚氣脾痛心掣健忘。

【茱】蜀于切音殊。

【茱萸】有吳茱萸食茱萸山茱萸三種分見吳食山三條。

【茳】基腔切音江江韻。

【茳芏】(種類)隰草類葉似決明而小。(性質)平(功用)調中止渴除痰令人不睡。

【茳蘺】即蘼蕪詳見 蕪條。

【茴】胡雷切音回灰韻。

【茴香】分見大小茴香二條。

【茵】衣巾切音因眞韻。

【茵陳】(名稱)一名茵陳蒿。(種類)隰草類。(性質)苦寒。(功用)燥濕勝熱入足太陽經發汗利水以泄太陰陽明之濕熱爲治黃疸之君藥又治傷寒時疾狂熱瘴瘧頭痛頭旋女人瘕疝。(附錄)黃疸有陽黃陰黃陽黃與大黃梔子並用陰黃與附子乾薑同服。

【茵陳酒】(種類)穀部造釀類。(功用)治風疾筋骨攣急。

【茵芋】(名稱)一名莞草。又名卑共本作茵蕷。(種類)毒草類用莖葉。(性質)辛苦微溫有小毒。(功用)治風濕拘攣痺痛。

【茶】他牙切麻韻。

【茶葉】(名稱)即茗一名苦茶。(種類)灌木類(性質)苦甘微寒。(功用)下氣消食去痰熱除煩渴淸頭目醒昏睡解油膩燒炙之毒利大小便止頭痛愈瘻瘡。(禁忌)多飲消脂寒胃酒後飲茶引入膀胱腎經患瘕疝水腫空心亦忌。

【茶子】(性質)苦寒有毒。(功用)治喘急欬嗽。去痰垢。搗仁洗衣除油膩。

【茶油】(名稱)卽栫樹子油。非茶子之油。(種類)木類。(性質)味甘性涼。氣腥色綠。(功用)潤腸清胃。殺蟲解毒。

【茶樹根】(功用)煎湯代茶。治口爛。

【茶蛀蟲】(種類)蟲類。取蛀屑用。(功用)治聤耳出水。研末摻之。

【茶肭子】(種類)果類。出遼東。樹葉如楝。結子大如拳。(性質)味甘。(功用)能治一切病。

【茹】縟余切。音如。魚韻。又上聲語韻。去聲御韻。義並同。

【茹藘】卽茜草。詳茜草條。

【茺】呂嵩切。音充。

【茺蔚子】(種類)隰草類。卽益母草之子。(性質)辛微苦寒。(功用)調經益精。明目。活血順氣。逐風。治心煩頭痛。胎產帶崩。令人有子。

【茼】徒紅切。音同。

【茼蒿】(名稱)一名蓬蒿。(種類)蔬菜類。(性質)甘辛平。(功用)安心氣。養脾胃。消痰飲。利腸胃。

【荇】荷冷切。音杏。梗韻。亦作莕。

【荇菜】(名稱)舊本作莕菜。一名鳧葵。水葵。水鏡草。餘名不載。(種類)水草類。(性質)甘冷。(功用)止消渴。去熱。利小便。搗傅諸腫毒。火丹遊腫。

【芑】尸巳切。音起。

【芑草】(種類)草類。(性質)味辛。(功用)主金瘡。

【草】此褌切。皓韻。

【草犀】(名稱)其解毒之功如犀角故名草犀。(種類)山草類。用根。(性質)辛平(功用)解一切毒氣。能治天行瘧瘴寒熱等症。

【草豉】(種類)蔬菜類。(性質)辛平(功用)治惡氣。益五臟。調中開胃。令人能食。

【草烏頭】(名稱)一名土附子。餘名不錄。(種類)毒草類。(性質)辛苦大熱有大毒。(功用)搜風勝濕。開頑痰。治頑瘡。以毒攻毒。頗勝川烏。(禁忌)其性至毒。無所釀制。不可輕投。

【草豆蔻】(名稱)一名草果。又名漏蔻。(種類)芳草類。(性質)辛熱(功用)暖胃健脾。破氣開鬱。燥濕袪寒。除痰化食。治瘴癘寒瘧。寒客胃痛。霍亂瀉痢。噎膈反胃。痞滿吐酸。痰飲積聚。解口臭氣。酒毒魚肉毒。(禁忌)多服助脾熱。損目。(用法)麪裹煨熟。取仁用。

【草豆蔻花】(性質)辛熱(功用)下氣。止嘔逆。除霍亂。調中補胃氣。消酒毒。

【草決明】即青葙子。詳見青葙子條。

【草棉】(名稱)一名古終。俗呼棉花。(種類)草類。(性質)甘溫。(功用)花能止血。殼可治膈。燒灰用。可愈凍瘡。

【草棉花子】(性質)苦辛溫。(功用)外科用治惡瘡諸毒。

【草八角】(名稱)又名紅孩兒。(種類)毒草類。用根。(性質)大熱有大毒。(功用)治麻痺風毒及癰毒。功同木八角。

【草石蠶】(名稱)金星鳳尾。即寶斂草。其根名石蠶。又甘露子亦名草石蠶。與此不同。(

種類）草類。（功用）能解硫黃毒蛇毒。治發背癰疽結核等症。洗眼疾及陰濕瘡。

【草蜘蛛】（種類）蟲類。此係草上絡幕之蜘蛛。（功用）出疔腫根。搗膏塗之。

【草蜘蛛絲】（功用）去瘤贅疣子。禳瘧疾。

【荏】日飲切。音衽。寢韻。

【茌】即白蘇。紫蘇亦名桂荏。功用詳見紫蘇條。

七畫

【荳】俗豆字。

【荷】核莪切。歌韻。

【荷葉】（名稱）嫩者名荷錢。帶滑荷鼻。（種類）果類。（性質）苦平。（功用）助脾胃。升陽氣。發痘瘡。散瘀血。留好血。治吐衄崩淋。損傷產瘀。一切血證。洗腎囊風。

【荷梗】（名稱）即荷葉之莖。（功用）通胃氣。治瀉痢。功與荷葉略同。

【荷花】（名稱）即蓮花。一名芙蓉。芙蕖。水華。（功用）辟暑滌煩。泌肺悅心。

【荷花露】（功用）止血去瘀。清暑安肺。治喘嗽不已。痰中有血。（附錄）花取白者良。

【荷葉上露】（性質）甘涼。（功用）明目。下水臌氣脹。利胸膈。寬中解暑。

【荷梗火】（種類）火類。入秋使乾為薪。（功用）其氣能通肝肺二竅。宜煎一切轉脬交腸藥。

【荷包草】（名稱）一名肉餛飩草。一名金鎖匙。（種類）草類。（性質）微寒。（功用）清五臟。點熱眼。止吐血。洗痔瘡。調婦人經。療黃白火丹。去濕熱。兼神仙對坐草用。

【荸】步沒切。音勃。

【荸薺】（名稱）一名鳧茈。鳧茨。烏芋。地栗。荸一作葧（種類）果類。（性質）甘微寒滑。（功用）益氣安中。開胃消食。除胸中實熱。治五種噎膈。消渴黃疸。血證蠱毒。能毀銅。（附錄）亦可取粉用。

【荻】第檄切。音狄。錫韻。

【荻皮】（種類）木類。其葉如松。與蘆荻異。（性質）味苦。（功用）止消渴。殺白蟲。益氣。

【荼】同吾切。音塗。虞韻。

【荼】即苦菜。詳苦菜條。

【莎】蘇倭切。音蓑。歌韻。

【莎草根】即香附。詳見香附條。

【莎根酒】（種類）穀部造釀類。（功用）治心中客熱。膀胱脇下氣鬱。

【莎草苗及花】（功用）散氣鬱。利胸膈。降痰熱。

【莎鷄母】（種類）蟲類。（功用）用命墨磨塗口瘡。

【莘】西因切。音辛。眞韻。

【莘草】（種類）草類。（性質）味甘。（功用）主盛傷痺腫。

【莙】洼隕切。音窘。軫韻。又平聲。眞韻。義同。

【莙薘】即菾菜。詳菾菜條。又莙薘粥詳粥條。

【莢】吉愜切。音鋏。葉韻。

【莢蒾】（名稱）一名擊迷。又名羿先。（種類）喬木類。用枝葉。（性質）甘苦平。（功用）下氣消穀。治三蟲。作粥飼小兒甚美。

【莧】檄辨切。諫韻。

【莧菜】（種類）蔬菜類。有白莧赤莧紫莧等數種。並列於下。

【白莧】（性質）甘冷。（功用）補氣。除熱。通九竅。【赤莧】（性質）辛寒。（功用）主赤痢。

【紫莧】(功用)殺蟲毒。治氣痢。(附錄)諸莧並利大小腸。治初痢滑胎。馬齒莧另詳。

【莧實】(性質)甘寒。(功用)淸肝明目去熱除邪。利大小便。

【莧根】(功用)治陰下冷痛。搗爛傅之。燒研爲末擦牙痛。

【莪】額何切。音娥。歌韻。

【莪蒿】卽蘿蒿。詳見蘿蒿條。

【莨】勒昂切。音郎。陽韻。

【莨菪】卽天仙子。詳見天仙子條。

八畫

【莽】母朗切。音蟒。養韻。又木五切。音姥。麌韻。義同。

【莽草】(名稱)一名菵草。芒草。鼠莽。(種類)毒草類。(性質)辛苦溫有毒。(功用)治頭風。癰腫。乳癰。疝瘕。含漱風蟲牙痛及喉痺。(用法)取葉細挫。以生甘草水蓼二味同盛入生絲絹袋中。甑中蒸一日。去二味曬乾用。

【菅】皆删切。音姦。删韻。

【菅茅】卽地筋。詳見地筋條。

【菉】閭欲切。音錄。

【菉竹】此係草類。卽藎草之別名。詳見藎草條。

【菉豆】菉同綠。詳綠豆條。

【菊】居郁切。屋韻。

【菊花】(名稱)菊本作蘜。一名節華。餘名甚多不備載。(種類)隰草類。菊種甚繁。取黃白二種單瓣味甘者入藥。味苦者曰苦薏。不堪服餌。(性質)甘苦性平。(功用)能益金水二臟。制火平木。木平則風息。火降則熱除。故能養目血。去翳膜。治頭目眩運。散濕痺遊風。(附錄)黃者入陰分。白者入陽分。又白菊可用以點茶。夏月飲之淸暑退熱解毒。

【菊葉】(功用)祛風明目。敷疔瘡癰毒。

【菊根】(功用)白菊根善利水。搗汁和酒服之。大治癃閉。

【菊米】(種類)此係山中野菊。取其蕊乾之。如半粒菉豆大。(功用)敗毒散疔。去風清火明目

【菊花上水】(功用)益色壯陽。治一切風。

【菊花參】(種類)草類。產雲南。葉似菊花。(功用)同人參而力較遜。

【菊花露】(種類)水類。用甘菊蒸取。(功用)清心明目。去頭面風熱。止眩暈。

【菊花酒】(種類)穀部造釀類。(功用)治頭風。明耳目。去痿痺。消百病。(附錄)或加地黃枸杞當歸諸藥亦佳。

【菖】當央切。音昌。陽韻。

【菖蒲】(名稱)一名昌陽。又名堯韭。水劍草。生水石間。九節者良。故又稱爲石菖蒲。(種類)水草類。用根。(性質)辛苦溫。(功用)補肝益心。開心孔。利九竅。明耳目。發音聲。去濕逐風。除痰消積。開胃寬中。療噤口毒痢。風痺驚癇。崩帶胎漏。消腫止痛。解毒殺蟲。(禁忌)香燥而散。陰血不足者禁之。精滑汗多者尤忌。

【菖蒲葉】(功用)洗大風瘡疥。

【菖蒲酒】(種類)穀部造釀類。(功用)治三十六風。一十二痺。通血脈。治骨痿。久服耳目聰明。

【菘】胥充切。音嵩。東韻。

【菘】(名稱)俗稱白菜。(種類)蔬菜類。用莖葉。(性質)甘溫。(功用)消食下氣。通利腸胃。

【菘子】(性質)甘平。(功用)作油塗頭長髮。並能解酒。

【菜】次愛切隊韻。

【菜花銅】(種類)金類。此係天生之黃銅。(性質)味辛。(功用)宜製刀切藥。性味不改。打薄用入損傷劑。斂金瘡傷口。强脾益肺。除一切風痺。

【菝】步滑切音拔。

【菝葜】(名稱)一名金剛根。鐵菱角。王瓜草。(種類)蔓草類。(性質)甘酸溫。(功用)療風痺。止消渴。治月崩下利。

【菟】禿誤切音兎過韻。

【菟葵】(名稱)一名天葵。又名雷丸草。(種類)隰草類。(性質)甘寒滑。(功用)下諸石五淋。療虎蛇毒諸傷。塗瘡能解毒止痛。

【菟絲子】(名稱)一名菟縷。菟邱野狐絲金線草。餘名不錄。(種類)蔓草類。(性質)甘辛平。(功用)入足三陰。强陰益精。溫而不燥。不助相火。治五勞七傷。精寒淋瀝。口苦燥渴。祛風明目。補衛氣。助筋脈。益氣力。肥健人。

【菟絲苗】(性質)甘平。(功用)去面䵟。療肺熱。洗頭瘡。點目赤。

【菠】逋倭切音波。

【菠薐】(名稱)一名菠菜。波斯草。赤根菜。(種類)蔬菜類。用菜及根。(性質)甘冷滑。(功用)通血脈。開胸膈。下氣調中。止渴潤燥。(禁忌)虛寒作瀉之人勿食。

【菩】婆吾切音蒲。

【菩薩草】(種類)草類。用根。(性質)味苦。(功用)能解諸毒。食毒。及諸蟲傷。並治婦人妊娠欬嗽。

【菩薩石】(名稱)一名放光石。又名陰精石。(種類)石類。(性質)甘平。(功用)明目去翳。能解藥毒熱毒蠱毒。

【萑】胡欒切音桓寒韻。

【萑苻】即水楊。詳見水楊條。

【菫】几隱切音謹吻韻。

【菫】即旱芹。詳見旱芹條。

【菰】谷烏切音姑虞韻。

【菰筍】即茭白。詳見茭白條。

【菰根】(性質)甘寒。(功用)治腸胃痼熱。止消渴。利小便。燒灰和雞子白塗火燒瘡。

【菰葉】(功用)利五臟。

【菰米】(名稱)一名茭米。又名彫蓬。彫菰。彫胡。(種類)穀類。(性質)甘冷。(功用)止渴。療飢。解煩熱。潤腸胃。

【菱】離蠅切音陵。本作蔆。

【菱】即芰實。俗名菱角。詳見芰實沙角二條。

【菱粉】(功用)補脾胃。強腳膝。健力益氣。耐飢。行水。去暑。解毒。

【菱殼】(功用)治頭面黃水瘡。燒灰蘇油調敷。

【菴】阿堪切音諳覃韻。

【菴蕳子】(名稱)一名覆閭。(種類)隰草類。(性質)苦微溫。(功用)能入足厥陰經血分。治閃挫腰痛及婦人產後血氣痛。

【菴羅果】(名稱)一名菴摩羅迦果。俗名香盞。(種類)果類。(性質)甘溫。(功用)止渴。通經脈。(附錄)其葉亦療渴疾。

【菴摩勒】(名稱)一名餘甘子。又名菴摩落迦果。(種類)果類。(性質)甘酸苦微寒。(功用)治風虛熱氣。解金石毒。

【菸】衣堅切音煙。

【菸草】即煙草。詳見煙草條。

【菾】題嫌切。音甜。
【菾菜】（名稱）一名莙薘菜。（種類）蔬菜類。（性質）甘苦涼滑。（功用）利五臟。通心膈解風熱毒瘀時行壯熱。止熱毒痢。又搗敷禽獸傷。（禁忌）多食動氣。腹冷人食之作瀉。
【菾菜根】（性質）甘平。（功用）通經脈下氣。開胸膈。
【菾菜子】（功用）醋浸揩面去粉滓。
【萆】蒲猗切。音卑。
【萆薢】（名稱）一名白菝葜。又名赤節百枝竹木（種類）蔓草類。（性質）甘苦平。（功用）祛風濕固下焦。補肝虛。堅筋骨益精明目。治風寒濕痺腰痛久冷。關節老血。膀胱宿水。陰痿失溺。莖痛遺濁。痔瘻惡瘡。
【萊】勒孩切。音來。灰韻。
【萊菔】（名稱）俗稱蘿蔔。一名蘆萉。餘名不錄。（種類）蔬菜類。（性質）辛甘而溫。（功用）生食升氣。熟食降氣。寬中化痰。散瘀消食。治吐血衄血。欬嗽吞酸。利二便。解酒毒。制麪毒豆腐積。生搗治噤口痢。止消渴。塗跌打湯火傷。（禁忌）多食滲血。故白人髭髮。服何首烏地黃者忌之。
【萊菔子】（性質）辛溫。（功用）入肺走脾。長於利氣。生用能吐風痰。散風寒。發瘡疹。炒熟能定欬嗽痰喘。調下痢後重。止內痛。消食除脹。（禁忌）虛弱者勿用。
【萊菔花】（功用）用糟下酒藏食之甚美。且能明目。
【萍】皮形切。音瓶。青韻。
【萍】詳見水萍條。
【萍蓬草】（名稱）一名水栗。又

呼爲水栗子。(種類)水草類。(性質)甘濇平。(功用)助脾厚腸令人不飢。

【萍蓬草根】(功用)補虛益氣力厚腸胃。

【萎】烏詭切音委。

【萎蕤】卽玉竹。詳見玉竹條。

【荊】基英切音京庚韻。

【荊芥】(名稱)一名假蘇。又名薑芥鼠蓂。(種類)芳草類。連穗用。(性質)辛苦溫。(功用)入肝經氣分。兼行血分。其性升浮能發汗。散風濕。清頭目。利咽喉。治傷寒頭痛。中風口噤。身強項直。口面喎邪。目中黑花。其氣溫散。能助脾消食。通利血脈。治吐衄腸風。崩中血痢。產風血運。瘰癧瘡瘇。淸熱散瘀。破結解毒。爲風病血病瘡家聖藥。凡風在皮裏膜外者宜之。(禁忌)反魚蟹河豚驢肉。(用法)頭痛用穗。治血炒黑用。

【荊瀝】(種類)灌木類。此係牡荊炙取之汁。(性質)甘平。(功用)除風熱。化痰涎。開經絡。行血氣。治中風失音。驚癇痰迷眩運。煩悶消渴。熱痢。爲去風化痰妙藥。(禁忌)氣虛食少者忌之。(附錄)熱多用竹瀝。寒多用荊瀝。一云虛痰用竹瀝。實痰用荊瀝。並宜薑汁助送。始不凝滯。

【荊三稜】(名稱)一名京三稜。雞爪三稜。黑三稜。石三稜。(種類)芳草類。(性質)苦平。(功用)入肝經血分。破血中之滯。兼入脾經。散一切血瘀氣結。瘡硬食停。老塊堅積。消腫止痛。通乳墮胎。功近香附而力峻。(禁忌)虛者愼用。孕婦尤忌。

【菥】先擊切音析。
【菥蓂】（名稱）一名大薺。大蕺。馬辛（種類）蔬菜類用苗。（性質）甘平（功用）和中益氣。平肝明目。
【菥蓂子】（性質）辛微溫。（功用）治肝家積聚眼目赤腫。

九畫

【萬】務飯切顧韻。
【萬年青】（名稱）一名千年蒀。（種類）草類（性質）甘苦寒。（功用）解毒清胃降火。能止吐血。洗坐板痔瘡。
【萬年青根】（功用）療喉痺塞鼻。愈頭風。
【萬年青子】（功用）能催生。用乳香湯吞下。
【萬一藤】（種類）蔓草類。生嶺南。（功用）研末傅蛇咬。
【萱】虛鴛切音喧。元韻。
【萱草】（名稱）一名忘憂。鹿葱。宜男。餘名不載。（種類）隰草類。用苗花（性質）甘凉。（功用）煮食治小便赤澀。去煩熱。利濕熱。除酒疸。作葅利胸膈。安五臟。令人歡樂忘憂。輕身明目。
【萱草根】（功用）治沙淋。下水氣。除酒疸。療吹乳。乳癰腫痛。擂酒服。外以滓封之。
【萵】烏戈切音倭。
【萵苣】（名稱）一名萵菜。又稱爲萵苣筍。（種類）蔬菜類。（性質）苦冷微毒。（功用）與白苣同。又能通乳汁。利小便。殺蟲蛇毒。
【萵苣子】（功用）下乳汁。通小便。治痔漏下血。損傷作痛。炒用。
【萹】披焉切音篇。
【萹蓄】（名稱）一名扁竹。又名粉節草。道生草。餘名不錄。（

種類)隰草類。(性質)苦平。(功用)去濕熱。利小便。治黃疸熱淋。殺蟲療瘡。

【落】勒蕚切音洛。萃韻。

【落葵】(名稱)一名蔠葵。藤葵。俗呼爲燕脂菜。餘名不詳。(種類)蔬菜類。(性質)酸寒滑。(功用)滑中散熱。利大小腸。(禁忌)脾冷人勿食。

【落葵子】(功用)悅澤人面。可作面脂。

【落花生】(名稱)一名長生果。(種類)果類。出閩廣。藤生花落地而結實。(性質)辛甘而香。(功用)潤肺補脾。和平可貴。生研用下痰。炒熟用開胃滑腸。治乾欬反胃。

【落花生油】(名稱)一名菜油。(性質)辛甘平。(功用)滑腸下積。(禁忌)多食膩膈生痰。

【落得打】(名稱)一名土木香。山雄黃。五香草。(種類)草類。苗高尺許。葉如薄荷。根如玉竹而無節。搗爛則黏。(性質)甘平。(功用)治跌打損傷。及金瘡出血。並用根煎。能行血。又能止血。或搗敷之不作膿。

【落得打花】(功用)擦牙疼。治頭風及風氣。

【落雁木】(種類)蔓草類。用莖葉。(性質)甘溫。(功用)治產後血氣痛。并折傷內損諸疾。

【葉】逸捷切。葉韻。

【葉底紅】(名稱)一名葉下紅。又名平地木。俗呼矮脚樟。(種類)木類。(功用)治吐血。療疝氣。

【葎】閭朮切。音律。

【葎草】(名稱)一名勒草。葛勒蔓。麥莓草。(種類)蔓草類。(性質)苦寒。(功用)主五淋。利小便。止水痢。辟瘟疫。傅蛇蟓傷。

【葈】想止切。音葸。俗枲字。

【葈耳】即蒼耳。詳見蒼耳條。

【葒】胡籠切。音紅。東韻。

【葒草】（名稱）一名天蓼。大蓼。餘名不錄。（種類）隰草類。用實（性質）鹹微寒。（功用）明目益氣。去熱。治消渴。

【葒草花】（功用）散血。消積止痛。

【葛】歌遏切。音割。曷韻。

【葛根】（名稱）一名雞齊。鹿藿。黃斤。（種類）蔓草類。（性質）辛甘平。（功用）其氣輕揚升發。入陽明經。能鼓胃氣上行。生津止渴。兼入脾經。開腠發汗。解肌退熱。爲治脾胃虛弱泄瀉之聖藥。療傷寒中風。陽明頭痛。血痢溫瘧。腸風痘疹。又能起陰氣。散鬱火。解酒毒。利二便。殺百藥毒。（禁忌）多用反傷胃氣。

【葛花】（功用）消酒。治腸風下血。

【葛葉】（功用）傅金瘡。能止血。

【葛蔓】（功用）治卒喉痺。燒研水服。並消癰腫。

【葛汁】（性質）大寒。（功用）解溫病大熱。吐衄諸血。

【葛花菜】（名稱）一名葛乳。亦稱葛蕈。（種類）菜部芝栭類。此係葛之精華涌生地上。狀如芝菌。其色赤。（性質）甘微苦涼。（功用）解肌熱。散風火。及陽明風熱斑疹。能醒酒治酒積。

【葛仙米】（名稱）鮮者名天仙菜，乾則名天仙米。（種類）蔬菜類。亦石耳之屬。（性質）甘寒。（功用）解熱。清膈。利腸胃。清痰火。

【葛公草】（名稱）一名家母藤。

(種類)草類用根。(功用)治脚氣腫痛熬膏拭患處。

【葛上亭長】(種類)蟲類。(性質)辛微溫有毒(功用)通血閉消癥塊下鬼胎餘功同斑蝥。

【葡】婆吾切音蒲。

【葡萄】(名稱)一名蒲桃。又名草龍珠(種類)果類。(性質)甘濇平(功用)除煩止渴利水通淋治痘瘡不出。

【葡萄根】(功用)利小便。通小腸消腫滿止嘔噦且能安胎。洗腰脚肢腿痛。(附錄)藤葉亦可用。與根同功。

【葡萄酒】(性質)甘辛熱微毒。(功用)暖腰腎。駐顏色耐寒。(附錄)如以燒酒釀成者大熱大毒。惟北人宜之。

【葫】滑吾切。音胡。虞韻。

【葫】卽大蒜。詳見大蒜條。

【葫蘆】古稱壺廬。詳見壺廬條。

【葱】麤翁切。音聰。

【葱白】(名稱)葱一名芤。又名菜伯。和事草。鹿胎。(種類)蔬菜類。取白連鬚用(性質)辛散而平(功用)發汗解肌。通上下陽氣。治傷寒頭痛時疾熱狂。陰毒腹痛。脚氣奔豚益目睛利耳鳴通二便氣通則血活故治吐血衄血便血痢血折傷出血乳癰風痺。通乳安胎。通氣故能解毒殺藥毒。魚肉毒蚯蚓毒塗猘犬傷。(禁忌)多食令人神昏髮落。虛氣上冲同蜜食殺人同棗食令人病。

【葱葉】(功用)治水病足腫。

【葱汁】(性質)辛溫而滑。(功用)散瘀血止衄止痛治頭痛耳聾消痔漏解諸藥毒。

【葱鬚】(功用)通氣療飽食房

勞。血滲入大腸。便血腸澼成痔。研末酒下。

【葱花】（功用）治心脾痛如刀刺。腹脹。同吳茱萸煎服立效。

【葱子】（性質）辛熱。（功用）溫中益精明目。

【葱豉酒】（種類）穀部造釀類。以葱根豆豉浸之。（功用）解煩熱。補虛勞。治傷寒頭痛寒熱。及冷痢腸痛。解肌發汗。

【葵】渠帷切。支韻。

【葵】種類甚多。分詳冬葵蜀葵菟葵龍葵落葵。等各條。

【葶】題形切。音亭。青韻。

【葶藶】（名稱）一名丁歷。又名狗薺。餘名不詳。（種類）隰草類。用子。（性質）辛苦大寒。（功用）屬火性急。大能下氣。行膀胱水。肺中水氣膹急者。非此不能除。破積聚癥結伏留熱氣。消腫除痰。止嗽定喘。通經利便。（禁忌）久服令人虛。（用法）其子如黍米。合糯米微炒。去米用。（附錄）葶藶有甜苦二種。甜者性緩。苦者性急。泄肺而傷胃。宜以大棗輔之。故仲景治肺氣喘急不得臥。有葶藶大棗瀉肺湯。

【葷】虛氳切。音熏。文韻。

【葷菜】蒜葫同有此名。詳見蒜葫二條。

十畫

【蒒】申之切。音師。

【蒒草子】（名稱）一名自然穀。一名禹餘糧。（種類）穀類。（性質）甘平。（功用）補虛損。溫腸胃。止嘔逆。久食健人。

【蒔】石怡切。音時。

【蒔蘿】即小茴香。詳見小茴香條。

【蒜】素玩切。音算。翰韻。

【蒜】（名稱）即小蒜。一名茆蒜。

亦稱葷菜。(種類)蔬菜類。(性質)辛溫有小毒(功用)溫中下氣。消穀理胃。辟毒除邪。塗疔腫。傅蟲傷。

【蒜葉】(功用)治心煩痛。解諸毒。

【蒝】愚袁切。音原。

【蒝荽】卽胡荽。詳見胡荽條。

【蒟】居羽切。音矩。㠰韻。

【蒟蒻】(名稱)一名蒻頭。鬼芋。鬼頭(種類)毒草類(性質)辛寒有毒(功用)治癰腫風毒。止消渴。

【蒟醬】(名稱)一名蒟子。又名土蓽茇。(種類)芳草類。(性質)辛熱(功用)溫脾燥濕。解瘴癘。散結氣。治心腹冷痛。

【蒲】婆吾切。虞韻。

【蒲黃】(種類)水草類。此係香蒲花中蕊屑(性質)甘平。(功用)爲厥陰血分藥。生用性滑。行血消瘀。通經脈。利小便。祛心腹膀胱之疾。撲打損傷瘡癤諸腫。炒黑性濇。止一切血崩帶泄精。研末敷舌脹滿舌。掺耳中出血(禁忌)無瘀者勿服。

【蒲蕚】(名稱)蒲黃中節出赤滓。名曰蒲蕚。又稱爲蒲滓。(功用)炒用濇腸。止瀉血血痢。

【蒲蒻】(名稱)一名蒲筍。又名蒲兒根(性質)甘平。一作寒。(功用)治妊婦勞熱煩躁。動胎下血。

【蒲扇】(種類)用物類。用舊破敗者良。(功用)止盜汗及婦人血崩月水不斷。燒灰酒服。

【蒲席】(種類)用物類。用舊破敗者良。(功用)治霍亂轉筋。小便不利。婦人血崩。

【蒲公英】(名稱)一名黃花地

丁。又名構耨草。金簪草。（種類）隰草類（性質）甘平。（功用）花黃屬土。入太陰陽明。化熱毒。解食毒。消腫核。專治乳癰疔毒。亦爲通淋妙品。擦牙。烏髭髮。白汁塗惡刺。

【蒲包草】（名稱）一名鬼蠟燭。（種類）水草類。或云此卽蒲蒻。其粉節蒲黃。（功用）治瘰癧。

【蒴】疏濕切。音朔。

【蒴藋】（名稱）一名茇。又名堇草。接骨草。（種類）隰草類。（性質）酸溫。一云苦涼。（功用）治風瘙癮疹。身痒濕痺。可作浴湯。並洗小兒赤遊丹毒。

【蒸】支膺切。音烝。蒸韻。

【蒸餅】（種類）穀部造釀類。陳久者良（性質）甘平（功用）消食養脾胃。溫中化積滯。活血止汗。利三焦。通水道。治下痢崩中。盜汗自汗。燒研油調敷湯火傷灼。

【蒸籠】（種類）器物類。（功用）取年久竹片。同弊帚紮縛草。舊麻鞋底繫及蛇蛻皮。燒灰擦白癜風。

【蒺】藏逸切。音疾。質韻。

【蒺藜子】分詳刺蒺藜沙苑蒺藜二條。

【蓖】筆驚切。音篦。

【蓖麻】（種類）毒草類。用子。（性質）辛甘熱有毒。（功用）其性善收。亦善走。能開通諸竅經絡。治偏風不遂。喎斜口噤。鼻窒耳聾。喉痺舌脹。能出有形滯物。治針刺入肉。竹木骨哽。胞胎不下。能追膿拔毒。傅瘰癧惡瘡。一切腫毒。外用頗奏奇功。（禁忌）氣味頗近巴豆。內服不可輕率。食蓖麻者。一生不得食炒豆。犯之脹死。忌鐵。(用法)鹽水煮去皮研。成用油。

【蓖麻葉】(性質)有毒。(功用)治痰喘欬嗽。能消脚氣風腫不仁。蒸搗裹之。

【蒼】雖岡切陽韻。

【蒼朮】(名稱)一名赤朮。仙朮。又名山精山薊。(種類)山草類。出茅山。堅小有硃砂點者良。(性質)甘溫辛烈。(功用)燥胃強脾。發汗除濕。能升發胃中陽氣。止吐瀉。逐痰水。消腫滿。辟惡氣。散風寒濕。爲治痿要藥。又能總解痰火氣血濕食六鬱。及脾濕下流腸風帶濁。(禁忌)燥結多汗者忌用。

【蒼耳子】(名稱)一名枲耳。枲一作葈。又名卷耳。爵耳。耳璫。胡葈。常思菜。羊負來。俗呼爲道人頭。餘名不錄。(種類)隰草類。(性質)甘苦性溫。(功用)善發汗。散風濕。上通腦頂。下行足膝。外達皮膚。治頭痛目暗。齒痛鼻淵。肢攣痺痛。瘰癧瘡疥。徧身瘙癢。(禁忌)散氣耗血。有汗勿服。忌猪肉。(用法)去刺酒蒸用。

【蒼耳子油】(功用)治風。

【蒼耳葉】(性質)苦辛微寒有小毒。(功用)治一切風毒風氣頭痛濕痺。

【蒼耳花】(功用)治白癩頑癬。

【蒼耳蠹蟲】(名稱)一名麻蟲。(種類)蟲類。(功用)治一切疔腫惡毒。燒研油調塗之即效。

【蒼龍腦】(名稱)即龍腦香。以色命名。不及白色之梅花冰片。(種類)香木類。(功用)治風瘡䵟䵴。入膏煎良。不可點眼傷人。

【蒿】呼鏖切。好平聲。豪韻。

【蒿】種類甚多。分見菁蒿白蒿角蒿藘蒿馬先蒿牡蒿等各條。

【蒿雀】（種類）禽類。色青黑。（性質）甘溫。（功用）益陽道。補精髓。

【蒿雀腦】（功用）塗凍瘡手足不皺。

【蓍】色伊切。音尸。支韻。

【蓍實】（種類）隰草類。（性質）味苦酸平。（功用）益氣。充肌。明目。聰慧先知。久服不飢不老。

【蓍葉】（功用）治痞疾。

【蔆】音棱。字書不載。或即蔆字。

【蔆木麪】（名稱）一名欞木。（種類）木類。與桄榔木麪相似。（性質）甘微溫。（功用）補益虛冷。消食。

十一畫

【蓬】蒲紅切。東韻。

【蓬砂】即硼砂。詳見硼砂條。

【蓬蒿】即茼蒿。詳見茼蒿條。

【蓬藥】（名稱）一名寒莓。割田藨。亦名覆盆。（種類）蔓草類。（性質）酸平。（功用）益顏色。長髮。耐寒濕。

【蓬莪蒁】（名稱）一名蒁藥。（種類）芳草類。（性質）苦辛溫。（功用）入肝經血分。破氣中之血。消瘀通經。開胃化食。解毒止痛。治心腹諸痛。冷氣吐酸。奔豚痃癖。雖為泄劑。亦能益氣。（用法）煨搗入氣分。醋磨酒磨或煮熟用入血分。

【蓬草子】（種類）穀類。（性質）酸濇平。（功用）作飯食不飢。無異粳米。

【蓮】離姸切。音連。先韻。

【蓮子】(名稱)一名藕實。水芝。(種類)果類。(性質)甘平而濇。(功用)能交水火而媾心腎。靜上下君相火邪。濇精氣。厚腸胃。治脾泄久痢。白濁夢遺。女人崩帶一切血病。(禁忌)大便燥者勿食。

【蓮薏】(名稱)一名苦薏。卽蓮子中青心。(性質)苦寒。(功用)淸心去熱。治血渴。產後渴。止霍亂。

【蓮房】(名稱)卽蓮蓬殼。陳久者良。(性質)苦濇溫。(功用)止血崩下血溺血。

【蓮蕊鬚】(名稱)一名佛座鬚。(性質)甘平而濇。(功用)與蓮子略同。淸心通腎。益血固精。烏髮黑鬚。止夢洩遺精。吐崩諸血。(禁忌)小便不利者勿服。忌地黃葱蒜。

【蓯】趨邕切。讀如葱。

【蓯蓉】詳見肉蓯蓉條。

【蓴】殊匀切。音純。眞韻。通作蒓。

【蓴菜】(名稱)蓴本作蒓。一名茆。水葵。露葵。又名馬蹄草。(種類)蔬菜類。生吳越地湖澤中。(性質)甘寒滑。(功用)治消渴。熱痺。熱疸。逐水。解百藥毒幷蠱毒。下氣止嘔。療諸腫毒幷諸瘡。

【蓼】里曉切。音了。篠韻。

【蓼實】(種類)隰草類。(性質)辛溫。(功用)明目溫中。耐風寒。下水氣。消浮腫。止霍亂。治小兒頭瘡。

【蓼葉】(性質)辛溫。(功用)煮湯浸脚。治脚暴軟。煎服治霍亂轉筋。小兒冷痢。殺蟲。伏砒。

【蓼酒】(種類)穀部造釀類。(功用)聰明耳目。健壯脾胃。

【蓼蕎】(種類)蔬菜類。(性質)

辛溫。(功用)主霍亂腹冷脹滿產後血攻胸膈刺痛

【蔞螺】(名稱)本作蔞蠃(種類)介類用肉。(性質)辛平。(功用)治飛尸遊蠱

【蓽】卑一切音必。

【蓽茇】(名稱)一名蓽撥。(種類)芳草類。(性質)辛熱。(功用)除胃冷溫中下氣。消食祛痰治水瀉氣痢。虛冷腸鳴冷痰惡心嘔吐酸水痃癖陰疝。辛散陽明之浮熱治頭痛牙痛鼻淵(禁忌)多服泄眞氣動脾肺之火損目。

【蓽勃沒】(名稱)卽蓽茇根。似柴胡而黑硬。(性質)辛溫。(功用)治五勞七傷。冷氣嘔逆。心腹脹滿。食不化。消陰汗寒疝核腫。婦人內冷無子。治腰腎冷。除血氣。

【蔊】呵侃切音罕。

【蔊菜】(名稱)一名獐菜。又名辣米菜。(種類)蔬菜類。(性質)辛溫。(功用)利胸膈。豁冷痰。治心腹寒痛。飲食不消。

【蔓】務飯切音萬。願韻。又暮玩切。義同。

【蔓荊子】(種類)灌木類。(性質)味苦辛平。(功用)其氣升散。搜風利竅。治濕痺拘攣。頭痛腦鳴目痛齒痛頭目風虛之證(禁忌)頭痛目痛。不因風邪而因血虛有火者忌。

【蔓椒】(名稱)一名豬椒狗椒。金椒(種類)木類取子用。(性質)苦溫(功用)治風寒濕痺歷節疼除四肢厥氣膝痛煎湯蒸浴取汗。

【蔓椒根】(功用)治痔。燒末服。升煮湯浸之。

【蔓椒葉】(功用)治通身水腫。煎汁熬如飴空心服。

【蔗】至夜切音柘。禡韻。

【蔗】詳甘蔗條。

【蔗蛄】(種類)蟲類。生蔗田中。形如蠶。(功用)發痘行漿。托癰清毒化痰醒酒和中利小便。

【蔛】胡祿切音斛。

【蔛草】(名稱)一名蔛菜。又名蔛榮。(種類)水草類。葉似澤瀉而小。(性質)甘寒。(功用)治暴熱喘息。小兒丹腫。

【蔞】盧侯切音樓。尤韻。

【蔞葉油】(種類)蔓草類。蔞即扶留藤。(功用)疏積滯消瘴癘。傅腫毒。

【蕁】駝含切。音覃。俗讀如尋。

【蕁麻】(名稱)蕁一作蓺。一名毛蓺。(種類)毒草類。(性質)辛苦寒有大毒。(功用)點風瘮初起。搗塗蛇毒。

【蕎】奇遙切。音喬。蕭韻。

【蕎麥】(名稱)一名荍麥。烏麥。花蕎。(種類)穀部麥類。(性質)甘微寒。(功用)降氣寬腸。磨積滯。消熱腫風痛。除白濁白帶。脾積泄瀉。以炒糖水調炒麪服。治痢疾。炒焦熱水衝服。治絞腸痧痛。(禁忌)食之不易消化。久食動風。令人頭眩。

【蕎麥葉】(功用)下氣。利耳目。(禁忌)多食即微洩。生食動風。令人身癢。

【蕎麥稭】(功用)燒灰淋汁。取鹼熬乾。同石灰等分。蜜收。能爛癰疽。蝕惡肉。去靨痣。

【蕳】皆山切音間。刪韻。

【蕳子】(種類)果類。藤生。實如梨。赤如雞冠。核如魚鱗。(性質)甘平。(功用)主中惡氣。心腹卒痛。狂邪驚癇。瘟疫瘧疾。

【蕓】余羣切．音云．
【蕓薹】（名稱）卽油菜．一名寒菜．胡菜．薹菜．薹芥（種類）蔬菜類．用莖葉（性質）辛溫．（功用）散血．消腫．破癥瘕結血．塗癰疽丹毒
【蕓薹子】（功用）行滯血．破冷氣．消腫散結．治產難．產後心腹諸疾．赤丹熱腫．金瘡血痔．
【蕕】移四切．音猶．尤韻．
【蕕草】（名稱）一名馬唐．馬飯．又名羊麻．羊粟（種類）隰草類（性質）甘寒（功用）明目潤肺．消水氣．濕痺．脚氣．頑痺虛腫．小腹急．小便赤澀．搗葉傅腫毒．
【蕘】日遙切．音饒．蕭韻．
【蕘花】（種類）毒草類．（性質）辛苦寒有毒（功用）散結．洩熱．爲行水之捷藥．其功與芫花略同．可參看芫花條．
【蕙】戶桂切．音惠．霽韻．
【蕙實】（種類）芳草類．卽蘭蕙之蕙．（性質）辛平．（功用）明目補中．
【蕤】如帷切．支韻．
【蕤仁】（名稱）蕤核之仁．一名白桵（種類）灌木類（性質）甘微寒．（功用）消風．清熱．和肝明目．退翳膜．赤筋．理眥傷淚出．破心下結痰．除腹中痞氣．（禁忌）月病不因風熱而因於虛者勿用．（用法）湯浸仁去皮尖．水煮過研膏
【蕪】物扶切．音無．虞韻．
【蕪菁】（名稱）卽蔓菁．一名九英菘．諸葛菜．（種類）蔬菜類．用葉．（性質）辛甘苦平．（功用）利五臟．消食．下氣．治嗽．常食令人肥健．
【蕪菁子】（名稱）卽蔓菁子．（性質）苦辛平（功用）瀉熱

解毒。利水。明目。治黃疸。腹脹。癥瘕積聚。小兒血痢。一切瘡疽。敷蜘蛛咬毒。(禁忌)虛寒者勿用。

【蕪菁根】(功用)解酒毒。塗諸熱毒。搗敷陰囊腫大如斗。

【蕪菁花】(性質)辛平。(功用)治虛勞眼暗。宜久服。

【蕪荑】(名稱)一名莁荑。無姑。蘵蓎。木名㮋。(種類)喬木類。(性質)辛苦溫。(功用)散滿殺蟲。燥濕。化食。袪五臟皮膚肢節風濕。心腹積冷。癥痛。鼈瘕。痔瘻。瘡癬。小兒驚疳。冷痢。胃中蟲痛。(禁忌)脾胃虛者禁投。

【蕪荑醬】(性質)辛溫。(功用)殺三蟲。功力強於楡仁醬。

【蕮】去倒切。音舄。

【蕮車香】(種類)芳草類。(性質)辛溫。(功用)治霍亂。辟惡氣。

【蕨】菊蹶切。音厥。月韻。

【蕨】(名稱)一名鼈菜。其苗謂之蕨萁。(種類)蔬菜類。(性質)甘寒滑。(功用)去暴熱。利水道。

【蕨根】(功用)燒灰油調傅蛇傷。

十三畫

【蕹】紆胸切。音雍。

【蕹菜】(種類)蔬菜類。(性質)甘平。(功用)搗汁和酒服。治產難。並解野葛毒。

【蕺】札揖切。音戢。

【蕺菜】(名稱)一名葅菜。俗呼爲魚腥草。(種類)蔬菜類。(性質)辛微寒。有小毒。(功用)散熱毒。癰腫。瘡痔。脫肛。斷痁疾。解硇毒。敷惡瘡。白禿。

【薄】步畧切。音亳。藥韻。

【薄荷】(名稱)一名菝蔄。蕃荷

菜。餘名不錄。(種類)芳草類
蘇產氣芳者良。(性質)辛涼。
(功用)消散風熱。清利頭目。
治頭痛頭風中風失音痰嗽
口氣語濇舌苔眼耳咽喉口
齒諸病皮膚癮疹瘰癧瘡疥。
驚熱骨蒸。破血止痢。(禁忌)
性能發汗疏表。虛人不宜多
服。

【薄荷露】(功用)清涼解熱。發
散風寒。

【薇】無肥切音微。微韻。

【薇】(名稱)一名垂水又名野
豌豆大巢菜。(種類)蔬菜類。
(性質)甘寒。(功用)利水道。
下浮腫潤大腸。

【薇銜】(名稱)一名麋銜。鹿銜。
又名吳風草。餘名不詳。(種
類)隰草類。用莖葉。(性質)
苦平。(功用)治風濕痺痛。洗
漂疽甲疽惡瘡。

【薏】衣記切音意。又衣亟切。
音億。職韻義同。

【薏苡仁】(名稱)一名解蠡。芑
實。贛米回回米薏珠子。(種
類)穀類。(性質)甘淡微寒。
(功用)滲濕益胃。瀉水健脾。
治水腫濕痺。脚氣疝氣。泄痢
熱淋。又能補肺清熱。治肺痿
肺癰。欬吐膿血。並治風熱筋
急拘攣。令人能食。(禁忌)凡
大便燥結因寒筋結者勿用。

【薏苡仁酒】(種類)穀部造釀
類。(功用)去風濕。強筋骨。健
脾胃。

【薏苡根】(性質)微寒。(功用)
治黃疸及卒心腹煩滿胸脇
痛。殺蟲墮胎。(禁忌)孕婦禁
服。

【薏苡葉】(功用)暑月煎飲。暖
胃益氣血。初生小兒浴之無
病。

【薑】基央切。音姜。陽韻。

【薑】分見生薑乾薑各條。

【薑露】(種類)水類。(性質)氣清味辛。(功用)辟寒。解中霜霧毒。驅瘴消食化痰。

【薑酒】(種類)穀部造釀類。(功用)治偏風中惡疰忤心腹冷痛。

【薑黃】(名稱)一名蒁。文名寶鼎香。(種類)芳草類。(性質)苦辛而熱。本草則云大寒。(功用)色黃入脾。兼入肝經。理血中之氣。下氣破血除風消腫。功力烈於鬱金。治氣脹血積。產後敗血攻心。通月經。療撲損。片子者能入手臂。治風寒濕痺。(禁忌)血虛臂痛者勿用

【薑石】(名稱)一名礓礫石。(種類)石類。(性質)鹹寒。(功用)治熱疏豆瘡疔毒等腫。

【薔】齊陽切。音牆。

【薔薇根】(名稱)薔薇即牆蘼。一名山棘。牛棘。牛勒刺花。(種類)蔓草類。(性質)苦濇而冷。(功用)入胃大腸經。除風熱濕熱。生肌殺蟲。治泄痢消渴。牙痛口糜。遺尿好眠。癰疽瘡癬。(附錄)其子名營實。另詳營實條。

【薔薇葉】(功用)治下疳瘡。焙研洗斂之。黃花者更良。

【薔薇花露】(功用)溫中達表。解散風邪。

【薤】系戒切。音械。卦韻。

【薤白】(名稱)一名藠子。俗稱為火葱。餘名不錄。(種類)蔬菜類。(性質)辛苦溫滑。(功用)下氣調中。散血生肌。泄下焦大腸氣滯。治泄痢下重。胸痺刺痛。肺氣喘急。安胎和

產．塗湯火傷．(禁忌)無滯勿用．

十四畫

【薯】蜀豫切音署．

【薯莨】(種類)果類形如柚圓．蔓生紅色(功用)浸酒服能活血．

【薯蕷】即山藥．詳見山藥條．

【薯蕷酒】(種類)穀部造釀類．(功用)治諸風眩運．益精髓．壯脾胃(附錄)或同小茱萸五味子人參諸藥浸酒尤佳．

【薰】虛氳切音勳．文韻．

【薰草】即佩蘭亦名蕙草．與蕙蘭異．詳見佩蘭條．

【薰陸香】亦作熏陸香．即乳香．詳見乳香條．

【廩】力錦切音廩．

【廩蒿】(名稱)一名莪蒿蘿蒿．抱娘蒿(種類)隰草類(性質)辛溫(功用)破血下氣．

【薺】集禮切齊上聲．薺韻．

【薺苨】(名稱)一名杏參杏葉沙參菧苨白麪根．俗稱為甜桔梗(種類)山草類(性質)甘寒(功用)利肺解毒和中止嗽．治消渴強中．癰腫疔毒．(附錄)其苗名隱忍另詳．

【薺薴】(名稱)一名臭蘇．又名青白蘇(種類)芳草類(性質)辛溫(功用)治冷氣洩痢．生食除胸間酸水．搗傅蟻瘻．

【薺菜】(名稱)一名護生草．(種類)蔬菜類(性質)甘溫．(功用)利五臟．益肝和中．

【薺菜根】(功用)益胃明目．治目痛．同葉燒灰．治白赤痢．

【薺菜子】(名稱)一名蒫實．亦名菥蓂子．(性質)甘平．(功用)明目．治目痛．解熱毒．

【薺菜花】(功用)治久痢．

【藁】歌襖切。告上聲。
【藁本】藁與槀通。詳禾部槀字。
【藊】彼假切。音匾。
【藊豆】通作扁豆。詳見戶部扁豆條。
【藍】羅談切。覃韻。
【藍實】（種類）隰草類。（性質）苦寒。（功用）解毒殺蠱。蟯毒腫。
【藍葉汁】（性質）苦甘寒。（功用）殺百藥毒及蜂螫毒。
【藍根】（名稱）一名板藍根。（性質）甘苦而涼。（功用）清熱破血。解毒涼血

【藍菜】即甘藍。其葉可作菜食。功用詳甘藍條。
【藍澱】（名稱）澱亦作淀。俗作靛。（種類）隰草類。此係藍與石灰作成者。（性質）辛苦寒。（功用）止血殺蟲。治噎膈。解諸毒。傅熱瘡禿瘡丹毒口疳。
【藍藤】（種類）蔓草類。根如細辛。（性質）辛溫。（功用）主冷氣欬嗽。
【藍布裙】（種類）草類。出川中。（功用）治脚氣。壯筋骨。
【藎】習印切。震韻。
【藎草】（名稱）一名黃草。菉竹。

王芻。鴟脚莎。餘名不錄。（種類）隰草類。（性質）苦平。（功用）治身熱邪氣。久欬喘逆。洗一切惡瘡。
【薹】駝孩切。音臺。灰韻。
【薹菜】即蕓薹。詳見蕓薹條。
【藏】慈昂切。陽韻。又字浪切。漾韻。
【藏香】（種類）火類。有紫黃二色。焚之香聞百步外者佳。出西藏。（功用）殺邪治祟。功同蒼朮。能透斑。發痘瘡。愈瘧疾。催生明目。
【藏棗】（種類）果類。來自西藏。

形味絕似南棗。(功用)補虛勞。定神志。治怯益氣。功同人參。

【藏紅花】(種類)草類。出西藏。形如菊。與番紅花異。(功用)治各種痞結及吐血。

十五畫

【藕】我苟切。音偶。有韻。

【藕】(種類)果類。蓮花之根。(性質)生用甘寒。煮熟甘平。(功用)凉血散瘀。止渴除煩。解酒毒蟹毒。治上焦痰熱。小便熱淋。傷寒時氣煩渴。罨金瘡傷折。均宜生用搗汁。熟搗塗折裂凍瘡。

【藕粉】(性質)甘平。(功用)調中開胃。益血通氣。解暑生津。消食止瀉。

【藕節】(性質)濇平。(功用)解熱毒。消瘀血。療產後血悶。止吐衄淋濁一切血證。

【藠】音叫。

【藠子】薤之別名。詳見薤白條。

【䕡】律余切。音閭。魚韻。

【䕡茹】(名稱)一名離婁。又名掘据。白者名草䕡茹。(種類)毒草類。(性質)辛寒有小毒。(功用)蝕惡肉。排膿血。殺疥蟲。除熱痞。破癥瘕。同烏賊骨治婦人血枯。

【藜】力倪切。音黎。齊韻。

【藜】(名稱)一名紅心灰藋。鶴頂草。胭脂菜。(種類)蔬菜類。(性質)甘平微毒。(功用)取葉煎湯。洗蟲瘡。漱齒䘌。搗爛塗諸蟲傷。去癜風。(附錄)其莖燒灰。和荻灰蒿灰取汁煎膏。點疣贅黑子。蝕惡肉。

【藜蘆】(名稱)一名山葱憨葱。鹿葱。餘名不錄。(種類)毒草類。(性質)辛寒至苦有毒。(功用)司蠱毒與喉痺。能殺蟲理疥癬。入口即吐。善通頂。令人噎。風癇露多用之。（禁忌）服之令人煩悶吐逆。大損津液虛者慎用。反細辛芍藥諸參。與酒同用。殺人。惟畏葱白。吐者服葱湯即止。

【藤】駝恒切。音騰。蒸韻。

【藤黃】（名稱）樹名海藤。（性質）酸濇有毒。（功用）蚛牙蛀齒。點之便落。

【藤火】（種類）火類。（功用）宜煎膨脹水腫四肢諸病等藥。

【藥】逸略切。音躍。藥韻。

【藥果】（種類）果類。似榕而味酸。出嶺南。（功用）治蠘。

【藥土草】（種類）草類。莖中有汁。（性質）甘平。（功用）解一切毒。止鼻衄吐血。袪煩躁。

【藥蜂針】（種類）蟲類。取黃蜂尾針。合硫黃煉。加冰片麝香為藥。（功用）置瘡頭上。以火灸之。

【藥製柑橘餅】（種類）果類。此係各藥製成者。（功用）清火化痰。寬中降氣。

十六畫

【蘞】齊盥切。音潛。亦讀如蕁。

【蘞草】即蕁麻。一名蘞麻。詳見蕁麻條。

【藿】忽郭切。音霍。藥韻。

【藿香】（名稱）一名兜婁婆香。（種類）芳草類。枝葉並用。（性質）辛甘微溫。（功用）入肺脾二經。快氣和中。開胃止嘔。去惡氣。進飲食。治霍亂吐瀉。心腹絞痛。肺虛有寒。上焦壅熱。（禁忌）胃弱胃熱而嘔者忌用。

【藿香露】（種類）水類。（功用）消暑辟穢。和中止嘔。

【蘆】龍吾切。音盧。虞韻。

【蘆根】（種類）隰草類。（性質）

甘寒。(功用)甘益胃寒降火。治嘔噦反胃消渴客熱傷寒內熱止小便數能解魚蟹河豚毒(用法)取逆水肥厚者。去鬚節用。

【蘆筍】(名稱)一名虇蘿音拳。(性質)微苦冷。(功用)除膈間客熱止渴利小便解魚蟹及諸肉毒。

【蘆葉】(性質)甘寒。(功用)治霍亂嘔逆肺癰煩熱癰疽燒灰淋汁煎膏蝕惡肉去黑子。

【蘆花】(名稱)一名蓬蕽。(性質)甘寒。(功用)治乾霍亂。解魚蟹毒燒灰吹鼻止衄血。亦入崩中藥。

【蘆薈】(名稱)本作盧會。一名奴會訥會象膽(種類)木類此係木脂出波斯國(性質)大苦大寒(功用)淸熱殺蟲。凉肝明目鎮心除煩治小兒驚癇五疳傅䘌齒濕癬吹腦殺腦疳除鼻癢(禁忌)小兒脾胃虛寒作瀉者勿服。

【蘆蠹蟲】(種類)蟲類出蘆節中狀如小蠶(性質)甘寒(功用)治小兒飲乳後吐逆不入腹。

【蘇】速烏切虞韻。

【蘇葉】【蘇梗】【蘇子】均詳見紫蘇下各條。

【蘇方木】(名稱)一名蘇木。(種類)喬木類(性質)甘鹹辛凉(功用)入三陰血分行血去瘀發散表裏風氣治產後血暈脹滿欲死血痛血瘕經閉氣壅癰腫撲傷排膿止痛多破血少和血(禁忌)無瘀滯者忌之。

【蘇合香】(種類)香木類此香出蘇合國(性質)甘溫香竄。(功用)通竅開鬱辟一切不正之氣。殺精鬼。
【蘑】讀如磨。
【蘑菇】（名稱）一名蘑菰蕈。又名肉蕈。（種類）菜部芝栭類。（性質）甘寒。一云有毒。（功用）益腸胃。化痰理氣。（禁忌）多食動氣發痰。
【蘋】皮賓切。音頻。真韻。
【蘋】（名稱）一名芣菜。四葉菜。田字草。（種類）水草類。（性質）甘寒滑。（功用）治暴熱。下水氣。利小便。搗塗熱瘡。

十七畫

【蘗】補厄切。音擘。
【蘗木】即黃蘗。今通稱黃柏。詳黃柏條。
【蘘】日陽切。音穰。
【蘘荷】（名稱）即蘘草。一名覆葅。嘉草。餘名不錄。（種類）隰草類。用根。（性質）辛溫。有小毒。（功用）治中蠱。及瘧。搗汁點赤眼澀痛。雜物入目。
【蘡】衣輕切。音嬰。
【蘡薁】（名稱）一名燕薁。嬰舌。山葡萄。野葡萄。（種類）果類。（性質）甘酸。（功用）止渴。悅色。益氣。
【蘡薁藤】（名稱）一名木龍。（性質）甘平。（功用）止渴。利小便。治噦逆。取汁點目去障翳。
【蘡薁根】（功用）治熱淋。消腫毒。
【蘩】符袁切。音煩。元韻。
【蘩縷】（名稱）蘩本作緐。一名䕷縷。又名滋草。俗呼鵝腸草。（種類）蔬菜類。（性質）酸平。（功用）破血下乳。塗惡瘡。療久痔。（禁忌）無瘀滯者勿食。
【蘭】勒寒切。音闌。寒韻。
【蘭草】（名稱）一名省頭草。餘名與澤蘭相混。均不錄。（種類）芳草類。（性質）辛平。（功用）利水道。除痰癖。殺蟲辟惡。能止消渴。滌胸中陳腐之氣。

【蘭花露】（種類）水類。用建蘭花蒸取者佳。（性質）氣芳味薄。（功用）明目舒鬱。能除胸膈間陳腐之氣。

【蘭薰】卽金華火腿。陳久者佳。詳見陳火腿條。

十九畫

【蘼】密宜切。音糜。支韻。

【蘼蕪】（名稱）一名薇蕪。蘄茝。茳蘺。（種類）芳草類。（性質）辛溫。（功用）主欬逆。定驚氣。辟邪惡。除蟲毒。療風眩。止泄瀉。（附錄）其花可入面脂用。

【蘿】勒莪切。音羅。歌韻。

【蘿藦】（名稱）一名藿。又名芄蘭。白環藤。子名雀瓢。斫合子。羊婆奶。婆婆針線包。（種類）蔓草類。（性質）甘辛溫。（功用）補虛勞。益精氣。强陰道。傅金瘡。消腫毒。（附錄）其葉與子同功。

【虀】卽鷄切。音躋。

【虀水】（種類）水類。此卽黃虀菜水。（性質）酸鹹。（功用）吐痰飲宿食。

【蘹】乎乖切。音懷。

【蘹香】卽大茴香。詳大茴香條。

【蘹香蟲】（種類）蟲類。（功用）治小腸疝氣。

●虍部

二畫

【虎】呼五切。麌韻。

【虎骨】（種類）獸類。用頭骨脛骨良。（性質）辛微熱。（功用）追風健骨。定痛辟邪。治風痺拘攣疼痛。驚悸顛癇。犬咬骨哽。

【虎骨酒】（功用）治臂脛疼痛。

歷節風腎虛膀胱寒痛。

【虎肉】(性質)酸平(功用)益氣强胃治瘧辟邪。

【虎脂】(名稱)一名虎膏。(功用) 治反胃。擦折傷。塗小兒禿瘡。

【虎血】(功用)强神壯志。

【虎肚】(功用)治反胃吐食。(用法) 取生者勿洗存滓穢。新瓦固煆存性入平胃散末一兩每服三錢。

【虎腎】(功用)治瘰癧。

【虎膽】(功用)治小兒疳痢驚癎。並下打傷瘀血。

【虎睛】(功用)治癲疾。及小兒驚癎夜啼。竹瀝下。鎮心安神。明目去翳。

【虎鼻】(功用)治癲疾。小兒驚癎。懸戶上令生男。

【虎牙】(功用)殺勞蟲。治猘犬瘍發狂。刮末酒服。

【虎爪】(功用)繫小兒臂。辟惡魅。

【虎皮】(功用)治瘧疾。辟邪魅。

【虎鬚】(功用)治齒痛。

【虎屎】(功用)治惡瘡。瘰癧痔漏。燒研酒服。並治獸骨哽。

【虎屎中骨】(功用)研屑治火瘡。及破傷風。

【虎杖】(名稱)一名苦杖。大蟲杖。斑杖。酸杖。(種類)隰草類。(性質)微溫(功用)通經破結。止渴。利便。治產後瘀血血痛。及墜撲昏悶。

【虎耳草】(名稱)一名石荷葉。(種類)石草類(性質)微苦辛寒有小毒(功用)治瘟疫。生用吐利人。熟用則止吐利。搗汁滴聤耳。燒烟熏痔瘡腫痛。

【虎頭蕉】(種類)草類。形似蕉而小出臺灣(性質)性溫有毒。(功用)治風痺。並治血淋白帶一切吐血(附錄)凡服者不得過二錢服後須避風。否則必發風疹。

【虎牙半支】(種類)草類。(性質)寒涼(功用)治疔腫。火毒痔漏。

五畫

【處】出語切。語韻。

【處石】慈石玄石皆有此名。當分詳慈石玄石二條。

七畫

【虞】元劬切。音愚。虞韻。

【虞蓼】即水蓼。詳見水蓼條。

●虫部

四畫

【蚌】簿講切。音棒。講韻。

【蚌肉】(種類)介類(性質)鹹冷(功用)除熱止渴。去濕解酒。明目去赤。治下血。血崩帶下。痔瘻。

【蚌淚】(功用)淸熱安胎。消痰除濕解酒積。點眼赤眼暗。塗湯火傷。

【蚌粉】(性質)鹹寒。(功用)解熱燥濕化痰消積。明目。療疳。治反胃心胸痰飲除濕腫水嗽。止痢幷嘔逆。塗癰腫。搽陰瘡痱痒。

【蚖】愚袁切。音元。又吾官切。音刓。

【蚖】(種類)鱗部蛇類。即虺。似蝮而小。(功用)治破傷中風。大風惡瘡疾。

【蚘】胡雷切。音回。

【蚘蟲】(名稱)一名蛕。俗作蛔。又名人龍(種類)蟲類。此乃人腹中之長蟲。(性質)大寒。(功用)治一切眼疾。塗一切冷瘻。

【蚤】子襖切。音早。皓韻。

【蚤休】(名稱)一名蚩休。又名

草甘遂。重樓金線。亦名紫河車。餘名不錄。(種類)毒草類。(性質)苦微寒有毒。(功用)治小兒胎風驚癇。去瘧疾寒熱。

【蚺】如炎切。音髯。鹽韻。俗作蚦。

【蚺蛇膽】(名稱)一名南蛇。又名埋頭蛇。(種類)鱗部蛇類。(性質)甘苦寒有小毒。(功用)涼血明目。療疳止痢。祛風殺蟲。主肝脾二經病。

【蚺蛇肉】(性質)甘溫有小毒。(功用)其肉腴美可食。主治與膽略同。

【蚺蛇膏】(性質)甘平有小毒。(功用)治皮膚風毒。婦人產後腹痛餘疾。

【蚺蛇牙】(功用)佩之辟不祥。利遠行。

【蚺蛇酒】(功用)治諸風痛痺。殺蟲辟瘴。瘰癩風疥癬惡瘡。(附錄)用蚺蛇肉一斤。羌活一兩。同麴釀酒。或浸酒服。

【蚊】無分切。音文。文韻。古作蟁

【蚊母鳥】(名稱)一名吐蚊鳥。又名鷏。(種類)禽類。取翅羽用。(功用)作扇辟蚊。

五畫

【蚯】欺優切。音邱。

【蚯蚓】(名稱)一名螼螾。一名地龍。俗稱爲曲蟺。餘名不備載。(種類)蟲類。取白頸者用。(性質)鹹寒有小毒。(功用)清熱利水。治濕病。大熱狂言。大腹黃疸。腎風腳氣。(用法)治大熱。井水調下。入藥或曬乾爲末。或鹽化爲水。或微汁。或燒灰用。如有中其毒者。可用鹽水解之。

【蚯蚓泥】(名稱)即蚯蚓屎。一

名蚓螻。又名六一泥。(性質)甘寒。(功用)瀉熱解毒。治赤白久痢。敷小兒陰囊熱腫。腫腮丹毒

【蚱】菑赫切。音窄。

【蚱蟬】(名稱)一名蜩。又呼爲齊女。(種類)蟲類。(性質)鹹甘寒。(功用)治小兒驚癇夜啼。癲病寒熱。并治產後胞衣不下。能墮胎。

【蚱蜢】(名稱)卽蟲螽。一名負蠜。(種類)蟲類。(性質)辛平竄烈。微毒。(功用)治驚風及破傷風。療折損凍瘡。斑疹不出。

【蚶】呵甘切。音憨。覃韻。

【蚶】卽瓦楞子。大者名魁蛤。詳見瓦楞子條。

【蛆】是於切。音苴。魚韻。

【蛆】(種類)蟲類。凡物腐敗則生之。取其有用者列下。【糞中蛆】(名稱)卽坑蛆。一名五穀蟲。(功用)詳見五穀蟲條。【泥中蛆】(功用)治目赤。洗淨曬乾研貼之。【馬肉蛆】(功用)治鍼箭入肉中。及取蟲牙。【蝦蟆肉蛆】(功用)治小兒諸疳。

【蛆鑽泥】(種類)土類。此乃糞坑中蛆鑽之泥。(功用)治多年痔漏。能退管。

【蛇】侍耶切。麻韻。

【蛇蛻】(名稱)卽蛇皮。一名龍退。又名龍子衣。餘名不錄。(種類)鱗部蛇類。(性質)甘鹹平。(功用)性靈而能辟惡。故治鬼魅蠱毒。性竄而善去風。故治驚癇風瘧。重舌喉風。性毒而能殺蟲。故治疥癬惡瘡。疔腫痔漏。屬皮而性善蛻。故治皮膚瘡瘍。產難目翳。(禁忌)孕婦忌用。(用法)取

白色如銀者用。以皂莢水洗淨。或酒或醋或蜜浸炙黃或燒灰存性。或鹽泥固煅。

【蛇角】（名稱）一名骨咄犀。又名碧犀（種類）鱗部蛇類此係大蛇之角。出西番。（性質）有毒（功用）治腫毒。解諸毒蠱毒。

【蛇吞鼠】（種類）鱗部蛇類。此係蛇腹中吞下之鼠。（功用）治鼠瘻蟻瘻。以臘豬脂煎焦。去滓塗之。

【蛇吞蛙】（種類）鱗部蛇類。此係蛇口中未嚥下之青田雞。（功用）治噎膈。勞嗽。蛇瘻。燒灰存性用。

【蛇婆】（種類）鱗部蛇類。生東海水中（性質）鹹平。（功用）治赤白毒痢。蠱毒下血。五野雞病惡瘡。

【蛇黃】（種類）石類。出嶺南。生蛇腹中。如牛黃之屬。（性質）冷。（功用）治石淋。定驚癇。塗腫毒。

【蛇含】（名稱）一名蛇銜。威蛇。俗名小龍芽。又名紫背龍芽。（種類）隰草類。（性質）苦微寒。（功用）治驚癇邪熱。產後瀉痢。含咽治咽喉中痛。傅金瘡惡癬。解一切蛇毒。

【蛇莓】（名稱）一名蛇藨。地莓。蠶莓（種類）蔓草類（性質）甘酸大寒（功用）除熱解毒。治小兒口噤生瘡。傅蛇傷及湯火傷。

【蛇草】（種類）草類。形似菠薐。（功用）治蛇傷。連根搗罨傷口。仍酒煎服。

【蛇眼草】（名稱）俗呼蛇口半枝蓮。又名落得咬。（種類）草類。生古井及年深陰濕地。形如淡竹葉。葉背有紅圈。如蛇眼狀。(功用)搗敷一切蛇傷疔痔。

【蛇繭草】(種類)隰草類。(功用)搗傅蛇虺毒蟲等螫。

【蛇魚草】(種類)草類。(功用)搗傅金瘡血出不止。

【蛇莆藤】(種類)蔓草類。葉如猴耳。產福寧。(功用)治喉齒百病。

六畫

【蛔】胡雷切。音回。

【蛔蟲】即蚘蟲。詳見蚘蟲條。

【蛙】烏乘切。佳韻。又烏瓜切。麻韻。義同。

【蛙】(名稱)本作鼃。一名田雞。又名蛤魚。(種類)蟲類。(性質)甘寒。(功用)解勞熱熱毒。利水消腫。饌食調疳瘦。補虛損。尤宜產婦。搗汁服治蝦蟆瘟病。燒灰塗月蝕瘡。

【蛞】枯豁切。音闊。

【蛞蝓】(名稱)即蜒蚰。俗名鼻涕蟲。似蝸牛而無殼。(種類)蟲類。(性質)鹹寒。(功用)搗傅腫毒焮熱。熱瘡腫痛。蜈蚣蠍毒。其功與蝸牛同。

【蛟】皆敲切。音交。肴韻。

【蛟髓】(種類)鱗部龍類。(功用)傅面令人好顏色。又主易產。(附錄)蛟精有毒。每遺在芹菜中。人食之則病癥痛。可用雄黃朴硝下之。

【蛣】基一切。音吉。質韻。

【蛣蜣】即蜣螂。詳見蜣螂條。

【蛤】葛台切。音鴿。合韻。

【蛤蚧】(名稱)一名蛤蟹。又名僊蟾。(種類)鱗類。雄者為蛤。雌者為蚧。出廣南。(性質)鹹溫。(功用)補肺潤腎。益精助陽。治渴通淋。定喘止嗽。肺痿咯血。氣竭者宜之。(禁忌)欬嗽由風寒外邪者勿用。(用法）藥力在尾。凡使去頭足。洗去鱗目砂土及肉毛。酥炙或蜜炙。或酒浸焙。

【蛤蜊肉】（種類）介類。（性質）鹹冷。（功用）止渴解酒。解熱毒。

【蛤蜊粉】（性質）鹹寒。（功用）清喘利濕。化痰飲。定熱嗽。止嘔逆。消浮腫。利小便。止遺精白濁。心脾疼痛。化積塊。解結氣。消癭核。散腫毒。治婦人血病。油調塗湯火傷。與牡蠣同功。

【蛇】維亞切。茶去聲。

【蛇】即海蜇。詳見海蛇條。

【蛭】之乙切。音窒。質韻。又廸翟切。音垤。屑韻。義同。

【蛭】詳見水蛭條。

七畫

【蛺】吉恰切。音夾。葉韻。

【蛺蝶】（名稱）一名蜨蝶。又名蝴蝶。（種類）蟲類。（功用）治小兒脫肛。陰乾爲末。唾調塗手心。

【蜀】殊欲切。音屬。沃韻。

【蜀葵】（名稱）一名戎葵。吳葵。（種類）隰草類。用苗。（性質）除客熱。利腸胃。滑竅。治淋。潤燥。易產。搗爛塗火瘡。燒研傅金瘡。

【蜀葵根】（功用）利便。通淋。散膿血惡汁。傅諸瘡腫痛。莖亦可用。

【蜀葵花】（性質）鹹寒。（功用）和血潤燥。通竅。利大小腸。治帶下。傅酒皶赤鼻。

【蜀葵子】（性質）甘冷。（功用）通淋。利便。催生落胎。療水腫。傅瘡疥。

【蜀羊泉】（名稱）一名羊泉。羊飴。又名漆姑草。（種類）隰草類。出蜀中。（性質）苦微寒。（

功用）塗漆瘡及疥癬。瘰黃疸。

【蜀黍】（名稱）一名蜀秫。蘆穄。蘆粟。木稷。荻粱。高粱。（種類）穀類。（性質）甘濇。溫。（功用）溫中。濇腸胃。止霍亂。

【蜀黍根】（功用）利小便。止喘滿。幷治產難。

【蜀漆】（種類）毒草類。卽常山之苗。（性質）辛平有毒。（功用）與常山畧同。

【蜀椒】詳見川椒條。

【蜂】敷邕切。音丰。冬韻。

【蜂蜜】（名稱）俗名蜂糖。生巖石者名石蜜。石飴。巖蜜。（種類）蟲類。（性質）生性涼。熟性溫。味甘。（功用）涼能清熱。溫能補中。甘而和。故能解毒。柔而滑。故能潤燥。甘緩可以去急。故止心腹肌肉瘡瘍諸痛。甘暖可以和中。故能調營衞。通三焦。和百藥。而與甘草同功。止嗽治痢。明目悅顏。同薤白搗塗湯火傷。煎煉成膠。通大便秘。（禁忌）大腸虛滑者禁用。同葱食害人。食蜜飽後。不可食鮓。令人暴亡。

【蜈】兀胡切。音吾。

【蜈蚣】（名稱）一名蝍蛆。又名天龍。（種類）蟲類。（性質）辛溫。有毒。（功用）入厥陰肝經。善走能散。治臍風撮口。驚癇瘰癧。蛇癥瘡甲。殺蟲墮胎。（用法）取赤足黑頭者火炙。去頭足尾甲。將荷葉火煨用。或酒炙。（附錄）中其毒者以桑汁鹽蒜塗之。

【蜈蚣萍】（名稱）俗稱邊箕萍。（種類）水草類。（功用）取此曬乾。燒烟熏之。可辟一切跳蚤壁蝨。

【蜆】奚演切。音峴。銑韻。

【蜆肉】(名稱)一名扁螺。(種類)介類。性質)甘寒。(功用)去熱利濕浸水洗痘癰無瘢痕功同蚌肉(禁忌)多食發嗽及冷氣消腎。

【蜆殼粉】(功用)與蚌粉同。燒灰塗一切濕瘡。

【蜐】古業切音劫。洽韻。

【蜐】詳石蜐條。

【蜒】夷蓮切音延。先韻。

【蜒蚰】即蛞蝓。詳見蛞蝓條。

八畫

【蜘】涉猗切。音知。

【蜘蛛】(種類)蟲類(性質)微寒。有小毒。(功用)治口喎。脫肛。瘡腫。胡臭。齒䘌。能吸蜈蚣蜂蠆螫人毒。

【蜘蛛殼】(功用)治蟲牙牙疳。

【蜘蛛網】(功用)療瘡毒。止金瘡血出。炒黃研末酒服治吐血並治疣贅及鼠痔。纓之即落。

【蜘蛛香】(種類)芳草類。(性質)辛溫。(功用)辟瘟疫。除邪氣。

【蜚】府尾切。音匪。尾韻。又去聲。末韻。義同。又匪微切。與飛通。

【蜚蠊】(名稱)一名石薑。盧蜰。負盤。香娘子。俗稱蟑螂。亦稱竈馬(種類)蟲類(性質)辛臭鹹寒(功用)調血脈。破積聚。治跌打損傷。疔腫瘡毒。氣虛臌脹

【蜚䖟】(名稱)一名䖟蟲。(種類)蟲類。蚊屬。(性質)苦微寒。(功用)破癥結。消積膿。通瘀。墮胎。

【蜚厲】(種類)蟲類。(功用)主婦人寒熱。

【蜜】迷逸切。音密。質韻。

【蜜蜂】(名稱)一名蠟蜂。(種

類）蟲類。（功用）治瘰癧。
【蜜蜂子】（性質）甘微寒。（功用）治大風癘疾。
【蜜蠟】（種類）蟲類。此蠟生蜂蜜中。與蟲白蠟不同。有黃白二色。【黃蠟】（性質）甘淡而澀微溫。（功用）止痛生肌。療下利。續絕傷。【白蠟】（功用）與黃蠟同。治胎動下血。生黑髮。
【蜜虎】（種類）蟲類。似蜂而大。通身生毛有花斑點。（功用）治咽喉腫痛生蛾。焙末加冰片。吹之。酒服能治心痛。

【蜜酒】（種類）穀部造釀類。（功用）治風疹風癬。
【蜜香】（名稱）一名木蜜沒香。多香木。（種類）香木類。（性質）辛溫。（功用）辟惡去邪。
【蜜望】（名稱）一名莽果。又名望果。（種類）果類。生廣南。（性質）甘酸。（功用）能益胃氣。止船暈嘔吐。
【蜜栗子】（種類）石類。生川廣浙金坑中（功用）治金瘡折傷。
【蜜姑魚】（種類）鱗類。出四明山溪中（性質）甘溫。【功用）食之生胃津。益肺氣。補血脈。增髓去熱。除虛羸。壯筋骨。止嗽定喘。功同燕窩蛤蚧。

【蜣】欺央切音羌陽韻
【蜣螂】（名稱）一名蛣蜣。又名推丸推車客鐵甲將軍。餘名不錄。（種類）蟲類。（性質）鹹寒有毒。（功用）治大小便不通。下痢赤白。搗傅痔瘻疔腫瘡瘍。鼻中瘜肉。小兒重舌。
【蜣螂轉丸】（名稱）一名土消。（種類）土類（性質）鹹苦大寒。（功用）治傷寒時氣。黃疸煩熱。霍亂吐瀉。塗一切瘻瘡。

【蜥】屑激切。音錫。錫韻。

【蜥蜴】即石龍子。詳見石龍子條。

【蜩】題堯切。音迢。蕭韻。

【蜩】即蚱蟬。詳見蚱蟬條。

【蜻】即嬰切。音精。庚韻。

【蜻蜓】(名稱)即蜻蛉。一作蜻虰。蜻蜳。餘名不載。(種類)蟲類。取青色大眼者入藥。(性質)微寒。(功用)強陰。止精。暖水臟。

九畫

【蝌】枯倭切。音科。歌韻。

【蝌蚪】(名稱)一作科斗。又名活東。活師。玄魚。懸針。餘名不錄。(種類)蟲類。青蛙之子。(功用)搗傅火飈熱瘡及疥瘡。染髭髮。

【蝙】卑煙切。音邊。

【蝙蝠】(名稱)一名伏翼。又名天鼠。仙鼠。飛鼠。夜燕。(種類)禽類。(性質)鹹平。(功用)治久欬上氣。久瘧瘰癧。金瘡內漏。小兒驚風。

【蝙蝠腦】(功用)塗面去女子面皰。服之令人不忘。

【蝙蝠血及膽】(功用)滴目令人不睡。夜中見物。

【蝙蝠屎】(名稱)一名天鼠矢。又名夜明砂。黑砂星。(性質)辛寒。(功用)是爲肝經血分藥。活血消積。治目盲障翳。瘧魃驚疳。能下死胎。同鼈甲燒烟辟蚊。

【蝙蝠藤】(種類)蔓草類。(功用)治腰疼。酒煎服。疼止勿再服。

【蝟】于貴切。音胃。

【蝟皮】(名稱)蝟本作猬。一名蝟鼠。又名毛刺。俗稱刺蝟。(種類)獸部鼠類。(性質)苦平。(功用)治胃逆。腸風瀉血。

五痔陰腫煅黑存性用。

【蝟肉】（性質）甘平（功用）理胃氣治反胃令人能食煮汁飲又主瘻。

【蝟脂】（功用）治腸風瀉血滴耳治聾。塗禿瘡疥癬。殺蟲。

【蝟腦】（功用）治狼瘻。

【蝟心肝】（功用）治蟻瘻蜂瘻。瘰癧惡瘡。

【蝟膽】（功用）點目止淚化水。又塗痔瘡。

【蝤】齊由切。音遒。又卽僊切。音啾。

【蝤蛑】（種類）介類。蟹屬。與梭子蟹相似。（性質）鹹寒。（功用）解熱氣治小兒痞氣。

【蝦】希鴉切。麻韻。與鰕通。

【蝦】（種類）介類（性質）甘溫有小毒（功用）治鱉瘕。託痘瘡下乳汁。壯陽道。吐風痰。傅蟲疽。（禁忌）食之動風熱。發瘡疥。

【蝦米】（功用）能解蠱。治不服水土。

【蝦醬】（功用）能解毒樹蠱。

【蝦蟆】（名稱）一名螫蟆。（種類）蟲類。身似蟾蜍而小。（性質）辛寒有毒。（功用）辟邪魅。破癥結。塗癰腫及熱結腫。

【蝦蟆肝】（功用）治蛇螫入牙。入肉中痛不可堪。搗傅之立出。

【蝦蟆膽】（功用）治小兒失音不語。取汁點舌上立愈。

【蝦蟆腦】（功用）淸盲明目。

【蝨】師櫛切。音瑟。質韻。

【蝨】分詳人蝨牛蝨壁蝨等各條。

【蝮】敷屋切。音覆。屋韻。

【蝮蛇】（名稱）一名反鼻蛇。（種類）鱗部蛇類。用肉。（性質）甘溫有毒。（功用）治大風諸惡風。惡瘡瘰癧皮膚頑痺半身枯死手足臟腑間重疾。

【蝮蛇膽】（性質）苦微寒有毒。（功用）治䘌瘡。殺下部蟲。瘰諸漏研傅之若作痛杵杏仁摩之。

【蝮蛇脂】（功用）綿裹塞耳聾。亦傅腫毒。

【蝮蛇皮】（功用）燒灰療疔腫惡瘡骨疽。

【蝮蛇蛻】（功用）治身癢疥癬癘瘡。

【蝮蛇骨】（功用）治赤痢。燒灰飲服三錢。

【蝮蛇屎】（功用）治痔瘻。

【蝮蛇腹中死鼠】（功用）治鼠瘻。

【蝮蛇酒】（種類）穀部造釀類。（功用）治惡瘡諸瘻惡風頑痺癲疾。

【蝸】姑歪切。音乖。佳韻。又姑緺切。音瓜。麻韻。又姑倭切。音戈。歌韻。義並同。

【蝸牛】（名稱）一名蠡牛。蚹蠃。螔蝓。山蝸。蝸蠃。蜒蚰蠃。土牛兒。（種類）蟲類。（性質）鹹寒有小毒。（功用）治小兒臍風撮口利小便消喉痺。止鼻衄。通耳聾。研塗諸腫毒痔漏制蜈蚣蠍蠆毒。

【蝸牛殼】（功用）治一切疳疾。牙䘌面瘡鼻上酒皶利下脫肛。

【蝸蠃】亦作蝸螺。即螺螄。詳見螺螄條。

【蝛】許咸切。音醶。

【蝛蜼】（名稱）一名生蜼。又名蝛蛤。（種類）介類。生東海。似蛤而扁有毛用殼。（功用）燒末服治痔病。（附錄）其肉頗冷。多食發風。

十畫

【螞】姥雅切。音馬。

【螞蟥】即水蛭之大者。詳見水蛭條。

【螞蟻】即蟻之大者。今作通稱。詳見蟻條。

【螢】穴扃切。音熒。靑韻。

【螢火】（名稱）一名夜光。熠燿。宵燭。餘名不詳。（種類）蟲類。（性質）辛微溫。（功用）辟邪明目。

十一畫

【螲】的噎切。音咥。又知乙切。音窒。

【螲蟷】（名稱）即土蜘蛛。一名蛈蝪。蛈母。又名顚當蟲。（種類）蟲類。（性質）有毒。（功用）治一切疔腫附骨疽蝕等瘡。宿肉贅瘤。燒末和臘月豬脂傅之。

【螳】駝昂切。音唐。陽韻。

【螳螂】（名稱）一名蟷蜋。刀蜋。拒斧。（種類）蟲類。（功用）治小兒急驚風搐搦。又出箭鏃。生者能食疣目。

【螳螂子】即桑螵蛸。詳見桑螵蛸條。

【螵】批腰切。音飄。

【螵蛸】分見桑螵蛸海螵蛸二條

【螺】盧訛切。音羅。歌韻。與蠃同。

【螺螄肉】（名稱）一名蝸蠃。（種類）介類。（性質）甘寒。（功用）明目下水。止渴醒酒。解熱利大小便。消黃疸水腫。治反胃痢疾脫肛痔漏

【螺螄殼】（性質）味鹹。（功用）治痰飲積反胃脘痛反胃膈氣。痰嗽鼻淵脫肛痔疾。瘡癤下疳湯火傷。（用法）取泥中

及牆壁上年久者良。火煆用。

【螺螄泥】(種類)土類(性質)凉(功用)治反胃吐食。

【螺靨草】(名稱)一名鏡面草。(種類)石草類(性質)辛凉。(功用)治小便出血。吐血衄血。齲齒痛。搗傅癰癧。風疹。脚氣腫。

【螻】羅侯切。音樓。尤韻。

【螻蛄】(名稱)一名蟪蛄。天螻。螻蟈。土狗。餘名不詳(種類)蟲類(性質)鹹寒。(功用)利大小便通石淋治瘰癧骨哽。(禁忌)虛人禁用。

【螷】至夜切。音柘。

【螷蟲】(名稱)即地鼈蟲。一名土鼈。又呼為簸箕蟲。餘名不載。(種類)蟲類。(性質)鹹寒有毒。(功用)行產後血積。折傷瘀血治重舌木舌口瘡。小兒腹痛夜啼。(禁忌)虛人有瘀亦宜酌用。

【蟋】西一切。音悉。

【蟋蟀】(名稱)一名促織。(種類)蟲類(性質)辛鹹溫。(功用)通小便治水蠱。并能發痘催生療跌撲傷。

十二畫

【蟒】毋朗切。音莽。養韻

【蟒油】(種類)鱗部蛇類。不論大小首上有王字者真。(功用)治漏瘡取油和蠟攤膏貼患處。

【蟛】蒲衡切。音彭。庚韻。

【蟛蜞】(名稱)亦作螃蜞。(種類)介類蟹屬(性質)鹹冷。(功用)取膏塗濕癬疽瘡。

【蟬】時延切。音禪。先韻。

【蟬蛻】(名稱)即蟬衣。一名蟬殼。枯蟬。又名金牛兒(種類)蟲類。(性質)甘寒。(功用)其氣清虛而味甘寒。故除風熱。

其體輕浮。故發痘疹。其性善蛻。故退目翳。催生下胞。其蛻為殼。故治皮膚瘡瘍癮疹。其聲清亮。故治中風失音。又晝鳴夜息。故止小兒夜啼。

【蟬花】(名稱)一名冠蟬。胡蟬。螗蜩。(性質)甘寒。(功用)與蟬蛻同。又止瘧。

【蟲】除融切。東韻。

【蟲白蠟】與蜜蠟之白者不同。詳見白蠟條。

十三畫

【蟶】敕嬰切。音赬。庚韻。

【蟶】(種類)介類。蛤蚌之屬。用肉。(性質)甘溫。(功用)補虛。主冷痢。煮食能去胸中邪熱煩悶。並治婦人產後虛損。

【蟶殼】(功用)治咽喉一切急症。搗末同冰片吹之。

【蟹】下矮切。蟹韻。

【蟹】(名稱)一名螃蟹。一名郭索。餘名不錄。(種類)介類。(性質)鹹寒有小毒。(功用)除熱解結。散血通經。續筋骨。塗漆瘡。(禁忌)其性甚寒。傷中敗胃。動風火。傷陰血。孕婦食之。令兒橫生。

【蟹爪】(功用)破胞墮胎。

【蟹殼】(功用)燒灰存性。蜜調塗凍瘡。及蜂蠆傷。酒服治婦人兒枕痛。及血崩腹痛。燒烟熏壁虱。

【蟻】疑爾切。紙韻。又疑豈切。尾韻。義同。

【蟻】(名稱)本作螘。一名玄駒。又名蚍蜉。今通稱螞蟻。(種類)蟲類。有大小黑白黃赤數種。(功用)搗塗疔腫疽毒。

【蟻垤土】(名稱)一名蟻封。(功用)和醋搽狐刺瘡。又治死胎在腹及胞衣不下。炒熱囊盛。搨心下自出。

【蟾】支淹切。音詹。鹽韻。又匙鹽切。義同。

【蟾蜍】（名稱）一名癩蝦蟆。餘名不錄。（種類）蟲類。（性質）辛凉微毒。（功用）入陽明胃經。退虛熱行濕氣殺蟲䘌治瘡疽發背小兒勞瘦疳疾。

【蟾酥】（性質）甘辛溫有毒。（功用）治發背疔瘡一切惡腫小兒疳疾腦疳。

【蟾頭】（功用）與蟾蜍同。

【蟾皮】（功用）貼大毒。能拔毒收毒治發背對口癰疽瘰癧等症。（用法）將皮外面貼患處。若皮裏面着肉。即咬牢難揭

【蟾舌】（功用）治疔瘡。將舌研爛敷患處。用蟾肚皮蓋貼。疔根自能拔出。

【蠅】移陵切。音膺。蒸韻。

【蠅】（種類）蟲類。（功用）治拳毛倒睫。取臘月蟄蠅乾研爲末以鼻頻嗅之卽愈其餘功用參看飯蒼蠅

【蠅虎】（種類）蟲類。形似蜘蛛而色灰白善捕蠅。（功用）調血脈治跌打損傷研爛酒下。

【蠍】脟謁切。音歇。月韻。俗作蝎。

【蠍】詳見全蠍條。

十四畫

【蠐】前倪切。音齊。齊韻。

【蠐螬】（名稱）一名蟦蠐。蜰蠐。餘名不錄。（種類）蟲類。（性質）鹹微溫。（功用）治唇緊口瘡臍瘡丹𤸷破傷風竹木入肉芒物眯目。

十五畫

【蠟】羅蹋切。音臘。合韻。

【蠟】分見蜜蠟白蠟各條。

【蠟梅】（名稱）一名黃梅花。（種類）灌木類。用花。（性質）

辛溫。(功用)解暑生津。

【蠟嘴】卽桑鳸。詳見桑鳸條。

【蠡】力米切。音禮。薺韻。又力倪切。音黎。齊韻。

【蠡實】卽馬藺子。詳見馬藺子條。

【蠣】里藝切。音例。

【蠣黃】卽牡蠣肉。詳見牡蠣肉條。

十七畫

【蠮】衣悉切。音噎。俗讀如翳。

【蠮螉】(名稱)一名土蜂。細腰蜂。又名蜾蠃。蒲盧。(種類)蟲類。(性質)辛平。(功用)治嘔逆。生研能罨竹木刺。

【蠮螉窠】(名稱)一名土蜂窠。(性質)甘平(功用)治疔瘡乳蛾。婦人難產。

【蠱】姑五切。音古。麌韻。

【蠱蟲】(種類)蟲類。造蠱者以百蟲置皿中。俾相啖食。取其存者爲蠱。(功用)治蠱毒。燒灰服少許立愈。

【蠱毒犀】卽蛇角。又名骨咄犀。詳見蛇角條。

十八畫

【蠵】胡咲切。音攜。齊韻，又音惟。支韻。義同。

【蠵龜】(名稱)一名蠵蠵。蠳蠵。靈龜。蟕蠵「音拘璧」屓屭「音戲備」(種類)介類。用肉(性質)甘平。(功用)去風熱。利腸胃。

【蠵龜血】(性質)鹹平。(功用)治中刀箭毒藥傷。

【蠵龜皮】(名稱)一名龜筒。又名鼉皮。(性質)甘鹹平。(功用)解藥毒蠱毒。

【蠶】慈含切。覃韻

【蠶】(種類)蟲類。【白殭蠶】詳見殭蠶條。【烏爛死蠶】(性質)有小毒。(功用)傅蝕瘡及赤白游疹。

【蠶蛹】(功用)治小兒疳瘦。長肌退熱除蛔蟲止消渴傅惡瘡。

【蠶繭】(性質)甘溫。(功用)療諸疳瘡及下血血淋血崩。止消渴反胃除蛔蟲燒灰酒服。治癰疽無頭。

【蠶蛻】(名稱)一名馬明退。又名佛退。(性質)甘平。(功用)治目中翳障及疳瘡。

【蠶連紙】(名稱)卽蠶蛻紙。燒灰存性用。(功用)治風癲狂祟蠱毒藥毒痧證腹痛小便淋悶。婦人難產。及吹乳疼痛並治頭瘡喉痺一切牙症。

【蠶沙酒】(種類)穀部造釀類。(功用)治風緩頑痺。諸節不隨。腹內冷痛

【蠶繭草】(種類)隰草類。(性質)辛平。(功用)搗傅諸瘡。解蟲咬毒

【蠶豆】(名稱)一名胡豆。(種類)穀部豆類。(性質)甘微辛平。(功用)快胃和臟腑。

【蠶豆苗】(性質)苦微甘溫。(功用)治酒醉不醒。

【蠶豆殼】(功用)治吐血。通小便。塗癧瘍諸瘡。

【蠹】篤誤切音妒。遇韻。

【蠹魚】卽衣魚詳見衣魚條。

十九畫

【蠻】模頑切刪韻。

【蠻薑】卽高良薑詳見高良薑條

●血部

【血】旭決切屑韻。

【血竭】(名稱)一名騏驎竭。又騏驎通作麒麟。(種類)香木類。(性質)甘鹹平有小毒。(功用)能入血分散瘀生新。專除血痛治金瘡折跌瘡口

不合。止痛生肌。(禁忌)善收瘡口。卻能引膿。性急不可多用。無瘀積者忌之。

【血餘】髮之別名。詳見亂髮條。

【血鱔】(種類)鱗部無鱗魚類。出浙江寧波。(功用)增氣力。壯筋骨。益血塡髓。

【血見愁】卽地錦。詳見地錦條。又茜草亦有此名。

●行部

【行】何彭切。音衡。庚韻。

【行夜】(名稱)一名負盤。氣蠜。俗呼為氣蠜蟲。(種類)蟲類。(性質)辛溫。有小毒。(功用)治腹痛寒熱。利血。

九畫

【衝】出邕切。音充。冬韻。

【衝洞根】(種類)蔓草類。(性質)苦平。(功用)治癰腫。熱毒。蛇犬蟲傷。

十畫

【衛】喩贅切。霽韻。

【衛矛】(名稱)一名鬼箭。神箭。(種類)灌木類。(性質)苦寒。(功用)通月經。破癥結。止血崩帶下。殺腹臟蟲。治產後血咬腹痛。幷能除邪殺鬼。

●衣部

【衣】乙希切。微韻。

【衣魚】(名稱)卽蠹魚。一名白魚。蟫魚。蛃魚。壁魚。(種類)蟲類。(性質)鹹溫。(功用)治小兒臍風撮口。客忤天弔。風癇。口喎重舌。目翳目眯。尿血轉胞。小便不通。

【衣帶】(種類)服物類。(功用)療小兒下痢客忤。妊婦下痢難產。

七畫

【補】卜五切。麌韻。

【補骨脂】(名稱)一名破故紙。婆固脂。胡韭子。(種類)芳草類(性質)辛苦大溫(功用)入心包命門補相火以通君火暖丹田壯元陽縮小便治五勞七傷腰膝冷痛腎冷精流腎虛泄瀉婦人血氣墮胎(禁忌)陰虛有熱大便閉結者戒之(用法)酒浸蒸用或韲便乳浸鹽水炒用

九畫

【褌】姑渾切音昆元韻

【褌襠】(名稱)卽袴一名犢鼻小衣(種類)服物類(功用)主女勞疸及中惡鬼忤又治陰陽易病男用女女用男

●襾部

【襾】息鷩切齊韻

【西瓜】(名稱)一名寒瓜(種類)果類(性質)甘寒(功用)解暑除煩利便醒酒療喉痺治口瘡寒能解熱因稱爲天生白虎湯(禁忌)多食傷脾助濕

【西瓜皮】(名稱)一名西瓜翠衣(性質)甘涼(功用)治口舌唇內生瘡

【西瓜子仁】(性質)甘寒(功用)淸肺潤腸與甜瓜子仁同

【西洋參】(名稱)一名佛蘭參(種類)草類出大西洋佛蘭西(性質)苦甘涼味厚氣薄(功用)補肺降火生津液除煩倦虛而有火者相宜同桂圓蒸服治腸紅

【西河柳】卽赤檉柳詳見檉柳條

【西施舌】(名稱)本名車蛤似車螯而扁常吐肉寸餘類舌故名(種類)介類生溫州海泥中(性質)鹹大寒(功用)煎湯洗鶴膝風煨食爲粉塗濕爛瘡

【西國米】(種類)穀類。出西洋。以色紫煮不化者眞。(功用)健脾運胃。久病虛乏者宜食。

【西樗魚】(種類)鱗類。上半身如人。下半身則魚尾。或即美人魚之類。其骨入藥。(功用)止血。治一切內傷瘀損等症。

十二畫

【覆】夫屋切音福。屋韻。

【覆盆子】(名稱)一名缺盆。俗稱烏藨。插田藨。大麥莓。餘名不錄。(種類)蔓草類。(性質)甘酸微溫。(功用)益腎臟而固精。補肝虛而明目。起陽痿。縮小便。澤肌膚。烏髭髮。女子多孕。同蜜爲膏。治肺氣虛寒。(禁忌)其性固澀。小便不利者勿服。(用法)去蒂淘淨搗餅。用時酒拌蒸。

【覆盆葉】(功用)絞汁滴目中。出目弦蟲。除膚赤收濕止淚。

【覆盆根】(功用)搗澄粉和蜜。點痘後目瞖。

中國藥物新字典 酉集

●見部

【見】記宴切。霰韻。

【見腫消】(種類)隰草類。有二種。一種葉似桑。面青紫赤色。又一種葉似羊角。葉面青背紫。秋開小黃花如菊。並列於下。(性質)酸澁有微毒。(功用)消癰腫及狗咬。擣葉貼之。【又】(名稱)一名土三七。乳香草。又名奶草。(性質)涼。(功用)消腫散瘀。治跌打損傷。金瘡止血。乳癰腫毒。嗽咳。喉癬。並治小兒急慢驚風。

十五畫

【觀】姑翫切。音官。寒韻。又去聲。翰韻。

【觀音粉】(名稱)一名大士粉。(種類)土類。其白如粉。生山土中。(性質)微甘苦平。(功用)解蠱毒。逐水腫。明目。療濕黃。益氣。調中。食之止飢。

【觀音柳】即檉柳。詳見檉柳條。

【觀音蓮】即海芋。詳見海芋條。

●角部

【角】吉嶽切。覺韻。

【角蒿】(種類)隰草類。(性質)辛苦有小毒。(功用)燒灰塗乾濕䘌瘡及口齒耳瘡。

【角刺茶】(種類)木類。出徽州。採茶時兼採十大功勞葉。俗名老鼠刺。葉白苦丁。和勻同炒。焙成茶。(性質)甘苦極香。(功用)婦人服之。終身不孕為斷產第一妙藥。兼能逐風活血。

【角落木皮】(種類)木類。生江西(性質)苦溫。(功用)主赤白痢。

六畫

【解】皆矮切。蟹韻。

【解毒子】(名稱)一名地不容。又名苦藥子。(種類)蔓草類。用根。(性質)苦大寒。(功用)消痰降火。利咽喉。退目赤。解蠱毒。辟瘴癘。

【解暈草】(名稱)即廣東萬年青。一名吉祥草。(種類)草類。(性質)甘涼。(功用)理血清肺。解火毒。為咽喉七十二症要藥。並治小兒急驚。俗以此草移入產室。能解產厄及血暈。

言部

四畫

【訥】奴沒切。讀如納。月韻。

【訥會】即蘆薈。詳見蘆薈條。

五畫

【訶】黑呵切。音呵。歌韻。

【訶子】(名稱)一名訶黎勒。(種類)喬木類。(性質)酸澀苦溫。(功用)斂肺收脫。泄氣消痰。除脹滿。下食積。利咽喉。通津液。開音止渴。治冷氣腹脹膈氣。嘔逆痰嗽。喘急瀉痢脫肛。腸風崩帶。(禁忌)嗽痢初起者勿服。(用法)酒蒸一伏時。去核焙用。

【訶子核】(功用)止欬及痢。

【訶子葉】(功用)下氣消痰。止渴及洩痢。功同訶子。

六畫

【詹】支淹切。音占。鹽韻。

【詹糖香】(種類)香木類。(性質)苦微溫。(功用)治風水腫毒。惡核惡瘡。和胡桃青皮搗塗髮。令黑如漆。

九畫

【諫】記晏切。諫韻。
【諫果】即橄欖。詳見橄欖條。
【諸】燭於切。魚韻。
【諸葛菜】即蔓菁。一名蕪菁。詳見蕪菁條。

十七畫

【讓】日樣切。漾韻。
【讓實】（種類）草類。（性質）味酸。（功用）主喉痺止洩痢。

●谷部

十畫

【豁】呼括切。歡入聲。曷韻。
【豁雞】（種類）禽類。出廣中。雞頭烏啄。鳴聲豁豁。性嗜蛇。（功用）能治背創折傷。

●豆部

【豆】惰候切。宥韻。俗作荳。
【豆豉】詳見淡豆豉條。
【豆卷】即豆蘖。詳見大豆黃卷條。
【豆黃】（種類）穀部豆類。以黑豆爲之。（性質）甘溫。（功用）治脾弱不食。濕痺膝痛。生嚼塗陰痒汗出。
【豆淋酒】（種類）穀部造釀類。用黑豆炒焦。以酒淋之。（功用）破血去風。治男子中風口喎。陰毒腹痛。及小便尿血。婦人產後一切中風諸病。
【豆腐】（性質）甘鹹寒。有小毒。（功用）清熱散血。和脾胃。消脹滿。下大腸濁氣。醋煎治休息久痢。外貼赤眼杖瘡及燒酒醉死。（附錄）中其毒者。以萊菔湯解之。
【豆腐漿】（性質）甘微鹹涼。（功用）清熱下氣。利便通腸。能止淋濁解鹽滷毒。
【豆腐沫】（功用）治鵝掌癬。用此沫熱洗之。

【豆腐渣】(功用)治一切惡瘡。無名腫毒焙熱貼用。

【豆腐皮】(性質)甘平(功用)養胃滑胎解毒敷小兒遍身蜘蛛瘡癢燒灰用香油調。

【豆腐乳】(名稱)一名菽乳以豆腐醃過加酒糟或醬製者。(性質)鹹甘平(功用)養胃調中。

【豆腐鍋巴】(功用)開胃消滯逐積治翻胃淋濁痢疾。

【豆腐泔水】(性質)清涼。(功用)能利便下痰通癃閉。

【豆蔻】分詳草豆蔻白豆蔻紅豆蔻肉豆蔻各條。

【豆蔻檳榔】(名稱)即蒳子一名雞心檳榔。(種類)果類形如雞心與豆蔻相仿。(功用)與檳榔同治反胃噎膈小兒疳積研末吹聤耳敷口瘡。

三畫

【豇】基腔切音江江韻。

【豇豆】(名稱)一名降䨇「音絳雙」(種類)穀部豆類。(性質)甘鹹平(功用)散血消腫清熱解毒治消渴吐逆泄痢便數解鼠莽毒。

四畫

【豉】石義切讀如侍寘韻

【豉蟲】(名稱)一名豉母蟲(種類)蟲類(性質)有毒。(功用)蝕瘜肉傅惡瘡塗射工毒。

八畫

【豌】烏官切音剜寒韻。

【豌豆】(名稱)一名胡豆餘名不錄。(種類)穀部豆類。(性質)甘平(功用)治吐逆泄痢消渴腹脹研末塗癰腫痘瘡。

●豕部

【豕】陝倚切音始。

【豕】爲水畜。一名豬。又名豚。雄者名豭。雌者名彘。去勢者名豶。統詳豬下各條。

四畫

【豚】徒魂切。音屯。元韻。

【豚卵】(名稱)一名豚顛。又名豬石子。(種類)獸類。豚爲豬之小者。豚卵即牡豬外腎。牡豬小者多割去卵。故曰豚卵。(性質)甘溫。(功用)治陰陽易病。少腹急痛。用熱酒吞二枚即瘥。又治驚癇癲疾。邪氣奔豚。陰莖中痛。

五畫

【象】習養切。詳上聲養韻。

【象牙】(種類)獸類。(性質)甘寒。(功用)定驚癇。辟邪魅。解骨蒸。收痘疹。治骨哽及雜物入肉。並宜生屑入藥。

【象肉】(性質)甘淡平。(功用)生煮汁服。治小便不利。燒灰飲服。治小便多。並可和油塗禿瘡。

【象膽】(性質)苦寒微毒。(功用)明目。治疳。與熊膽同功。

【象睛】(功用)治目疾。和人乳滴目中。

【象皮】(功用)燒灰和油敷下疳。又治金瘡不合。

【象骨】(功用)解毒。

【象糞】(功用)發痘透疹。燒熏鵝掌風。

【象鼻草】(種類)草類。出雲南。(功用)治丹毒。跌打損傷。

七畫

【豨】顯扆切。希上聲。尾韻。又平聲微韻。義同。

【豨苓】即豬苓。詳見豬苓條。

【豨薟】(名稱)一名希仙。豬膏母。火杴草。餘名不載。(種類)隰草類。(性質)苦辛生寒熟溫。(功用)治肝腎風氣。四肢麻痺。筋骨冷痛。腰膝無力。風濕瘡瘍。(禁忌)陰血不足。病不由風濕而得者。禁服。(用法)以五月五日六月六日七月七日採者尤佳。去粗莖。留　葉花實酒拌蒸曬九次。蜜丸。甚益元氣。搗汁熬膏。以甘草生地煎膏煉蜜三味收之酒調服尤妙。

【豪】何敖切音毫。豪韻。

【豪豬肉】(名稱)一名山豬。貆貐貆豬。(種類)獸類。(性質)甘大寒。(功用)其肉多膏。利大腸。

【豪豬肚】(性質)寒。(功用)治熱風水脹。燒灰溫酒服。並治黃疸。

【豪豬甏】(功用)治水脹脚氣奔豚連肚及屎燒研酒服。

九畫

【豬】竹於切音諸。魚韻。

【豬肉】(種類)獸類。以下均用豭豬者良。(性質)鹹寒。有小毒。(功用)滋腎氣。虛竭狂病久不愈。其味雋永。食之潤腸胃。生精液。豐肌體。澤皮膚。(禁忌)凡病初起及有風寒濕痰者忌之。反烏梅黃連桔梗。

【豬頭肉】(性質)有毒。(功用)去驚癇五痔。下丹石。臘豬頭燒灰治魚臍瘡。(禁忌)有病者食之生風發疾。

【豬項肉】(名稱)俗名槽頭肉。(功用)治酒積面黃腹脹。合甘遂末作丸酒下。

【豬眼梢肉】(功用)能[illegible]癧肉。散毒滯。同滑石末。敷對口瘡。

【豬脂膏】(性質)甘微寒。(功用)解毒殺蟲。潤肺利腸。治皮膚風塗惡瘡。(附錄)取臘月煉淨者用。

【豬腦】(性質)甘寒有毒。(功用)治風眩腦鳴。塗貼癰腫及凍瘡。(禁忌)多食損男子陽道。

【豬脊髓】(性質)甘寒。(功用)補虛勞之脊痛。益骨髓以除蒸。並塗小兒解顱頭瘡。及臍腫眉瘡癌疥。

【豬血】(性質)鹹平。(功用)生血療賁豚暴氣。炒食治卒下血不止。胸中嘈雜有蟲。(禁忌)服地黃等補藥者忌之。

【豬心血】(功用)治驚癇癲疾。及痘瘡倒靨。可用作補心藥之向導。是取以心歸心以血導血之意。

【豬尾血】(功用)和龍腦香治痘瘡倒靨。又治卒中惡死。

【豬心】(性質)甘鹹平。(功用)治婦人產後中風。心虛驚悸。又小兒驚癇出汗。

【豬肝】(性質)苦溫。(功用)補肝明目。療肝虛浮腫。可用爲諸血藥之向導。但不可多食。

【豬脾】(性質)濇平。(功用)治脾積痞塊。

【豬肺】(性質)甘微寒。(功用)補肺。治肺虛欬嗽。欬血者蘸苡仁末食。

【豬腎】(名稱)俗名腰子。(性質)鹹冷。(功用)入腎補虛。治腰痛耳聾。止消渴。又治婦人產勞虛汗。下痢崩中。

【豬胣】(名稱)一名腎脂。生兩腎中間。(性質)甘平微毒。(功用)治一切肺病欬嗽膿血不止。去面䵟。塗手足皴裂。

【豬肚】(性質)甘微溫。(功用)入胃健脾補虛羸。消積聚。

【豬腸】(性質)甘微寒。(功用)入大腸。治腸風血痔。

【豬脬】(性質)甘鹹寒。(功用)

治夢中遺溺疝氣墜痛。陰囊濕痒。玉莖生瘡。

【豬膽汁】(性質)苦寒。(功用)苦入心。寒勝熱。滑潤燥。瀉肝膽之火。明目。療疳。醋和灌穀道。治大便不通。

【豬膽皮】(功用)燒灰點目翳。

【豬膚】(性質)甘寒(功用)治少陰下痢咽痛。

【豬耳垢】(功用)塗蛇傷狗咬。

【豬鼻唇】(性質)甘鹹微寒。(功用)治目中風翳。燒灰水服。并治凍瘡痛癢。

【豬舌】(功用)健脾補不足。令人能食。

【豬靨】(名稱)俗名咽舌。又名豬氣子。在豬喉系下。(功用)治項下癭氣。焙末酒服。

【豬齒】(性質)甘平(功用)燒灰水服。解牛肉毒。又治痘瘡倒陷。

【豬骨】(功用)解毒。治痘陷。燒灰水服。(附錄)臘豬骨治下痢赤白。燒末酒調服。

【豬蹄】(種類)以下並用母豬者(性質)甘鹹小寒。(功用)煮汁服。下乳汁。解百藥毒。洗諸敗瘡。

【豬懸蹄甲】(性質)鹹平。(功用)治寒熱痰喘。痘瘡入目。五痔腸癰。

【豬尾】(功用)取臘月者燒灰水服治喉痺。和豬脂塗赤禿髮落。

【豬毛】(功用)燒灰麻油調塗湯火傷。

【豬乳】(性質)甘鹹寒。(功用)治小兒驚癇。大人豬雞癇病。

【豬屎】(名稱)一名豬零。母豬牡豬皆可用。(性質)寒。(功用)燒灰發痘瘡。治驚癇。除熱解毒療瘡。

【豬窠草】(種類)雜草類。(功用)治小兒夜啼將此草密安席下。勿令母知。

【豬槽中水】(種類)水類。(功用)治蠱毒。又療蛇咬瘡。

【豬槽上垢土】(種類)土類。(功用)傅火餤丹毒。

【豬牙石】(種類)石類。(功用)明目去翳。

【豬苓】(名稱)一名豭豬屎。豕橐。地烏桃。(種類)寓木類。(性質)甘苦淡平。(功用)苦泄滯。淡利竅。甘助陽。入膀胱腎經。升而能降。開腠發汗。利便行水。與茯苓同而不補。治傷寒溫疫大熱。懊憹消渴。腫痢痎瘧。(禁忌)多服損腎昏目。

【豬腰子】(種類)木類。蔓生結莢。莢中有子。如豬之內腎。(性質)甘微辛。(功用)治一切瘡毒箭傷。研細酒服。幷塗之。

【豬藍子】(種類)草類。(功用)治耳內有膿。研末吹之。

【豬獾】即貒。詳見貒下各條。

【豭】基鴉切。音家。麻韻。

【豭豬】牡豬曰豭。功用詳見豬肉以下各條。

十二畫

【豶】扶文切。音墳。文韻。

【豶豬】牡豬去勢曰豶。功用同豭豬。

●豸部

三畫

【豹】布孝切。音爆。效韻。

【豹肉】(種類)獸類。(性質)酸平。(功用)安五臟。補絕傷。壯筋骨。強志氣。耐寒暑。辟邪魅。

【豹脂】(功用)入生髮膏及面脂。

【豹鼻】(功用)同狐鼻煎服。治

夢與鬼交及狐魅。

【豹頭骨】(功用)燒灰淋汁。去頭風白屑作枕辟邪。

【豺】岑崖切音儕佳韻。

【豺肉】(名稱)豺又名豺狗。(種類)獸類。(性質)酸熱有毒(禁忌)食之損人精神消人脂肉令人瘦。

【豺皮】(性質)熱。(功用)包裹冷痺軟脚氣。燂諸疳痢腹中諸瘡煮汁飲或燒灰酒服敷䘌齒瘡止小兒夜啼。

五畫

【貂】低么切。音雕。蕭韻。

【貂尾】(名稱)貂一名栗鼠。又名松狗(種類)獸類鼠屬(功用)燒末治凍瘡。

【貂毛皮】(功用)塵沙眯目以裘袖拭之即去。

六畫

【貉】何号切。音鶴。藥韻。

【貉】(種類)獸類形如小狐毛黃褐色用肉。(性質)甘溫。(功用)治元臟虛勞及女子虛憊。

七畫

【貍】力怡切。音釐。支韻。與狸通。

【貍肉】(名稱)貍即野貓。(種類)獸類。(性質)甘平。(功用)作羹臛治痔及鼠瘻。

【貍膏】(功用)鼷鼠咬人成瘡用此摩之并食貍肉。

【貍肝】(功用)治鬼瘧。

【貍陰莖】(功用)治婦人月水不通男子陰㿉燒灰服。

【貍骨】(種類)用頭骨尤良。(性質)甘溫。(功用)殺蟲治疳及瘰癧。(用法)塗酥炙黃爲末或燒灰存性可服可傅。

【貍屎】(功用)燒灰水服治鬼瘧寒熱和臘豬脂傅小兒鬼

舐頭瘡。

九畫

【貒】禿猯切。音湍。寒韻。

【貒】(名稱)卽豬貛。一名貛豘。(種類)獸類用肉。(性質)甘酸平。(功用)長肌肉。治上氣虛乏。欬逆勞熱。水脹久不瘥。服丹石動熱。下痢赤白久不瘥。

【貒膏】(功用)治蠱毒。欬血。酒和服。傅白禿及內外痔瘡。

【貒胞】(功用)治蠱毒。

【貒骨】(功用)治上氣欬嗽。研末酒服。

【貓】迷遙切。音苗。蕭韻。又讀肴切。音茅。義同。

【貓肉】(名稱)貓。一名家貍。(種類)獸類。(性質)甘酸溫。(功用)治勞疰。鼠瘻。蠱毒。

【貓頭骨】(性質)甘溫。(功用)殺蟲。治疳及痘瘡變黑。瘰癧鼠瘻惡瘡。

【貓腦】(功用)治瘰癧鼠瘻潰爛。同莽草爲末。納孔中。

【貓眼睛】(功用)治瘰癧鼠瘻。燒灰服。

【貓牙】(功用)能發小兒痘瘡倒靨。同人牙豬牙犬牙等分爲末用。

【貓舌】(功用)治瘰癧鼠瘻。生曬研敷。

【貓涎】(功用)治瘰癧。刺破塗之。

【貓肝】(功用)治勞瘵。殺蟲。取黑貓肝一具。生曬研末。每朔望五更酒調服之。

【貓胎】(功用)治瘰癧。泥裹煨存性。菜油調搽。

【貓胞】(性質)甘酸溫。(功用)治反胃吐食。燒灰入硃砂末少許。壓舌下。又酒下。治噎膈兼治婦人小產。

【貓皮毛】(功用)治瘰癧諸瘻癰疽潰爛燒灰和油塗之。

【貓尾血】(功用)治急驚風。

【貓尿】(功用)治蜒蚰諸蟲入耳滴入卽出。

【貓屎】(功用)發痘瘡。敷瘰癧惡瘡蠍螫鼠咬。並治寒熱鬼瘧。(附錄)又死上多年貓屎色白者名白松香。另詳白松香條。

【貓睛石】(種類)石類。卽寶石中之貓兒眼(功用)解蠱毒。

【貓舌仙橋】(種類)草類。葉面生刺草本搨地生花青紫(功用)治疔瘡。理黃疸一切濕火。

十一畫。

【貘】莫額切音陌。陌韻。

【貘皮】(種類)獸類(功用)寢之可驅瘟癘。辟濕氣邪氣。

【貘膏】(功用)治癰脈能透肌骨。

【貘屎】(功用)舌銅鐵入腹者。水和服之。卽化爲水。

十八畫

【貛】呼剜切音歡。寒韻。通作獾。

【貛】(名稱)卽狗貛。一名天狗。(種類)獸類。用肉(性質)甘酸平(功用)補中益氣。宜人。小兒疳瘦。殺蛕蟲。宜啖之功與貒同。

●貝部

【貝】布靄切。泰韻。

【貝子】(名稱)一名貝齒。又名白貝海肥(種類)介類。(性質)鹹平(功用)利水道。散結熱。點目翳。治鼻淵。搽陰瘡。解諸毒。

【貝母】分詳川貝母象貝母土貝母各條。

四畫

【貫】固玩切。冠去聲。翰韻。

【貫衆】(名稱)一名貫節。貫渠。百頭。草鴟頭。俗名管仲。根似狗脊而大。故又名黑狗脊。草名鳳尾。(種類)山草類。(性質)苦微寒。有毒。(功用)能解邪熱之毒。治崩中帶下。產後血氣脹痛。破癥結。發斑痘。化骨哽。殺三蟲。其根汁能制三黃。化五金。伏鍾乳。結砂制汞。解毒軟堅。浸水缸中。能辟時疫。

五畫

【買】姥矮切。蟹韻。

【買麻藤】(種類)蔓草類。出粵中肇慶。(性質)味苦。(功用)取汁飲之。可以止渴。並治蛇咬。

【賁】扶文切。音焚。文韻。

【賁龜】(名稱)一名三足龜。(種類)介類。用肉。(功用)食之辟時疾。消腫。

八畫

【賣】莫隘切。讀如邁。卦韻。

【賣子木】(名稱)一名買子木。(種類)灌木類。出嶺南。其葉似柿。(性質)甘微鹹平。(功用)治內傷血內溜。續絕補骨髓。止痛安胎。

【質】之乙切。質韻。

【質汗】(種類)香木類。出西番。合諸藥煎成之。(性質)甘溫。(功用)治金瘡傷折。瘀血內損。補筋肉。消惡肉。下血氣。婦人產後諸血結。腹痛。內冷不下食。

●赤部

【赤】蚩益切。音尺。陌韻。

【赤箭】(名稱)一名赤箭芝。(性質)(功用)同天麻。詳天麻條。

【赤苓】詳見茯苓條。

【赤舉】(名稱)一名羊飴.一名陵渴(種類)草類生山陰.(性質)味甘.(功用)主腹痛.

【赤涅】(種類)草類生蜀郡.(性質)味甘.(功用)益氣止血.治崩中.

【赤赫】(種類)草類.(性質)苦寒有毒.(功用)殺蟲除邪.治瘡瘍.

【赤地利】(名稱)一名赤薜荔.五毒草.餘名不備.(種類)蔓草類.(性質)苦平.(功用)治赤白冷熱諸痢.斷血破血.滯下赤白.生肌肉.傅癰疽瘡腫.

【赤小豆】(名稱)一名赤豆.紅豆.(種類)穀部豆類.(性質)甘酸平.(功用)色赤入心.性善下行.能通小腸.行水散血.消腫排膿.清熱解毒.治瀉痢.嘔吐.脚氣.敷一切瘡疽.止渴解酒.通乳汁.下胞胎.辟瘟疫.(禁忌)最滲津液.久服令人枯瘦身重.

【赤豆葉】(名稱)一名藿.(功用)去煩熱.止小便數.煮食明目.

【赤豆芽】(功用)治漏胎.酒下.

【赤土】(種類)土類.(性質)甘溫.(功用)治風疹瘙痒.塗湯火傷.

【赤石脂】(種類)石類.(性質)甘酸濇溫.(功用)益氣生肌.收濕止血.調中固下.療腸澼泄痢.崩帶.遺精.癰痔.潰瘍.收口長肉.催生下胞.

【赤銅屑】(名稱)一名紅銅.赤金屑.名銅落.銅末.銅花.銅砂.(種類)金類.即打銅落下屑.(性質)苦平微毒.(功用)明目.治風眼.接骨.銲齒.療女人血氣及心痛.同五倍子能染鬚髮.

【赤翅蜂】(種類)蟲類。出嶺南。(性質)有毒。(功用)療蜘蛛咬及疔腫疽病。燒黑和油塗之。或取蜂窠土以酢和塗亦可。

【赤車使者】(名稱)一名小錦枝。(種類)芳草類。(性質)辛苦溫有小毒。(功用)治風冷邪疰蠱毒癥瘕五臟積氣。

九畫

【赭】止野切音者。馬韻。

【赭魁】(種類)蔓草類。用根。(性質)甘平(功用)治心腹積聚。除三蟲。

【赭石】生於代郡。因名代赭石。詳見代赭石條。

●走部

【走】子毆切。有韻。又去聲。宥韻。義同。

【走馬胎】(種類)草類。出粵東。取根用。(功用)研粉敷癰疽。長肌化毒收口。

三畫

【起】欺矣切。紙韻。

【起蛟水】(種類)水類。此係山中出蛟時初起之水。(功用)壯筋骨。健腰膝。已虛勞。除驚悸。殺蟲蠱。辟邪氣。浴瘡疥宜煎滋補藥。若服蛟水作脹。可服千里長流河水解之。

【起陽草】韭之別名。詳見韭條。

五畫

【越】欲掘切。音粵。月韻。

【越瓜】(名稱)一名梢瓜。菜瓜。(種類)蔬菜類。(性質)甘寒。(功用)利腸胃。止煩渴。利小便。解酒毒。燒灰傅熱瘡。

【越砥石】即磨刀石。詳見磨刀石條。

【越王餘算】(種類)水草類。生南海水中。如竹算子。(性質)鹹溫。(功用)治水腫浮氣結聚宿滯不消腹中虛鳴。

●足部

六畫

【路】魯誤切遇韻。

【路石】(名稱)一名陵石。(種類)草類(性質)甘酸。(功用)主心腹止汗生肌益氣耐寒實骨髓。

十二畫

【蹲】徂魂切音存元韻。

【蹲鴟】芋之大者稱爲芋魁。功用詳見芋條。

【蹶】菊曦切音厥月韻。

【蹷泄】苦蕒之別名詳見苦蕒條。

●車部

【車】菊於切魚韻。又𡵂遮切。麻韻義同。

【車前子】(名稱)一名當道。芣苡馬舄牛遺牛舌車輪菜地衣蝦蟆衣(種類)隰草類(性質)甘寒(功用)清肺肝風熱滲膀胱濕熱利小便而不走氣與茯苓同功强陰益精令人有子治濕痺五淋暑濕瀉痢目赤障翳催生下胎。

【車前葉】(性質)甘寒(功用)涼血去熱止吐衄消瘕瘀明目通淋(附錄)其根與葉同功。

【車脂】(名稱)一名車轂脂軸脂轄脂釭膏(種類)器物類(性質)辛(功用)治霍亂中蠱妊娠諸腹痛催生定驚除瘧消腫毒諸瘡

【車輦土】(種類)土類(功用)塗惡瘡敷小兒初生無膚色赤又治行人暍死水澄清服。

【車轍中水】(種類)水類(功用)洗癧瘍風

【車鰲】(名稱)一名蜃即蛤之大者(種類)介類用肉(性

質）甘鹹冷。（功用）解酒毒。消渴及癰腫。

【車螯殼】（功用）消積塊。解酒毒。治癰疽發背焮痛。

【車渠殼】（名稱）一名海扇。（種類）介類。貝屬。似魁蛤而大。（性質）甘鹹大寒。（功用）安神鎮宅。解諸藥毒及蟲螫。

三畫

【軒】希焉切。音掀。元韻。

【軒于】蕕草之別名。詳見蕕草條。

七畫

【輕】欺嬰切。音卿。庚韻。

【輕粉】（名稱）即水銀粉。一名汞粉。峭粉。膩粉。（種類）金類。（性質）辛冷而燥。有毒。（功用）殺蟲。治瘡。刼痰。消積。善入經絡。瘈瘲藥有用之者。不可輕服。（禁忌）外治楊梅瘡癬。用之無妨。若內服則其毒入骨。當時雖愈。後必爲患。（附錄）土茯苓。黃連。黑鉛。鐵漿。陳醬。能制其毒。

●辛部

【辛】西因切。音新。眞韻。

【辛夷】（名稱）一名辛雉。侯桃。房木。木筆。迎春。（種類）香木類。用花含苞。（性質）辛溫。（功用）入肺胃氣分。能助胃中淸陽上行。通於頭腦。溫中解肌。通九竅。利關節。治鼻淵鼻塞。及頭痛面對。目眩。齒痛。九竅風熱之病。（禁忌）虛人偶感風寒而鼻塞者禁之。頭痛屬血虛火熾者忌用。（用法）去外皮毛。微焙用。

六畫

【辟】彌義切。與避同。

【辟驚石】（名稱）一名避驚風石。（種類）石類。產西巴尼亞國。（功用）治急慢驚風。一切天弔尸疰孩兒須常佩之。

【辟瘟草】(名稱)一名獨脚金雞又名鴨脚金星。小者名七星草俗呼骨牌草。(種類)草類。(性質)味苦氣香性平。(功用)治傷寒瘧痢風氣腫毒喉蛾痧脹疔腫乳癰。

【辟虺雷】(名稱)一名辟蛇雷。(種類)山草類。(性質)苦大寒(功用)消痰祛熱治咽喉痛痺解虺蛇毒。

七畫

【辣】羅達切。曷韻。本作辢。

【辣茄】(名稱)一名腊茄。或云卽食茱萸。(種類)蔬菜類。其種不一。惟取一種尖長名象牙辣茄入藥用。(性質)辛苦大熱(功用)溫中下氣。散寒除濕開鬱去痰消食殺蟲解毒治嘔逆瘀噎膈止瀉痢祛脚氣。擦疥癬洗凍瘡(禁忌)食之走風動火病目發瘡痔凡血虛有火者忌服。

●辰部

【辰】匙寅切。音晨。眞韻。

【辰砂】卽硃砂之產於辰州者。功用詳丹砂條。

●辵部

四畫

【迎】宜擎切。庚韻。

【迎春花】(種類)隰草類。取葉用。(性質)苦濇平(功用)治腫毒惡瘡陰乾研末酒服。(附錄)辛夷亦名迎春與此不同。

【返】甫晚切。阮韻。

【返魂香】(種類)香木類。此香世所罕有姑存其名(功用)凡疫死者熏之卽活。

六畫

【迷】寐倪切。齊韻。

【迷迭香】(種類)芳草類。出西

域。(性質)辛溫。(功用)除惡氣。辟鬼邪。

七畫

【透】託候切。偷去聲。宥韻。

【透骨草】(種類)草類。(功用)治筋骨一切風濕疼痛拘攣。寒濕脚氣。

【透山根】(種類)毒草類。生蜀中。(性質)有大毒。(功用)能點鐵成金。(禁忌)人誤食之。化爲紫水。

【逐】柱育切。音軸。屋韻。

【逐折】卽厚朴子。詳見厚朴子條。

【通】禿翁切。東韻。

【通草】昔以木通爲通草。今以通脫木爲通草。故木通另詳木部。通草詳下通脫木條。

【通脫木】(名稱)卽今之通草。一名活莌。又名離南。(種類)蔓草類。(性質)色白氣寒。體輕味淡。(功用)氣寒則降。故入肺經。引熱下行而利小便。味淡則升。故入胃經。通氣上達而下乳汁。治五淋水腫。目昏耳聾鼻塞失音。退熱催生。

【通香木】(種類)木類。(功用)治奇疾。人不知名者。服之卽愈。焚之辟瘟疫穢氣邪祟。

【通血香】(種類)草類。出西洋。一云出陝西。(功用)治血症及肝血氣。與他藥並用。可治臟脹瘰癧痔漏等症。

【連】離延切。先韻。

【連翹】(名稱)本名連。又名異翹。別名旱蓮子。蘭華三廉。(種類)隰草類。(性質)苦微寒。輕而浮升。(功用)苦入心。故入手少陰厥陰氣分而瀉火。兼除手足少陽手陽明經氣分濕熱。散諸經血凝氣聚。利水通經。殺蟲止痛。消腫排膿。為十二經瘡家聖藥。

【連翹仁】（功用）瀉心火。

【連翹莖葉】（功用）治心肺積熱。

【連翹根】（名稱）一名連軺。竹根。（性質）甘寒有小毒。（功用）治傷寒瘀熱欲發黃。

九畫

【遂】敍位切。寘韻。

【遂石】（種類）石類。生泰山陰。（性質）味甘。（功用）主消渴傷中益氣。

【遂陽木】（種類）木類。葉如白楊。（性質）味甘。（功用）益氣。

【道】惰老切。皓韻。

【道中熱土】（種類）土類。（功用）治夏月暍死。以土積心口。少冷即易。氣通則甦。或以熱土圍臍旁。令人尿臍中。仍用熱土大蒜等分。搗水去滓。灌之即活。又【十字道上土】（功用）治頭面黃爛瘡。同竈下土傅之。

十畫

【遠】雨卷切。阮韻。

【遠志】（名稱）苗名小草。細草。棘菀。（種類）山草類。（性質）苦辛溫。（功用）苦泄熱。溫壯氣。辛散鬱。入心經。通腎氣。強志益智。補精壯陽。聰耳明目。利九竅。長肌肉。助筋骨。治迷惑善忘。驚悸夢洩。腎積奔豚。一切癰疽。（用法）去心甘草水浸一宿用。

【遠志葉】（功用）益精補陰氣。止虛損夢洩。

十三畫

【還】胡頑切。音環。删韻。

【還筒子】（種類）山草類。（功用）定風補虛。功同天麻。

●邑部

四畫

【那】諸莪切音儺歌韻又儺我切音娜哿韻又諸餓切箇韻。

【那耆悉】(名稱)一名龍花。(種類)木類生西南諸國。(性質)苦寒(功用)主結熱。熱黃。大小便澀。赤丹毒。諸熱。取汁洗目治赤爛熱障。

【邪】習耶切音斜麻韻。

【邪蒿】(種類)蔬菜類。(性質)辛溫(功用)利腸胃通血脈。除胸膈中臭爛惡邪氣。

六畫

【郁】紆菊切屋韻。

【郁李仁】(名稱)一名薁李。又名棠棣。餘名不錄。(種類)灌木類。結實如小李用核仁。(性質)辛苦甘平性善下降。(功用)下氣行水。破血潤燥。治水腫癃急。大腸氣滯。關格不通。用酒能入膽。治悸目張不眠。(禁忌)津液不足者勿用。(用法)去皮尖。蜜浸研用。

【郁李根】(性質)酸涼(功用)宣結氣。破積聚。漱風蟲牙痛。

七畫

【郎】勒昂切。音郞。陽韻。

【郎君子】(種類)介類螺屬。(功用)治婦人難產。手把之便生。極驗。

八畫

【郭】谷霍切。音椁。藥韻。

【郭公刺】(名稱)一名光骨刺。(種類)草類(功用)搗葉汁調傅天泡瘡根煎服治哮喘。

九畫

【都】篤烏切。虞韻。

【都管草】(種類)山草類。用根。(性質)苦辛。(功用)治風腫癰毒赤疣。以醋摩塗之。亦治咽喉腫痛。切片含之。解蜈蚣蛇毒。

【都桷子】(名稱)一名構子。(種類)果類。(性質)酸濇平。(功用)解酒。止渴。療痔。久食益人。

【都念子】(名稱)即倒捻子。李時珍以爲非是。(種類)果類。(性質)甘酸小溫。(功用)暖腹臟。益肌肉。能治痰嗽噦氣。

【都咸子】(種類)果類。(性質)甘平。(功用)止渴除煩。潤肺消痰去傷寒清涕欬逆上氣。

●酉部

三畫

【酒】即酉切。有韻。

【酒】詳米酒燒酒等各條。

【酒釀】(種類)穀部造釀類。(性質)甘辛溫。(功用)發痘行血益髓脈生津液。(禁忌)性善升透。凡火上行者忌之。

【酒蕈】(種類)造釀類。此係酒罈中所生之蕈。世所罕有。(功用)治一切酒傷酒勞酒疸。因酒成病諸症。

【酒杯藤子】(種類)果類。出西域。(性質)甘辛平。(功用)消食下氣。消酒止渴。辟邪瘧。消癰腫。殺蚘蟲。治尸疰[illegible]瘵蟲。蠱瘰癧瘿瘤結核癰疽潰爛。並消食積。

五畫

【酢】字咢切。音昨。藥韻。又倉誤切。音措。即醋之本字。

【酢漿草】(名稱)一名酸漿。與燈籠草之酸漿不同。又名三葉酸。雀兒酸。酸箕草。餘名不錄。(種類)石草類。(性質)酸寒。(功用)主小便諸淋。赤白帶下。洗痔痛脫肛。傅惡瘡癧瘻。

【酥】速烏切。音蘇。虞韻。

【酥】(名稱)一名酥油。(種類)獸類。係牛羊乳所作。(性質)

甘微寒。(功用)益虛勞。潤臟腑。澤肌膚。和血脈。止急痛。治諸瘡。

六畫

【酪】勒咢切。音洛。藥韻。

【酪】(種類)獸類。亦係牛羊馬乳所作。(性質)甘酸寒。(功用)潤燥利腸。摩腫散毒。生精血。補虛損。壯顏色。止煩渴。

七畫

【酸】蘇刓切。寒韻。

【酸漿】(名稱)即燈籠草。一名醋漿。苦耽。天泡草。餘名不備。與酢漿草名同物異。(種類)隰草類。根葉並用。(性質)苦寒。(功用)除煩熱。利水道。治黃病。療熱欬咽痛。

【酸漿子】(性質)酸寒。(功用)與酸漿同治骨蒸勞熱及婦人產難。

【酸模】(名稱)一名山羊蹄。山大黃。薞蕪。餘名不錄。(種類)水草類。(性質)酸寒。(功用)利暴熱腹脹。殺皮膚小蟲。治疥去汗斑。傅癧疽惡瘡。

【酸筍】(種類)蔬菜類。出粵南。(性質)酸涼。(功用)止渴解酲利腸。

【酸惡】(種類)水草類。狀如澤瀉。(功用)主惡瘡。去白蟲。

【酸棗仁】(名稱)酸棗。一名樲。又名山棗。(種類)灌木類。今皆用核中仁。(性質)甘酸。生平熟溫。(功用)補肝膽。亦能醒脾。助陰氣。堅筋骨。除煩止渴。斂汗寧心。療膽虛不眠。痠痺久瀉。(禁忌)肝膽二經有實邪熱者勿用。

【酸漿水】詳見漿水條。

八畫

【醉】作位切。寘韻。

【醉魚草】(名稱)一名鬧魚花。

魚尾草(種類)毒草類。用花葉。(性質)辛苦溫有小毒。(功用)除寒痰。消瘧癖。解魚毒。化魚骨哽。

【醉醒草】(種類)草類。(功用)酒醉嗅之立醒。

【醋】古文酢字。音昨。今讀作措。

【醋】詳見米醋條。

【醋林子】(種類)果類。(性質)酸溫(功用)醒酒止渴生津液。治久痢及痔漏下血。能殺蚘蟲。療心腹脹痛。

【醂】盧感切。音覽。

【醂柹】(種類)果類。此卽藏柹。可用水收或鹽浸之。(性質)寒(功用)澀下焦。健脾胃。消宿血。

九畫

【醍】田倪切。音齊。

【醍醐】(種類)獸類。此係牛羊乳酥之精液。(性質)甘寒。(功用)補髓添精。潤肺止欬。治風邪痺氣。皮膚瘙癢。

【醍醐菜】(種類)蔬菜類。(性質)甘溫(功用)治月水不利。搗汁酒服。

十一畫

【醫】乙熙切。意平聲。支韻。

【醫草】艾之別名。詳見艾條。

【醬】卽漾切。將去聲。漾韻。

【醬】(種類)穀部造釀類。(性質)鹹冷利。(功用)除熱止煩滿。殺百藥及食物毒。並治蛇蟲蜂蠆等毒。塗湯火傷。

【醬油】(性質)鹹冷(功用)殺一切魚肉菜蔬蕈毒。並解砒毒。輕粉毒。塗湯火傷。灌入下部。治大便不通。灌耳中。治飛蛾蟲蟻入耳。

【醬茄】(種類)蔬菜類。(功用)取汁治耳癢出膿。燒末治牙疼。

十三畫

【醴】力米切。音禮。薺韻。

【醴泉】（名稱）一名甘泉。（種類）水類。（性質）甘平。（功用）治邪氣心腹痛。又止熱消渴及反胃霍亂。

●里部

四畫

【野】與者切。音也。馬韻。

【野菊】（名稱）一名苦薏。（種類）隰草類。根葉莖花並用。（性質）苦辛溫。有小毒。（功用）調中止洩破血。治癰腫疔毒。瘰癧眼瘜。可服可洗可敷。

【野丈人】（種類）草類。葉似芍藥。花類木槿。白毛寸餘披下。如白頭翁。（功用）去腸垢。消積滯。

【野席草】（種類）草類。比席草稍短。（功用）利濕熱。治癃淋精濁。崩中濕痺。鼻衄痔腮。瘰癧痰核。並療鶴膝風。

【野芟草】（種類）草類。（功用）治痞滿。取雞子十枚置草中。醋浸殼軟。蒸熟頓食。

【野苧麻】（名稱）一名銀苧。亦名天名精。（種類）草類。（性質）涼。（功用）治諸毒。活血止血。功能發散。止渴安胎。塗小兒丹毒。通蠱脹。崩淋。哮喘。白濁。滑精。牙痛。喉閉。骨哽。火丹癬毒。發背疔瘡。跌撲損傷。

【野靛青】（名稱）一名鴨青。（種類）草類。狀如莧菜。（功用）治結熱黃疸。定瘡毒疼痛。生肌長肉。

【野馬蘭】（種類）草類。（性質）寒。（功用）涼血。治濕熱。蛇咬。

【野蘭根】（種類）草類。生旋州。（性質）微苦溫。（功用）治婦人血氣。與崖櫻等同用。

【野馬豆】(種類)草類。出西藏。(性質)微辛平。(功用)治百病。

【野綠豆】即鹿藿。詳見鹿藿條。

【野豌豆】即薇。詳見薇條。

【野蠶豆】即翹搖。詳見翹搖條。

【野毛豆】(名稱)一名勞豆。(種類)蔬菜類。實如毛豆而小。(功用)治痘毒。麻油和敷。又同雞肝煮食。治肝疳初起。

【野蘿蔔】(名稱)即山蘿蔔。一名紫金皮。又名巴壁虎。(種類)蔬菜類。(性質)寒。(功用)搗汁服。治肺癰癰疽。

【野芋艿】(種類)蔬菜類。食之殺人。(性質)辛冷有大毒。(功用)合麻藥。治跌打損傷。痔漏麻風。敷腫毒。止痛。治瘡癬。塗蛇傷。其葉亦可用。

【野芋頭】(名稱)一名仙人掌。與草本形如鞋底者不同。(種類)蔬菜類。同野芋艿一種。但此種葉較小。略似茨菇葉有尖。(功用)治諸物食積已成痞塊者。同糯米粉煮粥。每早淡食一茶鍾。十服即消。

【野荸薺】(名稱)生山土中。一名山荸薺。(功用)磨粉點眼去翳障。并去面鼾斑痣。

【野薔薇】(名稱)一名雪客。(種類)蔓草類。花葉莖根並用。(功用)治暑天瘡癤。清暑退熱解毒。

【野馬肉】(種類)獸類。似馬而小。出塞外。(性質)甘平有小毒。(功用)治人病馬癇。筋脈不能自收。周痺肌肉不仁。

【野豬肉】(種類)獸類。(性質)甘平。(功用)補肌膚。益五臟。療癲癇。炙食治腸風下血。

【野豬脂】(功用)悅顏色。除風

毒。療疥癬。取臘月煉淨者和酒服之。又能令婦人多乳。

【野豬黃】(性質)甘平。(功用)治金瘡止血生肉。療癲癇。除惡毒風。

【野豬膽】(功用)治鬼疰癲癇。小兒諸疳。

【野豬齒】(功用)燒灰水服。治蛇咬毒。

【野豬皮】(功用)燒灰塗鼠瘻惡瘡。

【野豬頭骨】(功用)治邪瘧。

【野豬外腎】(功用)連皮燒研米飲服。治崩中帶下。及腸風瀉血血痢。

【野豬尾藤】(種類)蔓草類。生施州(性質)苦濇涼(功用)主心氣痛。解熱毒。

中國藥物新字典 戌集

●金部

【金】基音切音今侵韻

【金】(種類)金類煅屑爲箔方可入藥【金箔】(性質)辛平有毒(功用)金制木重鎮怯故鎮心肝安魂魄治驚癇風熱肝膽之病丸散用箔爲衣煎劑加入藥煮【金漿】(功用)化金爲漿或取金煮汁僅假其氣亦取重墜之意若云服之可以長年謬甚(附錄)生金有毒服之殺人

【金汁】(名稱)一名糞淸(種類)人類年久者佳(性質)甘寒(功用)同人中黃其力較勝

【金花鉚】(種類)金類(功用)鎮心利肺降氣墜痰與紫銅鉚同

【金牙石】(名稱)一名黃牙石(種類)石類生蜀郡(性質)鹹平(功用)煖腰膝補水臟治風毒濕冷燒酒浸服並治驚癇及鬼疰

【金精石】(種類)石類出福建永春(功用)去翳明目

【金星石】(種類)石類(性質)甘寒(功用)治脾肺壅毒及肺損吐血嗽血下熱涎解衆毒鎮心神療骨哽(附錄)又銀星石功用相同不另列

【金剛石】(名稱)一名金剛鑽(種類)石類出西番天竺諸

國。(功用)磨水塗湯火傷。作釵環佩之辟邪惡毒氣。

【金剛纂】(種類)木類。出雲南。狀如棕櫚。(性質)有大毒。(功用)入丹術家用。能伏硫黃。與柳葉藤同用。其功如神。

【金剛草】(種類)草類。(功用)治肺癰。痔漏。疔腫。

【金星草】(名稱)一名金釧草。鳳尾草。七星草。(種類)石草類。即石韋之有金星者。(性質)苦寒。(功用)涼血解熱。通五淋。敗癰腫。烏髭髮。

【金絲草】(種類)山草類。出陝西慶陽。(性質)苦寒。(功用)治吐血。欬血。衄血。下血。血崩。瘴氣。解諸藥毒。療癰疽疔腫惡瘡。涼血散熱。

【金盞草】(名稱)一名杏葉草。又名長春花。(種類)隰草類。(性質)酸寒。(功用)治腸痔下血久不止。

【金錢草】(名稱)一名遍地香。佛耳草。俗名白耳草。乳香藤。九里香。半池蓮。千年冷。遍地金錢。(種類)蔓草類。(性質)微甘微寒。(功用)祛風邪。除濕熱。散腫毒。洗瘡疥。

【金沸草】即旋覆花。詳見旋覆花條。

【金不換】(名稱)亦名救命王。與三七名金不換異。(種類)草類。(性質)平。(功用)破瘀生新。治跌打。消癰腫。止肺血。愈疥癬。

【金狗脊】(種類)草類。即蕨根。形如狗脊。毛如狗毛。出粵西、(功用)止諸瘡血出。治頑痺。殺蟲。

【金果欖】(種類)蔓草類。生於藤根。結實如橄欖。出廣西。(性質)苦寒。(功用)祛熱解毒。治咽喉急痺。口爛目痛。耳脹熱嗽。嵐瘴吐衄。俱可磨服。又磨塗癰疽發背。掀赤疔瘡。蛇蠍蟲傷。

【金稜藤】(種類)蔓草類。生施州。(性質)辛溫。(功用)主筋骨疼痛。與續筋根等並用。爲末酒服。

【金銀花】即忍冬。詳見忍冬條。

【金銀露】(種類)水類。即忍冬藤花蒸取之露。(性質)味甘氣香。(功用)開胃寬中。淸火解毒。治胎毒及諸瘡痘毒。

【金鳳花】即鳳仙。詳見鳳仙條。

【金雀花】(名稱)一名黃雀花。(種類)草類。(性質)平。(功用)和血祛風。能透發痘瘡。治乳癰。及跌撲傷損。

【金雀根】(功用)治跌打損傷。又治欬嗽。煖筋骨。療痛風。追風活血。能消結毒。

【金蓮花】(名稱)一名旱地蓮。又名金芙蓉。(種類)草類。出山西五臺山。(性質)苦寒。(功用)治口瘡喉腫。浮熱牙宣。耳疼目痛。可用以點茶。並療疔瘡大毒諸風。

【金鈴菊】(種類)草類。(性質)苦寒。(功用)作枕除頭風目疾。內熱洗風火眼。止熱瀉。擣罨一切腫毒諸蟲螫。

【金箭頭】(名稱)一名風藥菊。(種類)草類。(功用)治頭風。較他菊十倍。

【金盞】(名稱)一名葉金草。(種類)草類。(性質)苦平。(功用)治金瘡內漏。

【金柑】(名稱)即金橘。一名盧橘。夏橘。山橘。給客橙。(種類)果類。用皮尤佳。(功用)下氣快膈。止渴解醒。

【金橘露】(種類)水類。即金柑

露。(功用)同香圓露。

【金松子】(種類)木類。結子如碧珠。三年子乃一熟。(功用)治傷風。

【金櫻子】(名稱)一名刺梨子。山石榴。山雞頭子。(種類)灌木類。(性質)酸濇平。(功用)入脾肺腎三經。固精秘氣。治夢洩遺精。泄痢便數。

【金櫻花】(功用)止冷熱痢。殺寸白蟲。黑髮染鬚。

【金櫻葉】(功用)塗癰腫。傅金瘡出血。

【金櫻根】(功用)煎醋服。止滑痢。化骨哽。

【金鈴子】(名稱)即楝實。一名苦楝子。(種類)喬木類。(性質)苦寒有小毒。(功用)入肝。舒筋。能導小腸膀胱之熱。因引心包相火下行。通利小便。為疝氣要藥。亦治傷寒熱狂。熱厥腹痛。心痛。殺三蟲。療瘍疥。(禁忌)脾胃虛寒忌用。(用法)酒蒸。去皮取肉去核用。用核則槌碎。漿水煮一伏時。去肉用。

【金豆子】(名稱)一名金花豹子。(種類)草類。開黃花。結子如綠豆而扁大。(功用)治疔癰如神。其葉可敷腫毒。

【金雞勒】(種類)木類。出西洋。(性質)辛熱。(功用)達營衛。行氣血。截瘧神效。(附錄)其霜由煉而成。性尤烈。

【金蕎麥】即羊蹄之子。詳見羊蹄實條。

【金盞銀臺】水仙之別名。又王不留行亦有此名。當分水仙王不留行二條。

【金鐙薄荷】(種類)草類。即細葉薄荷。山產者。用葉。(功用)治跌打損傷。腹蟲牙痛。

【金鎖銀開】(名稱)俗名鐵邊箕。(種類)蔓草類。(功用)治一切喉症。

【金邊兎耳】(種類)草類。形如兎耳草葉邊有黃毛作金色。(性質)甘淡。(功用)治虛勞吐血。

【金雞獨立草】(種類)草類。或云此即翠羽草。(功用)散喉風。

【金線釣蝦蟆】(名稱)一名獨脚蟾蜍。亦名金線重樓。(種類)蔓草類。(性質)味苦性涼。(功用)追風散毒。託癰疽。治瘰癧。爲外科聖藥。內治吐痰涎。可代瓜蒂。(用法)去外黑皮。用石搥碎。勿犯鐵器。曬乾爲末用。

【金蛇】(名稱)一名金星地鱔。其色白者名銀蛇。亦名錫蛇。(種類)鱗部蛇類。用肉。(性質)鹹平。(功用)除邪熱。止洩瀉。療久痢不止。解中金藥毒。銀蛇解銀藥毒。

【金魚】(種類)鱗類。(性質)甘鹹平。(功用)治久痢。

二畫

【釜】扶武切。音父。麌韻。

【釜臍墨】(名稱)即鍋底墨。一名釜月中墨。鐺墨。釜煤。(種類)土類。(性質)辛溫。(功用)治中惡蠱毒。吐血血運。陽毒發狂。消食積。吹喉痺。搽口瘡。塗舌腫。幷塗金瘡。止血生肌。

【針】支音切。音斟。古作鍼。詳鍼字。

三畫

【釣】底叫切。音弔。嘯韻。

【釣樟】(名稱)一名烏樟。(種類)香木類。樟有大小二種。此即樟之小者。用根皮。(性質）辛溫（功用）治奔豚脚氣水腫。洛瘡痍疥癬風瘙。亦可研末傅之并止金瘡出血。

【釣樟莖葉】（功用）懸置門上。能辟天行時氣。

【釵】初佳切。音叉。佳韻。

【釵子股】（名稱）一名金釵股狀似石斛與忍冬藤同名。（種類）山草類（性質）苦平。（功用）治癰疽。解諸藥毒。能吐去熱痰。瘵瘧天行蠱毒喉痺。

五畫

【鈴】離形切。青韻。

【鈴兒草】即沙參。詳見沙參條。

【鉛】余全切。音沿。先韻。

【鉛】（名稱）一名青金。黑錫。金公。水中金。（種類）金類。白者爲錫黑者爲鉛（性質）甘寒有小毒。（功用）墜痰解毒。安神明目。殺蟲烏鬚。消瘰癧癰腫。治噎膈風癇（禁忌）性帶陰毒。傷人心胃。用者愼之。

【鉛霜】（名稱）一名鉛白霜。（種類）金類（性質）甘酸冷。（功用）治吐逆。鎭驚去怯。消痰解毒。黑鬚髮。

【鉛丹】（名稱）即黃丹。一名丹粉。朱粉。鉛華。（性質）鹹寒。（功用）內用鎭心安魂。墜痰消積殺蟲。治驚癇瘧痢。外用解熱拔毒。止痛去瘀。長肉

【鉛光石】（種類）石類。（功用）主骨哽。

【鉤】歌謳切。尤韻。

【鉤藤】（種類）蔓草類（性質）甘微苦寒（功用）除心熱平肝風。治大人頭旋目眩。小兒驚啼瘈瘲客忤胎風。發斑疹主肝風相火之病。風靜火息。則諸證自除。

【鉤吻】（名稱）一名野葛。胡蔓

草。斷腸草。其花紅。又名火把花。(種類)毒草類。葉似黃精。(性質)辛熱大有毒。(功用)搗汁敷惡毒瘡。不入湯藥。(禁忌)大熱大毒。入口則鉤人喉吻。故有此名。切勿嘗試。(附錄)中其毒者。速飲甘草汁糞汁或白鴨鵝羊等血解之。遲則不救。

【鉤栗】(名稱)一名巢鉤子。甜櫧子。(種類)果類。(性質)甘平。(功用)食之不飢。厚腸胃。令人肥健。

六畫

【銀】宜鄰切。眞韻。

【銀】(名稱)一名白金。未經鍊過者謂之生銀。(種類)金類。(性質)辛寒微毒。(功用)與金相仿。煮水入葱白粳米作粥食。治胎動不安漏血。或與苧根同用。亦可安胎止腹痛。

【銀箔】(性質)辛平。(功用)堅骨鎭心明目。去風熱癲癇。入丸散用。與金箔相似。

【銀杏】即白果。詳見白果條。

【銀朱】(名稱)一名猩紅。又名紫粉霜。(種類)金類。(性質)辛溫有毒。(功用)破積滯劫痰涎。散結胸。療疥癬惡瘡。殺蟲及虱。功同粉霜。

【銀柴胡】(種類)山草類。出寧夏。(性質)甘微寒。(功用)治虛勞肌熱。骨蒸勞瘧。熱從髓出。小兒五疳羸熱。

【銀星石】詳見金星石條。

【銀花】即忍冬花之白色者。功用詳見忍冬條。

【銀魚】(名稱)一名鱠殘魚。又名王餘魚。(種類)鱗類。(性質)甘平。(功用)作羹食。寬中健胃。

【銅】徒紅切。音同東韻。

【銅青】(名稱)一名銅綠。(種類)金類。(性質)酸平微毒。(功用)內科吐風痰之聚。外科止金瘡之血。女科理血氣之痛。眼科治風熱之疼。殺蟲有效。疳䘌亦宜。

【銅礦石】(種類)金類。(性質)酸寒有小毒。(功用)爲末敷疔癧惡瘡

【銅弩牙】(種類)金部器物類。此係弓弩上之鉤弦。(性質)平微毒。(功用)治婦人難產血閉。月水不通。陰陽隔塞。

【銅熨斗】(名稱)一名銅鈷鉧。(功用)治折傷接骨。研末酒服。又鹽灰火熨臍腹冷痛。

【銅秤錘】(功用)治產難橫生。燒赤淬酒服。

【銅匙柄】(功用)治風眼赤爛及風熱熱眼翳膜。燒灰烙之。

【銅鼓草】(種類)草類。出廣西。其實如瓜。(功用)治瘍毒。

【銅壺滴漏水】(種類)水類。(功用)性滑。上可至顛。下可至泉。宜煎四末之藥。

七畫

【銷】西腰切。音宵。蕭韻。

【銷金銀鍋】(名稱)一名甘鍋。(種類)土類。(功用)治偏墜疝氣。研末熱酒服。並傅湯火瘡。

八畫

【鋼】歌康切。音岡。陽韻。

【鋼鐵】(種類)金類。(性質)甘平。(功用)治金瘡煩滿熱中。胸膈氣塞。食不化。

【錢】齊延切。音前。先韻。

【錢】詳見古文錢條。●

【錢花】(種類)金類。此乃鑄錢爐中飛起之黃沫。(功用)治驢馬近鞍瘡。

【錦】紀飲切。金上聲。寢韻。

【錦】(種類)服物類。取故舊及紅色者用。(功用)治失血。下血。血崩。金瘡出血。小兒臍瘡濕腫。並傅口中熱瘡。燒灰用。

【錦地羅】(種類)山草類。出廣西。(性質)微苦平。(功用)解山嵐嶂毒瘡毒及諸毒。

【錫】屑激切。音裼。錫韻。

【錫】(名稱)一名白鑞。(種類)金類。(性質)甘寒微毒。(功用)治惡毒風瘡。

【錫鉚】(性質)有毒。(功用)磨塗疔腫。

九畫

【鍛】姤玩切。音斷。翰韻。

【鍛樹皮】(種類)木類。出秦西。色紅。狀如杜仲。(功用)治折傷胎疝。一切損傷肉破骨斷。搗碎煎酒服。并以渣敷患處。

【鍼】支音切。音斟。浸韻。通作針。

【鍼砂】(種類)金類。即鐵砂。此係作鍼家磨濾之細末。(功用)消水腫黃疸。散癭瘤。烏髭髮。

【鍼線袋】(種類)用物類。(功用)治痔瘡。取用舊袋口燒灰服。

【鍋】姑倭切。音戈。歌韻。

【鍋焦】(名稱)一名黃金粉。又稱飯鍋焦滯。(種類)穀類。(性質)苦甘平。(功用)開胃健脾。化食止瀉。

【鍋巴】即豆腐漿鍋底所結焦巴。詳豆腐鍋巴條。

【鍋蓋】(種類)器物類。取鍋蓋上黑垢用。(功用)治牙疳陰疳。同鷄黃皮灰。蠶灰。枯礬等分為末。米泔洗後頻傅之。

十畫

【鎖】蘇火切。音瑣。哿韻。

【鎖陽】即瑣陽。詳見瑣陽條。

十一畫

【鏡】記映切音竟敬韻。

【鏡鏽】(名稱)即鋼鏡上綠。俗名楊妃垢(種類)金類。(功用)治腋臭又療下疳瘡。同五倍子末等分。米泔洗後傅之。

【鏡面草】即螺靨草。詳見螺靨草條。

【鏨】字濫切。音暫。勘韻。又上聲感韻。義同。

【鏨菜】(種類)隰菜類。此即益母之白花者(性質)辛平(功用)破血治產後腹痛。

十三畫

【鐵】惕噎切。屑韻。

【鐵】(名稱)一名黑金。烏金。(種類)金類。(性質)辛平有毒。(功用)鎮心平肝。定驚療狂。墜痰壓氣消癰解毒。熟鐵並療賊風。燒赤投酒中飲。(禁忌)諸藥多忌之。補腎藥中尤忌。

【鐵落】(種類)金類。此係鍛鐵時打落之屑。(性質)辛平。(功用)平肝去怯治善怒發狂。

【鐵精】(名稱)一名鐵花。(種類)金類。此係鐵之精華。出煆竈中如塵飛起者。(性質)辛微溫(功用)明目化銅。療驚悸定心氣。治小兒風癎。陰潰脫肛。

【鐵粉】(種類)金類。此係鋼鐵飛煉而成者(性質)鹹平。(功用)化痰鎮心抑肝邪。

【鐵華粉】(名稱)一名鐵胤粉。鐵鮑粉。又名鐵霜。(種類)金類。此用鹽醋浸出者。(性質)鹹平(功用)平肝墜下解毒。與鐵落等相似。

【鐵鏽】(名稱)一名鐵衣。(功

用）平肝墜熱塗惡瘡疥癬。及蜈蚣咬。

【鐵爇】（名稱）一名刀油。以竹木爇火於刀釜上燒之津出如漆者即是又名刀烟。（功用）殺蟲解毒塗惡瘡瘰癧及金瘡毒物傷。

【鐵漿】（種類）金類以生鐵浸水中亦稱鐵汁。（性質）鹹寒。（功用）鎮心明目主顛癇發熱急黃狂走幷解諸毒入腹。

【鐵杵】（種類）金部器物類。即搗藥杵。（功用）治婦人橫產。胞衣不下燒赤淬酒服產下自順。

【鐵銃】（功用）催生用舊銃燒赤淋酒入內孔中流出乘熱飲之即產。

【鐵斧】（功用）治婦人難產橫逆。胞衣不下。燒赤淬酒服。亦治產後血瘕腰腹痛。

【鐵刀】（功用）治蛇咬毒入腹。取兩刃於水中相摩。飲其汁。又治百蟲入耳以兩刃於耳門上摩敲作聲其蟲自出。又摩刀水另詳石部磨字下條。

【鐵刀環】（功用）治產難數日不出燒赤淬酒服。

【鐵騸】詳見騸刀股條。

【鐵鋸】（功用）治誤吞竹木入咽。燒赤漬酒熱飲。

【鐵鍼】（名稱）一名布鍼。（功用）治婦人難產取二七枚燒赤淬酒七遍服。

【鐵鏃】（功用 取箭頭上鐵鏃。七十二箇。煎湯飲治胃熱呃逆。

【鐵甲】（功用）治憂鬱結滯善怒狂易入藥煎服。

【鐵鎖】（功用）治鼻齆不聞香臭。磨石上取末和猪脂綿裹塞之。

【鐵鑰匙】(功用)治婦人血噤失音衝惡。以生薑醋小便同煎服。

【鐵釘】(功用)治酒醉齒漏出血不止。燒赤注孔中即止。

【鐵鏵】(功用)治心虛風邪。精神恍惚。健忘。

【鐵秤錘】(性質)辛溫。(功用)治男子疝氣。女子妊娠漏胎下血產後血瘕腹痛。燒赤淬酒飲。幷治喉痺熱塞。

【鐵犂鑱尖】(功用)得水制硃砂水銀毒。

【鐵錐柄】(種類)器物類。(功用)治瘟疫鬼病。

【鐵線草】(種類)山草類。生饒州與扁畜名同物異。(性質)微苦平(功用)療風消腫毒。

【鐵連草】(名稱)一名鐵樹。(種類)名列草部。實非草本。葉似石楠。花如瑞香。(功用)治一切心胃氣痛。其花止血下淡。

【鐵指甲】(名稱)一名佛指甲。又名寄生。(種類)草類。(功用)治諸瘡毒。火丹。頭面腫服將危者。少入皮硝搗罨之即愈。幷擦牙疼。

【鐵筅箒】(名稱)一名千條針。或云即石見穿。(種類)草類。(功用)治風痺。血崩。黃疸。吐血。跌撲。鬼箭風。搗敷肩癰。鶴膝風。浴瘡疥。

【鐵烏鈴】(名稱)一名鐵鈴草。(種類)草類。(功用)治楊梅惡瘡。風氣癱瘓。損折筋骨。俱煎酒服。

【鐵扇子】(種類)木類。即臘月不落之老桑葉。(功用)治一切眼疾。

十四畫

【鑄】朱裕切。音注。遇韻。

【鑄銅罐】(種類)土類。(功用)治小兒頭生軟癤。研末傅之。

【鑄鐘黃土】(種類)土類。(功用)治卒心痛疰忤惡氣。溫酒服一錢。

二十畫

【鑿】字學切音昨。藥韻。

【鑿柄木】(名稱)一名千椎草。(功用)治難產。燒末酒服。又治反胃及刺在肉中。

●長部

【長】池陽切陽韻。

【長石】(名稱)一名方石。直石。又名硬石膏。(種類)石類。狀如馬齒。玉色。生長子山谷。(性質)辛苦寒。(功用)除胃熱。下結氣。止消渴。利小便。通血脈。去目翳。

【長松】(名稱)一名仙茆。(種類)山草類。其葉如松。用根。(性質)甘溫。(功用)治風血冷氣宿疾。溫中去風。又解諸蠱毒。用以浸酒尤佳。

【長春花】即金盞草。詳見金盞草條。

●門部

【門】模魂切元韻。

【門臼塵】(種類)土類。(功用)止金瘡出血。切蒜蘸擦諸般毒瘡。

四畫

【開】渴哀切灰韻。

【開元錢】(種類)金類。取錢背上有瓜痕者佳。(功用)治噤口痢。小兒急慢驚風。折傷接骨。燒赤淬醋用。或研末酒下。磨用入點眼藥。

【開金鎖】(種類)草類。產江浙。葉如萆薢。(性質)苦平。(功用)祛風濕。與蒼朮同用。治手足不遂。筋骨疼痛。

【閏】孺韻切音潤。震韻。

【閏月椶皮】(種類)木類。椶櫚皮每歲只生十二片。逢閏月則多生一片此一片較小。(功用)治血症燒研服。

●阜部

四畫

【防】扶亡切。音房。陽韻。

【防己】(名稱)一名解離。又名石解。(種類)蔓草類有漢防己木防己二種。(性質)大苦大寒。(功用)此爲太陽經藥。能行十二經。通腠理利九竅。瀉下焦血分濕熱。爲療風水之要藥。治肺氣喘嗽熱氣諸癎。濕瘡脚氣。水腫風腫。癰腫惡瘡。或濕熱流入十二經。致二陰不通者非此不可。(禁忌)陰虛及濕熱在上焦氣分者禁用。(附錄)治風用木防己治水用漢防己其實能治脫肛焙研煎飲。

【防風】(名稱)一名銅芸。回草。屏風。簡根餘名不錄。(種類)山草類。(性質)辛甘微溫。(功用)搜肝瀉肺散頭目滯氣經絡留濕主上部見血上焦風邪頭痛目眩脊痛項强。周身盡痛。太陽經證。又行脾胃二經。爲去風勝濕之要藥。散目赤瘡瘍。殺附子毒。(禁忌)若血虛痙急頭痛不因風寒泄瀉不因寒濕火升發嗽陰虛盜汗陽虛自汗者並禁用。

【防葵】(名稱)一名房苑。梨蓋。利茹(種類)毒草類因其形似狼毒故列入之(性質)辛寒。一云有小毒(功用)治小腹腫滿癲狂邪疾

五畫

【阿】厄歌切。歌韻。

【阿魏】(名稱)一名阿虞薰渠。

哈昔泥。(種類)香木類。出西番。木脂熬成。極臭。(性質)辛平。(功用)入脾胃。消肉積。殺細蟲。去臭氣。解蕈菜自死牛馬肉毒。治心腹冷痛。瘧痢。傳尸疳勞痓蟲。

【阿膠】(名稱)一名傅致膠。(種類)獸類。用黑驢皮阿井水煎成。(性質)甘平。(功用)淸肺養肝。滋腎益氣。和血補陰。除風化痰。潤燥定喘。利大小腸。治虛勞咳嗽。肺痿吐膿。吐血。衂血。血淋。血痔。腸風。下痢。腰痠骨痛。血痛。血枯。經水不調。崩帶。胎動。癰疽腫毒。及一切風病。(禁忌)瀉者忌用。(用法)剉炒成珠。或麪炒。蛤粉炒。酒化。水化。童便和用。

【阿井水】(種類)水類。在山東陽穀縣北東阿城鎭上。(性質)甘鹹平。(功用)下膈疏痰止吐。可用以熬膠。

【阿勃勒】(名稱)一名婆羅門皂莢。又名波斯皂莢。(種類)果類。(性質)苦大寒。(功用)治熱病。下痰。通經絡。殺三蟲。療小兒疳氣。

【阿勃參】(種類)草類。出佛林國。取油用。(功用)塗疥癬。

【阿兒只】(種類)草類。出西域。狀如苦參。(功用)主打撲損傷。婦人損胎。兼治鼠瘻。

【阿息兒】(種類)草類。出西域。狀如地骨皮。(功用)治婦人產後胞衣不下。又治金瘡膿不出。嚼爛塗之卽出。

【阿芙蓉】(名稱)一名阿片。俗作鴉片。(種類)此是罌粟花之津液。故入穀類。(性質)酸澀溫。(功用)治瀉痢脫肛。不止。能澀丈夫精氣。並治胃痛。

【阿迷酒】（種類）穀部造釀類。出東洋（性質）辛甘（功用）通百脈。助元氣。長精神。性較鴉片尤速。

【阿月渾子】（名稱）一名胡榛子又名無名子（種類）果類。生西番用仁（性質）辛溫濇。（功用）止痢煖腎開胃除腸癥積。得木香山茱萸更能興陽。

【陀】徒莪切。音駝。歌韻。

【陀得花】（種類）草類。生西國。胡人采此花釀酒。呼為三勒漿（性質）甘溫（功用）主一切風血。

【附】扶務切。遇韻。

【附子】（名稱）其母名曰烏頭。附生者為附子（種類）毒草類。（性質）辛甘有毒。大熱純陽。（功用）性浮善走。通行十二經。無所不至。能引補氣藥。以復散失之元陽。引補血藥。以滋不足之真陰。引發散藥。開腠理以逐在表之風寒。引溫暖藥。達下焦以祛在裏之寒濕。治三陰傷寒。中寒。中風。氣厥。痰厥。欬逆。嘔噦。膈噎。脾泄。冷痢。寒瀉。霍亂。轉筋。拘攣風痺。癥瘕積聚。督脈為病。脊強而厥。小兒慢驚。痘瘡灰白。癰疽不斂。一切沈寒痼冷之證。助陽退陰。殺邪辟鬼。通經墮胎。發散生用。峻補熟用。（禁忌）若內真熱而外假寒者忌服。又陰虛者切不可用。反貝母半夏栝蔞白芨白蘞。（用法）水浸麪裹煨。令發坼。乘熱切片。炒黃。去火毒用。又法。甘草二錢。鹽水薑汁童便各半盞。煮熟用。或用黑豆煮亦佳。（附錄）中其毒者。可用黃連犀角甘草煎湯解之。或用黃土水澄淸亦可解。

六畫

【降】記巷切音絳絳韻。

【降眞香】（名稱）一名紫藤香。雞骨香。（種類）香木類。（性質）辛溫。（功用）辟惡氣怪異傷折金瘡止血定痛消腫生肌。（禁忌）陰虛火盛者勿用。

七畫

【陟】知億切音植職韻。

【陟釐】（名稱）一名側梨石髮。石衣水苔水衣水綿（種類）苔草類。南人用以爲紙。（性質）甘大溫。（功用）溫中消穀強胃氣止泄痢搗塗丹毒赤遊。

【除】蟲余切音厨魚韻。

【除蟲菊】（種類）草類。（功用）專能殺蟲燒烟可辟蚊蚋。

八畫

【陰】衣金切音侵韻。

【陰地厥】（種類）隰草類。生鄧州順陽。（性質）甘苦微寒。（功用）治腫毒風熱。

【陳】池寅切音眞韻。

【陳皮】即陳久之橘皮。功用詳見橘皮條。

【陳廩米】（名稱）一名陳倉米。俗名老米。（種類）穀類。（性質）甘淡平（功用）可以養胃。煮汁煎藥。亦取其調腸胃利小便去濕熱除煩渴之功。

【陳家白藥】（種類）蔓草類。出蒼梧陳州（性質）苦寒。（功用）去心胸煩熱。治天行瘟瘴。善解諸藥毒。與白藥子相似。

【陳久年糕】（種類）穀類。（功用）燒灰治痢。

【陳火腿骨】（種類）獸類。（功用）煆黑研用治食積及痢。

麻油調塗小兒臘梨瘡。
【陳冬菜滷汁】(種類)蔬菜類。(功用)清肺火痰嗽解咽喉腫毒。
【陳芥菜滷汁】(種類)蔬菜類。(性質)鹹涼(功用)下痰清熱定嗽止喘治肺癰。
【陵】離蠅切音綾蒸韻。
【陵石】(種類)石類生華山。(性質)味甘(功用)益氣耐寒治汗後耳聾研末冷水下。
【陸】閭育切音六屋韻。
【陸英】(種類)隰草類或云卽蒴藋(性質)苦寒(功用)治風痺脚氣四肢拘攣水氣虛腫皮膚瘙痒煎湯入酒少許浴之。

九畫

【陽】移疆切音羊陽韻。
【陽烏】(名稱)一名陽鴉。(種類)禽類出建州用嘴(功用)燒灰酒服治惡蟲咬成瘡。
【陽起石】(名稱)一名羊起石。又名白石石生(種類)石類此卽雲母根出齊州陽起山。(性質)鹹溫(功用)補右腎命門治陰痿精乏子宮虛冷。腰膝冷痺水腫癥瘕。命門火衰者可暫用之。
【陽燧錠】(種類)火類。此用蟾蜍川烏草烏殭蠶硫黃氷片麝香諸藥合成(功用)治濕痰流注附骨陰疽寒濕瘡毒風痺骨痛並可用此灸之。
【隈】烏灰切音煨灰韻。
【隈支】(種類)果類狀如荔支。生邛州(性質 味甘(功用)治七種疝氣及一切瘡瘍疥癬。
【隊】渡內切隊韻。
【隊隊】(種類)蟲類形如壁蝨。

生緬甸國。(功用)得此置枕中。能使夫婦和好。並入媚藥。

十畫

【隔】歌厄切音鬲。陌韻。

【隔山消】(種類)草類。出太和山。(功用)主腹脹積滯。能治氣膈噎食。

十四畫

【隱】倚謹切。殷上聲。吻韻。

【隱鼠】(名稱)即鼴鼠。一名偃鼠。又名鼠母。(種類)獸部鼠類。取膏油用。(功用)治痔瘻惡瘡。

【隱忍苗】(種類)山草類。即薺苨之葉。(性質)甘苦寒。(功用)主腹臟風壅。欬嗽上氣。並解蠱毒腹痛。

●隹部

三畫

【雀】即約切。音爵。藥韻。

【雀肉】(名稱)一名瓦雀。賓雀。(種類)禽類。(性質)甘溫。(功用)壯陽益氣。暖腰膝。縮小便。治血崩帶下。(禁忌)不可合李食。及與諸肝食。

【雀卵】(性質)酸溫。(功用)治男子陰痿不起。女子帶下。便溺不利。除疝瘕。

【雀頭血】(功用)治雀盲。俗名鷄宿眼。取血點之。

【雀喙及脚脛骨】(功用)治小兒乳癖。每用一具。煮汁服。或燒灰。米飲下。

【雀屎】取雄者良。一名白丁香。詳見白丁香條。

【雀甕】(名稱)即天漿子。一名雀甕兒飯。蛅蟖房。蚝蟲窠。又名棘剛子。紅姑娘。餘名不錄。(種類)蟲類。(性質)甘平。(功用)治寒熱結氣。蠱毒鬼疰。小兒驚癇臍風。

【雀梅】(名稱)一名爵梅。(種

類）草類．葉如薔薇．（性質）酸寒有毒．（功用）瀉熱解毒．蝕惡瘡治乳癰便毒．

【雀麥】（名稱）一名燕麥．又名杜姥草．俗名牛星草．（種類）穀部麥類．（性質）甘平．（功用）充饑滑腸．

【雀麥苗】（功用）治婦人胎死腹中．胞衣不下．

【雀角花】（名稱）亦名雀麥．俗呼爲破管草．（性質）性熱氣烈．（功用）能爛痔漏．不入湯劑．

【雀翳草】（名稱）一名白氣．（種類）草類．（性質）味苦．（功用）洗爛瘡．療風水．

四畫

【雁】義諫切．同鴈．

【雁來紅】（名稱）一名老少年．（種類）草類．（功用）煎湯薰鼻．治腦漏入眼．藥去遠年星障．

【雁肪】（名稱）雁之大者名鴻．雁肪一名鶩肪．（種類）禽類．（性質）甘平．（功用）治風攣拘急．偏枯．血氣不通利．又治結熱胸痞．嘔吐．塗癰腫耳疳．長毛髮鬚眉．

【雁肉】（功用）利臟腑．壯筋骨．治風麻痺．解丹石毒．

【雁骨】（功用）燒灰和米泔沐頭長髮．

【雁毛】（功用）取喉下白毛．療小兒驚癇．或取自落翎毛佩之．

【雁屎白】（功用）塗灸瘡腫痛．

【雄】穴融切．音熊．東韻．

【雄黃】（名稱）一名黃金石．其次名石黃．劣者名薰黃．（種類）石類．生山之陽．赤似鷄冠．明徹不臭．（性質）辛溫有毒．（功用）獨入厥陰氣分．搜肝氣而散肝風。殺百毒。辟鬼魅。治驚癎。痰涎積聚。頭痛眩運。暑瘧。澼痢。泄瀉。又能化血爲水。燥濕。殺蟲。治勞疳。蛇傷。敷搗梅疔毒。疥癬毒。瘍。熏黃燒之則臭。只堪熏瘡疥。殺蟲蝨。

【雄膽】（種類）石類。此卽雄黃之精。圓結如鵝卵形。破之有淸水。（功用）殺三蟲毒。除癎痰。駐容延年。

五畫

【雉】直履切。讀如豸。紙韻。

【雉肉】（名稱）雉一名野雞。（種類）禽類。（性質）酸微寒。（功用）補中益氣力。止泄痢。除蟻瘻。

【雉腦】（功用）塗凍瘡。

【雉嘴】（功用）治蟻瘻。

【雉尾】（功用）燒灰和麻油傅天火丹毒。

【雉屎】（功用）治久瘧。

【雉窠黃】（種類）石類。此係雉窠底結成之雄黃。（功用）能解一切毒。蛇咬傷。辟邪魅。山精。孕婦佩之生男。

【雌】此斯切。此平聲。支韻。

【雌黃】（種類）石類。生山之陰。黃色小赤。（性質）辛平有毒。（功用）與雄黃略同。

十畫

【雙】疎江切。江韻。

【雙頭蓮】（名稱）一名催生草。（種類）草類。（功用）主婦人產難。左手托之卽生。又治水腫。利小便。搗爛貼牙疳。

【雞】古奚切。音稽。齊韻。

【雞肉】（種類）禽類。有雌雄顏色之不同。並列於下。【丹雄雞肉】（性質）甘微溫。（功用）補虛溫中。養血益氣。殺惡毒。辟不祥。【白雄雞肉】（

性質）酸微溫。（功用）調中除邪。利小便。去丹毒風。【烏雄雞肉】（性質）甘微溫。（功用）補中止痛。除風濕痲痺。安胎。暖血。治折傷幷癰疽。

【黑雌雞肉】（性質）甘酸溫。（功用）治風寒濕痺。虛損積勞。胎前產後食之尤宜。【黃雌雞肉】（性質）甘酸鹹平。（功用）溫脾益胃。添髓補精。助陽氣。暖小腸。止腸澼洩痢。治產後虛羸。病後虛汗。

【雞落】（種類）水類。用童子雞蒸取。（性質）氣清味甘。（功用）消痰益血。助脾長力。生津。明目。爲五損虛勞神藥。

【雞頭】（功用）治蠱禳惡。辟瘟。（附錄）用丹白雄雞者良。

【雞冠血】（性質）鹹平。（功用）烏雞者主乳難。點暴赤目。丹雞者治白癜風。並療中惡卒死。縊死欲絕。小兒卒驚客忤。塗諸瘡癬。及蜈蚣蜘蛛咬毒。

【雞血】（性質）鹹平。（功用）治小兒下血及驚風。解丹毒蠱毒。療筋骨折傷。（附錄）用烏雞白雞者良。

【雞肪】（性質）甘寒。（功用）治耳聾。頭禿髮落。（附錄）用烏雄雞者良。

【雞腦】（功用）治小兒驚癇。燒灰酒服。並治難產。（附錄）用白雄雞者良。

【雞心】（功用）治五邪。（附錄）用烏雄雞者良。

【雞肝】（性質）甘苦溫。（功用）療風虛目暗。陰痿不起。並治女人陰蝕瘡。安漏胎下血。（附錄）用雄雞者良。

【雞膽】（性質）苦微寒。（功用）點赤眼。塗月蝕耳瘡。搽痔瘡。

【雞腎】（功用）治鼽鼻作臭。

【雞嗉】(功用)治小便不禁及氣噎食不消。

【雞肫皮】(名稱)一名膍胵。又名雞內金。(性質)甘平。(功用)能消水穀除熱止煩通小腸膀胱治瀉痢便數遺溺溺血崩帶腸風膈消反胃小兒食瘧男用雌女用雄。

【雞腸】(功用)止遺溺遺精白濁消渴男用雌女用雄。

【雞肋骨】(功用)治小兒羸瘦。食不生肌(附錄)用烏骨雞者良。

【雞距】(功用)治產難燒研酒服下骨哽。水服。(附錄)用白雄雞者良。

【雞翮翎】(功用)治婦人小便不禁消陰癩療骨哽蝕癰疽。止小兒夜啼安席下勿令母知。

【雞尾毛】(功用)治小兒痘瘡後生癰燒灰和水傅之。

【雞屎白】(性質)微寒。(功用)下氣消積利大小便酒漬名雞矢醴治鼓脹以醋和塗蜈蚣蚯蚓咬毒(附錄)用雄雞者良臘月收之白雞烏骨者更佳。

【雞子】(名稱)即雞卵俗稱雞蛋。(性質)甘平(功用)鎮心安臟益氣補血清咽開音散熱定驚止嗽止痢利產安胎。(禁忌)多食令人滯悶。

【雞卵白】(名稱)一名雞子清。(性質)甘微寒。(功用)除煩熱止欬逆療黃疸塗丹毒治小兒下泄婦人產難。

【雞卵黃】(名稱)一名雞子黃。(性質)甘溫。(功用)補陰血。解熱毒止嘔逆治下痢傅頭瘡。

【雞卵殼】(名稱)須用哺雞蛋

殼。一名抱出卵殼。(功用)燒灰油調塗癬。及小兒痘毒諸瘡。

【雞卵殼中白皮】(功用)治久欬氣結得麻黃紫菀服立效。

【雞窠中草】(功用)治小兒白禿瘡和白頭翁草燒灰。猪脂調傅酒服治產後遺尿。淋汁洗天絲入目。

【雞涅】(名稱)一名陰洛。(種類)草類(性質)甘平。(功用)治中風寒諸不足水腫邪氣補中止洩痢療女子白沃明目。

【雞脚草】(名稱)卽雞爪花。其子名勝光子。(功用)去星翳。明目清肝其根行血祛風。治大麻瘋。鶴膝瘋。雞爪瘋。(附錄)又一種葉如百合苗治赤白痢成痔。

【雞腸草】(種類)蔬菜類。(性質)微辛苦平(功用)治腫毒。止小便利。療小兒赤白痢。燒灰。擦牙痛。作菜食。益人。(附錄)又石胡荽亦名雞腸草。與此不同。

【雞蝨草】(種類)草類。(功用)治風毒流火。酒煮服。

【雞冠花】(種類)隰草類。(性質)甘涼(功用)治痔漏下血。赤白下痢。崩中。赤白帶下。分赤白用。

【雞冠苗】(功用)治瘡痔及血痔。

【雞冠子】(功用)止腸風瀉血。赤白下痢崩中帶下。

【雞距子】卽枳椇子。詳見枳椇子條。

【雞鴨脚艾】(種類)草類。(功用)治脚氣疝氣。

【雞血藤】(種類)蔓草類。產雲南順寧者佳。(功用)活血舒筋。治男婦乾血勞。一切虛損勞傷吐血咯血咳血嗽諸病要藥。可用以熬膏。

【雞㙡】(名稱)一名雞菌。(種類)菜部芝栭類出雲南。(性質)甘平。(功用)益胃清神治痔。

【雞侯菜】(種類)蔬菜類生嶺南(性質)辛溫。(功用)久食溫中益氣。

【雞脚膠】(種類)土類出雲南雞足山土中形如碎磚。入火即烊。(功用)治風如神。煎湯服。

【雞舌香】即母丁香。詳見丁香條。

十一畫

【離】力移切音梨。支韻。

【離樓草】(種類)草類生常山。(性質)鹹平。(功用)益氣力。多子輕身長年。

【離情草】(種類)草類出雲南。(功用)已相思絕情愛。性與和合草相反。

【離鬲草】(種類)石草類。(性質)辛寒有小毒。(功用)治瘰癧丹毒。小兒無辜寒熱。大腹痞滿。痰飲膈上熱。

【難】儺寒切。寒韻。

【難火蘭】(種類)蔓草類。狀如菟絲子而微長。(性質)酸溫。(功用)主冷氣風痺。開胃下食。去腹脹。久服明目。

●雨部

【雨】余乳切。音羽。麌韻。

【雨韭】(種類)草類即青茭菇花(功用)散一切疔腫。消痔漏明目並能去濕。功同茵陳。

【雨水】(種類)水類分時列下。

【立春雨水】(性質)甘平。(功用)宜煎中氣不足。清陽不升之藥。立春日夫婦各飲一杯。還房有孕。【驚蟄春分清明穀雨四節雨水】(性質)甘平。(功用)宜煎發散及補中益氣藥並浸造諸風及脾胃虛弱諸丹丸。【小滿水】(性質)有毒。(禁忌)壞豆麥桑葉造藥釀酒醋一應食物。皆易敗壞人飲之亦生脾胃疾。【梅雨水】(性質)有毒。(功用)洗瘡疥。滅瘢痕。入醬易熟。(禁忌)此水不可造酒醋。【重午日午時雨水】(功用)宜造瘡瘌瘡瘍金瘡百蟲蠱毒諸丹丸，用此水煎殺祟藥。神效。又是日午時有雨。急伐竹竿中必有神水。此水甘寒。清熱化痰。定驚安神治心腹積聚及蟲病和獺肝爲丸服。【立秋處暑白露秋分四節內水】(功用)宜煎肅清肺氣之藥。【寒露水】(性質)有毒。(禁忌)壞禾稻。與小滿水同【霜降水】(功用)陽氣有餘者宜用此煎藥。【液雨水】(功用)此係立冬後十日之雨水。宜煎殺蟲消積之藥。【大雪冬至小寒大寒及臘日水】(功用)宜浸造滋補五臟及痰火積聚蟲諸毒丹丸並煮釀藥酒與雪水同功。

【雨前茶】(種類)木類。產杭之龍井者佳。(性質)甘寒。(功用)清咽喉。明目補元氣。益心神。通七竅。並能消食下氣。清六經火。

三畫

【雪】粟噎切。音屑。屑韻。

【雪水】詳見臘雪條。

【雪茶】(種類)草類。此係草芽。其色白出雲南永善縣山中雪地。(性質)甘苦而溫。(功用）治胃氣積痛．並療痢疾．

【雪裏開】（種類）草類．冬時開花．（性質）大寒．（功用）治喉瘡熱毒．取根搗汁服．並解砒毒．

【雪裏花】（種類）草類．冬月始有此花．生浙江鎮海．（功用）敷痔瘡．研末麻油調搽．

【雪裏青】（名稱）一名土犀角．一名過冬青．（種類）草類．（性質）苦大寒．（功用）瀉熱．治咽喉急閉．肺癰肺痿．

【雪蠶】（名稱）一名雪蛆．（種類）蟲類．（性質）甘寒．（功用）解內熱渴疾．

【雪雞】（種類）禽類．生西陲喀什噶爾．（功用）煖丹田．壯元氣．除一切積冷陰寒痼癖之疾．

【雪蓮】（名稱）一名雪荷花．（種類）草類．生西域積雪中．（性質）大熱．（功用）助陽道．除冷疾．治痘不起發．（禁忌）陽未衰者禁服．

【雪芝】（種類）草類．生湖南衡岳山中．（功用）降火清心．療肺疾．

【雪鯪】（種類）鱗類．形似鰱而稍短．生粵中．（功用）健筋補骨．活血行氣．逐水利濕．

【雪蝦蟆】（種類）蟲類．巴里坤雪山中有之．（性質）微辛大熱．（功用）補命門．益丹田．能回已絕之陽．功兼參附．（禁忌）火盛者不可服．

四畫

【雲】余羣切．音云．文韻．

【雲母】（種類）石類．有五色．各種以色白光瑩者為上．（性質）甘平．（功用）色白入肺．下氣補中．堅肌續絕．治勞傷瘧痢．瘡腫癰疽．

【雲核】(種類)石類。出羅浮。亦雲母之屬。(性質)平。(功用)延年却疾。功同雲母。

【雲實】(名稱)一名員實。雲英。天豆。馬豆。羊石子。苗名草雲母。臭草。粘刺。(種類)毒草類。實似莨菪而性則不毒。(性質)辛溫。(功用)主下䘌膿血。殺蟲毒。去邪惡結氣。

【雲實花】(功用)殺精物。燒之致鬼。(禁忌)多食令人狂走。

【雲實根】(功用)治骨哽及咽喉痛。研汁咽之。

【雲花子】(種類)草類。草如麻黃而中堅實。(功用)治馬疥。

【雲芝茶】(種類)此係苦類。產山東蒙山。(性質)寒冷。(功用)除胃熱。消積滯。

五畫

【零】離形切。音靈。青韻。

【零餘子】(種類)蔬菜類。此卽山藥藤所結之子。(性質)甘溫。(功用)補虛損。强腰脚。益腎。食之不饑。功勝山藥。

【零陵香】卽佩蘭。詳見佩蘭條。

【雷】盧回切。音罍。灰韻。

【雷丸】(名稱)一名雷實。雷矢。竹苓。(種類)寓木類。此係竹之餘氣。得霹靂而生。(性質)苦寒。有小毒。(功用)入胃大腸經。功專消積殺蟲。(禁忌)多服令人陰痿。(用法)竹刀刮去黑皮。甘草水浸一宿。酒拌蒸。或炮用。

【雷墨】(種類)土類。於雷州驟雨後得之。堅硬如石。黑色有光。(功用)治小兒驚癇邪魔諸病。用桃符湯磨服。

【雷公藤】(名稱)一名霹靂木。又名河白草。其葉三角如犁頭。故又名犁尖草。餘名不備載。(種類)蔓草類。(功用)治臌脹水腫痞積。黃白疸。瘧疾久不愈。魚口便毒。瘰癧跌打。毒蛇咬傷。燒烟熏壁蝨。

【雹】步岳切覺韻。

【雹】（種類）水類（性質）鹹冷。（功用）醬味不正者可取一二升納甕中即還本味。（禁忌）人食雹患瘦疾大風顛邪之證。

七畫

【震】至印切音振震韻。

【震肉】（種類）獸類此係雷震六畜之肉（功用）治小兒夜驚大人因驚失心作脯食之。

【震燒木】（名稱）一名霹靂木。（種類）雜木類（功用）治火驚失心煮汁服之又掛門戶上可厭火災。

八畫

【霍】忽郭切音藿藥韻。

【霍石斛】（種類）草類出霍山。細小而黃形曲不直（性質）甘平（功用）解暑養胃生津。止渴清虛熱功勝金石斛可用以代茶。

九畫

【霜】師央切陽韻。

【霜】（種類）水類（性質）甘寒。（功用）解酒熱治傷寒鼻塞。酒後諸熱面赤和蚌粉敷暑痱瘡及腋下赤腫（附錄）凡收霜以雞羽掃之瓶中密封陰處久而不壞。

【霜梅】即白梅詳見白梅條。

【霞】奚牙切音遐麻韻。

【霞天膏】（種類）獸類此即黃牛肉熬成之膏（性質）甘溫。（功用）治中風偏廢口眼歪斜痰涎壅塞臟腑留痰宿飲癖塊手足皮膚中痰核。

十二畫

【露】魯誤切音路遇韻。

【露水】(種類)水類。(性質)甘平。(功用)止消渴。宜煎潤肺之藥。秋露造酒最清冽。百花上露令人好顏色。

【露筋草】(種類)草類。生施州。用根。(性質)辛濇而涼。(功用)治蜘蛛蜈蚣傷。焙末以白礬水調貼之。

【露花粉】(種類)草類。露花生廣東番禺。花中有粉可入藥。(功用)塗兒女肌膚止汗。

【露蜂房】(名稱)即蜂窠。一名蜂腸。百穿。(種類)蟲類。取露天樹上者炙用。(性質)甘平有毒。(功用)治驚癇瘈瘲。附骨癰疽根在臟腑。塗瘰癧成瘻。止風蟲牙痛。敷小兒重舌。(禁忌)癰疽潰後禁用。

十三畫

【霹】披激切音劈。錫韻。又披益切音僻。陌韻。義同。

【霹靂木】即震燒木。詳見震燒木條。又雷公藤亦有此名。

【霹靂碪】(名稱)一名雷楔。(種類)石類。形似刀斧。在雷震處掘地得之。(功用)安神寧志。定驚辟邪。治瘵疾。殺勞蟲。下蠱毒。止泄瀉。通石淋。刮末服。或磨汁服。

【霹靂酒】(種類)穀部造釀類。以鐵器燒赤浸酒。(功用)治疝氣偏墜。婦人崩中下血。胎產不下。

十六畫

【靈】離形切。音鈴。青韻。

【靈砂】(名稱)一名二氣砂。(種類)石類。(性質)甘溫。(功用)和五臟。助元氣。鎮心神。安魂魄。治痰涎氣逆。霍亂反胃。心腹冷痛。

【靈貓】(名稱)即香貍。一名靈貍。神貍。(種類)獸類。取陰用。

（性質）辛澀。（功用）鎮心安神驅邪辟惡。

【靈通草】（種類）草類。出羅浮。（功用）治耳聾。

【靈壽木】（名稱）一名扶老杖。又名椐。（種類）灌木類。用根皮。（性質）苦平。（功用）治水病。作杖令人延年益壽。

●青部

【青】七經切青韻。

【青玉】（名稱）一名穀玉。（種類）石部玉類。（性質）甘平。（功用）治婦人無子。輕身延年。

【青鹽】即戎鹽。詳見戎鹽條。

【青蒿】（名稱）一名孤蒿。香蒿。（種類）隰草類。（性質）苦寒。（功用）得春木少陽之令最早。故入肝膽血分。治骨蒸勞熱。蓐勞虛熱。風毒熱黃。久瘧久痢。瘙疥惡瘡。鬼氣尸疰。補中明目。（用法）童便浸葉用。使子勿使葉。使根勿使莖。（
（附錄）青蒿子與葉同功。

【青蒿酒】（種類）穀部造釀類。（功用）治虛勞久瘧。

【青黛】（名稱）即靛花。一名青蛤粉。（種類）隰草類。（性質）鹹寒。（功用）色青瀉肝。散五臟鬱火。解中下焦蓄蘊風熱。治傷寒發斑。吐咯血痢。小兒驚癇。疳熱丹熱。傳癰瘡蛇犬毒。

【青蛙】（名稱）一名蟲鎖。一名孟推。（種類）草類。生方山。（性質）味苦。（功用）殺蟲療瘡。

【青芋】（種類）蔬菜類。（性質）有毒。（功用）療冷熱。止渴。

【青花豆】（種類）穀部豆類。產雲南永昌。（功用）治瘡。

【青葙子】（名稱）一名草決明。

(種類)隰草類(性質)苦微寒。(功用)入厥陰。祛風熱。鎮肝明目。治青盲障翳。蟲疥惡瘡。(禁忌)瞳子散大者忌服。

【青葙莖葉】(名稱)一名草蒿。萋蒿。崑崙草。雞冠莧。(功用)散熱。殺蟲。療瘡疥。止金瘡血。

【青稞黃稞】(種類)穀類。形同大麥。川陝滇黔多種之。(性質)鹹涼。(功用)下氣寬中。壯筋益力。除濕發汗止洩。

【青鹽陳皮】(種類)果類。(性質)鹹溫。(功用)消痰降氣。生津開胃。運脾調胃。解毒安神。(製法)用陳橘皮去白洗淨。初次入甘草烏梅肉煎汁拌曬。再加川貝母青鹽研末拌勻曬乾收貯。

【青皮】(名稱)即青橘皮。一名小青皮。(種類)果類。(性質)辛苦而溫。(功用)色青氣烈。入肝膽氣分。疏肝瀉肺。引諸藥至厥陰之分。下飲食。入太陰之倉。破滯削堅。消痰散痞。治肝氣鬱積。脇痛多怒。久瘧結癖。胸膈氣逆。疝痛乳腫。最能發汗。(禁忌)氣虛及有汗者忌用。

【青鵠】(名稱)一名黃褐侯。(種類)禽類(性質)甘平。(功用)助氣補虛。排膿活血。治一切瘡瘍癰瘻。

【青蚨】(名稱)一名蚨蟬。蟱蝸。蒲虻。餘名不錄。(種類)蟲類。生南海。狀如蟬。(性質)辛溫。(功用)補中益陽道。去冷氣。縮小便。

【青腰蟲】(種類)蟲類。(性質)有大毒。(功用)食惡瘡瘜肉。殺癬蟲。

【青龍背】(種類)器物類。即鍋蓋面上垢膩。(功用)治瘰癧潰爛。

【青魚肉】(種類)鱗類。(性質)甘平。(功用)治脚氣濕痺。

【青魚膽】(性質)苦寒(功用)色青入肝膽治目疾點眼消赤腫障翳。嚥津吐喉痺痰涎。塗火熱瘡療魚骨哽。臘月收陰乾。

【青魚頭骨】(功用)取頭中枕骨作飲器解蠱毒水磨服治血氣心痛平水氣。

【青魚眼睛汁】(功用)注目能夜視。

【青烟白鶴草】(種類)草類。其汁即阿魏。(功用)能入氣分血分消積氣散鬱血。結筋骨。

【青石脂】(種類)石類。(性質)酸平(功用)養肝膽氣明目。療黃疸洩痢腸澼。女子帶下百病及疽痔惡瘡

【青蒿蠹蟲】(種類)蟲類。(功用)治急慢驚風。搗和硃砂汞粉各五分丸如粟粒大。一歲一丸乳汁服。

【青精乾石䭀飯】(名稱)一名烏飯(種類)穀部造釀類。(性質)甘平(功用)益腸胃。補精髓。堅筋骨。好顏色滅三蟲。(附錄)䭀音信以酒蜜藥草等浸而曝之。

八畫

【靛】箭硯切。音電。霰韻。

【靛花】即青黛詳見青黛條。

●革部

六畫

【鞋】奚崖切佳韻。

【鞋底泥】(種類)土類。(功用)治水土不伏吹聤耳。敷頭瘡。

九畫

【鞭】卑焉切。音編。先韻。

【鞭筍】詳見竹筍條。

●韭部

【韭】紀有切音久有韻。
【韭】(名稱)一名草鍾乳又名起陽草。(種類)蔬菜類(性質)辛微酸溫(功用)溫脾益胃止瀉痢而散逆冷助腎補陽固精氣而煖腰膝散瘀血逐停痰入血分而行氣治吐衄損傷一切血病噎膈反胃胃脘痛解藥毒食毒狂犬蛇蟲毒(禁忌)多食神昏目暗忌鐵。
【韭子】(性質)辛甘而溫(功用)補肝腎助命門暖腰膝。治筋痿遺尿洩精溺血白帶白淫燒烟薰蟲牙(禁忌)下部有火而陰氣不固者勿服。

●音部

五畫

【韶】時遙切紹平聲蕭韻。
【韶子】(種類)果類色紅肉如荔枝生嶺南(性質)甘溫(功用)治暴痢心腹冷氣。
【韶腦】即樟腦詳見樟腦條。

十三畫

【響】享養切音享養韻。
【響豆】(種類)木類即槐實之夜中爆響者一樹祇一顆須盡數收下分貯枕中於夜間逐一聽之(功用)明目悅顏色開心志强筋骨補血髓却老延年。

●頁部

三畫

【須】粟紆切音需虞韻。
【須丸】此赭石出於姑幕者功用詳見代赭石條。

四畫

【預】余據切御韻。
【預知子】(名稱)一名聖知子。聖先子盍合子仙沼子(種類)蔓草類藤生子如皂角。褐色光潤出蜀中(性質)苦寒。(功用)補五勞七傷。治痃癖氣塊。天行溫疾。蛇蟲咬毒。殺蟲療蠱。利便催生。(附錄)其根亦解蠱毒。

【頑】吾還切。刪韻。

【頑荊】即蠻荊。詳見蠻荊條。

七畫

【頭】駝侯切。音投。尤韻。

【頭垢】(名稱)梳上者名百齒霜。(種類)人類。(性質)鹹苦溫有毒。(功用)治勞復。通淋閉。解諸毒。傳瘡癤。及小兒緊脣。

【頭痛花】芫花之別名。詳見芫花條。

【頻】皮寅切。音貧。眞韻。

【頻婆】柰之別名。詳見柰條。

八畫

【顆】苦火切。科上聲。哿韻。

【顆涷】欵冬之別名。詳見欵冬花條。

十畫

【顚】低烟切。典平聲。先韻。

【顚棘】即天門冬。又名顚勒。詳見天門冬條。

【類】路位切。音淚。寘韻。

【類鼻】(種類)草類。葉如天名精。又似豬膏草。(性質)酸溫。(功用)主痿痺。

●風部

【風】夫翁切。東韻。

【風葉】(種類)木類。(性質)微熱。(功用)追風活血。可浸酒服。可充茗飲。能愈頭風。

【風葱】(種類)蔬菜類。出臺灣。(功用)療風疾。

【風藥】石南之別名。詳見石南條。

【風膏藥】(名稱)一名風草。又名風菜。(種類)草類。生粵中肇慶。(功用)治風疾。

【風茄兒】即曼陀羅花。詳見曼

陀羅花條。

【風藤草】(名稱)一名山膏藥。(種類)草類。(功用)治風愈瘡。

【風延苺】(種類)蔓草類。生南海。(性質)苦寒。(功用)治小兒驚癇寒熱。三消五淋。赤白毒痢。一切瘡腫。

【風化消】(種類)鹵石類。此卽芒消於風日中消去水氣者。(功用)治上焦風熱。小兒驚熱膈痰。清肺解暑。點赤眼腫痛。

【風磨銅】(種類)金類。(功用)佩之除一切風疾。

【風貍】(名稱)一名風母。風生獸。平猴。狤𤞑。(種類)獸類。生嶺南。(功用)取腦浸酒服。愈風疾。其尿亦療諸風。

【風蛤】(種類)蟲類。狀似蝦蟆。出閩中。(性質)溫暖。(功用)治風及手足拘攣折傷。

●飛部

【飛】夫威切音非。微韻。

【飛廉】(名稱)一名飛雉。飛輕。亦名漏盧。餘名不詳。(種類)隰草類。用根及花。(性質)苦平。(功用)治頭風旋運。療疳殺蟲。

【飛鸞草】(種類)草類。生錢塘葛嶺後山金鼓洞。狀如飛鸞。須雪中見花者爲眞。根如老薑入藥。(性質)味苦寒。性上升。(功用)治咽喉及口內諸病。水冲服。

【飛沉香】(種類)香木類。(功用)能和陰陽二氣。可升可降。外達皮毛。內入骨髓。益血明目。活絡舒筋。

【飛松子】(名稱)一名狐實。亦作梧實。(種類)果類。似梧桐子而稍大。(功用)下氣消痰。

和血脈。定神魂。治怔忡。

【飛牛蟲】（種類）蟲類。頭上有角。此亦天牛之別種。（功用）主難產。燒末水服少許。亦可執之。

●食部

【食】舌弋切。音蝕。職韻。

【食鹽】（名稱）一名鹺。（種類）鹵石類。（性質）鹹甘辛寒。（功用）鹹潤下。故通大小便。鹹走血而寒勝熱。故治目赤癰腫血熱。鹹補心。故治心虛。鹹入腎而主骨。故堅筋骨。治骨病齒痛。鹹潤燥而辛泄肺。故治痰飲喘逆。鹹軟堅。故治結核積聚。又能涌吐醒酒。解毒殺蟲。定痛止癢。洗目去風。（禁忌）凡痰嗽哮證。血病消渴及水脹。俱大忌。

【食茱萸】（名稱）一名藙。又名越椒艾子欓子辣子。（種類）木類。（性質）辛苦大熱。（功用）暖胃燥濕。治冷痢帶下。療水氣。功遜吳茱萸。

【食蛇鼠】（種類）獸部鼠類。取屎用。（功用）治蛇虺傷螫。

【食鐵獸】卽貘。詳見貘條。

四畫

【飯】附萬切。願韻。

【飯】（種類）穀部造釀類。【新炊飯】（功用）乘熱傅毒腫。【寒食飯】（功用）燒灰服。治食積腹痛。傷寒食復。【祀竈飯】（功用）治卒噎。取一粒食之卽下。燒研搽鼻中瘡。【盆邊零飯】（功用）燒研傅鼻中生瘡。【齒中殘飯】（功用）治蠍咬毒痛。燒研傅之。卽止。【飧飯】（功用）熱食解渴除煩。【荷葉燒飯】（功用）厚脾胃。通三焦。資助生發之氣。

【飯籮】(種類)器物類(功用)治時行病後食勞復燒灰服。

【飯蒼蠅】(種類)蟲類(功用)束疔瘡不走黃塗瘡疤即生髮同冰片研爛用塞鼻治拳倒毛睫。

五畫

【飴】逸其切音怡支韻。

【飴糖】(名稱)一名餳(種類)穀部造釀類(性質)甘溫(功用)益氣補中健脾化痰潤肺止嗽解附子草烏頭毒。

七畫

【餘】欲渠切音余魚韻。

【餘甘子】即菴摩勒詳見菴摩勒條。

八畫

【餅】彼郢切音併梗韻。

【餅】詳蒸餅條。

十畫

【餻】歌鏖切音高豪韻亦作糕。

【餻】詳見米餻條。

●香部

【香】希央切音鄉陽韻。

【香櫞】櫞俗作圓即枸櫞一名佛手柑詳見佛手柑條。

【香欒】(名稱)俗稱香圓(種類)果類(性質)苦甘辛酸而平(功用)下氣消食快膈化痰解酒毒治飲酒人口氣去腸胃中惡氣散憤懣之氣療痰氣欬嗽能去濁惡之氣(禁忌)無滯而虛者忌用。

【香圓露】(種類)水類即香欒蒸取之露(性質)香淡微辛(功用)消痰逐滯利膈寬中平肝解鬱。

【香薷】(名稱)一名香柔香茸香菜蜜蜂草(種類)芳草類(性質)辛微溫(功用)辛散皮膚之蒸熱溫解心腹之凝

結。屬金水而主肺。爲清暑之主藥。肺氣清則小便行而熱降。治嘔逆水腫脚氣口氣。單服治霍亂轉筋。（禁忌）性香溫散。無表邪而氣虛熱盛者戒之。

【香蒲】詳見蒲黃下各條。

【香蕉】（種類）草類。蕉子甘美。當入果類。產粵東。（性質）甘凉。（功用）潤腸清肺。能收痲瘋毒。

【香蕈】（種類）菜部芝栭類。（性質）甘平（功用）益氣不飢。治風破血。

【香貍】卽靈貓。詳靈貓條。

【香鼠】（種類）獸類。長僅寸許。身有異香。經年不散。出雲南。（功用）治疝甚驗。

【香爐灰】（種類）土類。（功用）治跌撲金刃傷損。罨之止血生肌。

【香附子】（名稱）卽莎草根。一名雀頭香草附子。水香稜。水巴戟。地藾根。餘名不備錄。（種類）芳草類。（性質）辛微甘苦而平。（功用）辛香能散。微苦能降。微甘能和。乃血中氣藥。通行十二經八脈氣分。主一切氣。利三焦。解六欝。止諸痛。治多怒多憂。痰飲痞滿。胸腫腹脹。飲食積聚。霍亂吐瀉。腎氣脚氣。癰疽瘍傷。吐血便血。崩中帶下。月候不調。胎產百病。能推陳致新。故諸書皆云益氣。（用法）去毛用。生則上行胸膈。外達皮膚。熟則下走肝腎。旁徹腰膝。童便浸炒。則入血分而補虛。鹽水浸炒。則入血分而潤燥。青鹽炒。則補腎氣。酒浸炒。則行經絡。醋浸炒。則消積聚。薑汁炒。則化痰飲。炒黑。又能止血。

中國藥物新字典 亥集

●馬部

【馬】姥雅切馬韻.

【馬肉】(種類)獸類各色種類甚多入藥以純白者爲良.(性質)辛苦冷有毒.(功用)作脯治寒熱痿痺煮汁洗頭瘡白禿.(禁忌)患痢生疥人禁食.(附錄)食馬肉中毒者.飲萊菔汁食杏仁可解.

【馬鬐膏】(名稱)此卽項上之脂故名.(性質)甘平有小毒.(功用)治面䵟手足皴粗.入脂澤用.療偏風口喎僻.並能生髮.

【馬乳】(性質)甘冷無毒.(功用)止渴治熱.

【馬心】(功用)治善忘.(禁忌)患痢人忌食.

【馬肺】(功用)治寒熱莖萎.

【馬肝】(性質)有大毒.(附錄)中其毒者.以豉汁鼠矢解之.

【馬陰莖】(性質)甘鹹平.(功用)治男子陰痿.

【馬胞衣】(功用)治婦人天癸不通.煅存性爲末入麝香少許水下.

【馬眼】(性質)平.(功用)治驚癇腹滿瘧疾.

【馬夜眼】(名稱)在足膝上.馬有此能夜行故名.(功用)治卒死尸厥齲齒痛.

【馬牙齒】(性質)甘平有小毒.(功用)治小兒馬癇.水磨服.

燒灰唾和塗癰疽疔腫。

【馬骨】(性質)有毒(功用)止邪瘧。燒灰和油傅小兒瘡疽。敷乳頭飲兒止夜啼。佩之辟瘟疫氣。

【馬頭骨】(性質)甘微寒有小毒。(功用)治齒痛。燒灰傅頭耳瘡。幷療馬汗氣入瘡痛腫。

【馬脛骨】(性質)甘寒(功用)煆存性。降陰火中氣不足者用之。可代黃芩黃連。

【馬懸蹄】(性質)甘平。(功用)療腸癰。下瘀血。治帶下。殺蟲。燒灰入鹽少許。摻走馬疳蝕。

赤白馬俱入用。

【馬皮】(功用)赤馬皮能催生。治小兒赤禿。同白馬蹄燒灰。和臘豬油傅之。

【馬鬐毛】(名稱)卽馬騣毛。一名鬣。(性質)有毒(功用)治小兒驚癇女子崩中赤白。燒灰服。止血塗惡瘡。

【馬尾】(功用)治女人崩中。小兒客忤。

【馬腦】(性質)有毒。(功用)能斷酒。取臘月者溫酒服之。

【馬血】(性質)有大毒。(禁忌)入人肉中必腫連心卽死。

【馬汗】(性質)有大毒。(功用)以汗調水蛭末。能去黥刺雕靑。(附錄)馬汗入瘡。其毒攻心欲死者。燒粟幹灰淋汁浸洗。毒氣自出。

【馬溺】詳見白馬溺條。

【馬通】卽馬屎詳見白馬通條。

【馬屎中粟】(功用)治小兒寒熱客忤及腸痛。

【馬絆繩】(功用)煎水洗小兒癇。燒灰摻鼻中生瘡。

【馬鞭】(種類)用物類。(功用)治馬汗入瘡或馬毛入瘡腫毒煩熱入腹殺人。燒末和膏傳之．又治狐尿刺瘡．

【馬勃】（名稱）一名馬疕．馬㽷．灰菰．牛屎菰．（性質）辛平．（功用）清肺．散血熱．解毒．治喉痺咽痛．傳諸瘡．

【馬蘭】（名稱）一名紫菊．（種類）芳草類．（性質）苦微辛凉．（功用）入陽明血分．與澤蘭同功．能凉血．治吐血．衄血．口瘡舌瘡．

【馬蓼】（名稱）一名大蓼．又名墨記草．（種類）隰草類．（性質）辛溫．（功用）去腸中蛭蟲．輕身．

【馬顛】（種類）草類．（性質）味甘有毒．（功用）療浮腫．惟不可多食．

【馬逢】（種類）草類．（性質）味辛．（功用）主癬蟲．

【馬蘄】（名稱）一名牛蘄．胡芹．又名野茴香．（種類）蔬菜類．其苗可作茹食．（性質）甘辛溫．（功用）益脾胃．利胸膈．去冷氣．

【馬蘄子】（功用）溫中煖脾．治反胃．

【馬藺子】（名稱）即蠡實．一名馬楝子．馬薤．馬帚．鐵掃帚．餘名不備錄．（種類）隰草類．（性質）甘平．（功用）治寒疝．喉痺．癰腫瘡癤．婦人血氣煩悶．血運崩帶．利大小腸．久服令人瀉．（附錄）花及根葉與子同功．

【馬鞭草】（名稱）一名龍牙草．又名鳳頸草．（種類）隰草類．用苗葉．（性質）苦微寒．（功用）破血通經．殺蟲消脹．治氣血癥瘕．下部䘌瘡．陰腫．發背癰疽．楊梅毒氣．

【馬鞭草根】（性質）辛澀溫．（功用）治赤白下痢初起．焙末米飲服。

【馬先蒿】(名稱)一名馬新蒿。馬矢蒿別名練石草。爛石草。虎麻。(種類)隰草類。(性質)苦平(功用)治寒熱鬼疰。中風濕痺(附錄)按別錄云練石草治五癃。利二便。

【馬尾絲】(種類)草類出臺灣。(功用)治蛇蜂諸毒。

【馬尾連】(種類)草類出雲南。(性質)苦寒。(功用)能去皮裏膜外及筋絡之邪熱。小兒傷風及痘科用。功力比川連稍遜。

【馬兜鈴】(名稱)一名都淋藤。(種類)蔓草類結實如鈴去筋膜用子。(性質)微苦辛寒。(功用)體輕而虛。熟則四開象肺。故能入肺寒能清肺熱。苦辛能降肺氣治痰嗽喘促。血痔瘻瘡。肺大腸經熱亦可吐蠱。(禁忌)肺虛挾寒者勿用。

【馬兜鈴根】(名稱)即土青木香。一名獨行根雲南根三百兩銀藥(性質)辛苦冷。(功用)利大腸。塗諸毒熱腫。

【馬齒莧】(名稱)一名馬莧。又名五行草。五方草。長命菜。九頭獅子草(種類)蔬菜類。(性質)酸寒(功用)散血解毒。祛風殺蟲治諸淋疳痢血癖惡瘡小兒丹毒利腸滑產。(禁忌)勿與魚鱉同食。

【馬瘍木】(種類)木類。生江南。其樹如櫪。(性質)有小毒。(功用)主惡瘡疥癬有蟲爲末和油塗之。

【馬腸根】(種類)草類。(性質)苦辛寒有毒。(功用)解蠱除風。葉療瘡疥。

【馬檳榔】(名稱)一名馬金囊。

馬金南紫檳榔。(種類)果類。用核仁(性質)苦甘寒(功用)治傷寒熱病又療惡瘡腫毒。

【馬牙半支】(名稱)一名醬瓣半支。鐵梗半支又名山半支。(種類)草類。(性質)寒。(功用)消癰腫。祛濕熱。利水和血。治腸癰痔漏瘰癧疔疽。蛇狗咬傷。

【馬思荅吉】(種類)木類。似椒而香出西域(功用)開胃消食。破積除邪。

【馬牙消】(種類)鹵石類。(性質)甘大寒。(功用)除五臟積熱伏氣。點赤眼功同芒消。

【馬肝石】(種類)石類。青黑如馬肝須用水銀養之。(功用)用拭白髮。應手皆黑吞之彌年不飢。

【馬口鐵】(名稱)即嚼口馬環。一名馬銜鐵。(種類)金類。(性質)辛。(功用)治小兒驚風婦人難產。

【馬刀】(名稱)一名馬蛤。齊蛤。餘名不錄。(種類)介類。蛤蚌之屬。用殼。(性質)辛微寒有毒。(功用)消水癭氣痰飲。

【馬陸】(名稱)一名馬蚿。又名百足。百節。千足。俗稱爲香油蟲。餘名不錄。(種類)蟲類。(性質)辛溫有毒。(功用)消痞積。辟邪瘧。

【馬珂螺】詳見珂條。

【馬蜞】【馬蟥】即水蛭之大者。功用詳見水蛭條。

五畫

【駝】徒我切音陀歌韻。

【駝脂】(名稱)駝即駱駝。一名橐駝脂在駝峯內取之故稱爲峯子油。(種類)獸類。以野駝者爲良。(性質)甘溫。(功用）治頑痺風瘙惡瘡毒腫。

【駝肉】（功用）療風下氣壯筋骨潤肌膚主惡瘡。

【駝乳】（性質）甘冷。（功用）補中益氣壯筋骨。

【駝黃】（性質）苦平微毒。（功用）治風熱驚疾。

【駝毛】（功用）治婦人赤白帶下。領毛燒灰酒服療痔。

【駝屎】（功用）乾研嗃鼻止衂。燒烟殺蚊虱。

六畫

【駱】勒咢切音洛。藥韻。

【駱駝】詳見駝下各條。

八畫

【騏】勤怡切音其。支韻。

【騏驎竭】即血竭。詳見血竭條。

十一畫

【騾】盧訛切音螺。歌韻。

【騾肉】（種類）獸類。（性質）辛苦溫有小毒。（禁忌）其肉不益人孕婦食之難產。

【騾蹄】（功用）治難產燒灰入麝香少許酒服一錢。

【騾屎】（功用）治打損諸瘡。破傷中風腫痛炒焦裹熨之。

十六畫

【驢】律余切音廬。魚韻。

【驢肉】（種類）獸類。用黑驢者良下同（性質）甘凉。（功用）補血益氣治遠年勞損療痔引蟲釀酒治一切風。

【驢頭肉】（功用）治多年消渴。洗頭風風屑。同薑韲煮汁服。療黃疸。

【驢脂】（功用）滴耳治聾。敷惡瘡疥癬及風腫和酒服治卒欬嗽和烏梅爲丸治多年瘧。

【驢髓】（性質）甘溫。（功用）治耳聾。

【驢血】（性質）鹹凉。（功用）利大小腸。潤燥結下熱氣。

【驢乳】(性質)甘冷。(功用)止消渴治氣瘠解小兒熱毒驚風浸黃連取汁點風熱赤眼。

【驢皮】(功用)詳見阿膠。

【驢陰莖】(性質)甘溫。(功用)强陰壯筋。

【驢毛】(功用)治骨頭中一切風病炒黃漬酒飲。

【驢骨】(功用)煮湯浴歷節風。用牝者煎服治多年消渴。

【驢頭骨】(功用)燒灰和油塗小兒顖解。

【驢懸蹄】(功用)燒灰傅癰疽散膿水和油傅小兒解顱。

【驢溺】(性質)辛寒。(功用)治反胃噎膈滴耳聾和薑汁洗白玷風。

【驢屎】(功用)燒灰吹鼻止衄。和油塗惡瘡濕癬。

【驢耳垢】(功用)刮取塗蠍螫。

【驢尿泥】(種類)土類。(功用)敷蜘蛛傷。

骨部

【骨】姑忽切月韻。

【骨碎補】(名稱)一名猴薑。猢猻薑石菴蔄。(種類)石草類。(性質)苦溫。(功用)苦堅腎故治耳鳴及腎虛久瀉牙疼。溫行血補傷折療骨痿。(用法)刮去黃赤毛細切蜜拌蒸曬用。

【骨路支】(名稱)一名飛藤。苗似凌霄根如青木香。(種類)蔓草類。(性質)辛平。(功用)主上氣浮腫水氣嘔逆婦人崩中餘血癥瘕殺三蟲。

【骨咄犀】大蛇之角詳見蛇角條。

高部

【高】歌麼切豪韻。

【高良薑】(名稱)一名蠻薑。(種類)芳草類。出嶺南高州。

(性質)辛熱。(功用)暖胃散寒消食醒酒治胃脘冷痛。嵐瘴瘧疾霍亂瀉痢吐惡噎膈。冷癖。(禁忌)虛人愼用。

【高麗參】(名稱)亦名東洋參。(性質)甘溫。(功用)與遼參相似其力較薄。

●髟部

五畫

【髮】福襪切音發月韻。

【髮髲】(種類)人類。(性質)苦溫。(功用)利小便通石淋消瘀血可參觀亂髮條。

【髭】則斯切音貲支韻。

【髭鬚】(名稱)嘴上曰髭頤下曰鬚。(種類)人類。(功用)燒研敷癰瘡。

●鬥部

五畫

【鬧】膩效切撓去聲效韻。

【鬧羊花】即羊躑躅詳見羊躑躅條。

●鬯部

十九畫

【鬱】紆屈切音菀物韻。

【鬱金】(名稱)一名馬蒁。(種類)芳草類。出川廣。用根。(性質)辛苦寒。(功用)其性輕揚上行入心及包絡。兼入肺經涼心熱散肝鬱下氣破血治吐衄尿血婦人經脈逆行。血氣諸痛產後敗血攻心顚狂失心痘毒入心下蠱毒。

【鬱金香】(名稱)一名鬱香紫述香草麝香亦名紅藍花。(種類)芳草類此係鬱金花香與鬱金根名同物異。(性質)苦溫。(功用)解蠱毒。除心腹間惡氣。

●鬼部

【鬼】古偉切歸上聲尾韻。

【鬼臼】(名稱)一名九臼天臼。

鬼藥。馬目毒公。羞天花。璃田草。餘名繁多不能悉載。(種類)毒草類。(性質)辛溫有毒。(功用)殺蟲毒。解百毒。除鬼物辟惡氣。下死胎。治邪瘧。

【鬼芋】(種類)蔬菜類。產羅浮。狀如蘑芋。山人剖作四片煮膏。(功用)食之充腹療飢。

【鬼齒】(名稱)一名鬼鍼，(種類)苞木類。此即腐竹根先入地者。(性質)苦平。(功用)治中惡注忤。心腹痛。煮汁服並下骨哽。燒末入輕粉少許。油調塗小兒頭瘡。

【鬼鍼草】(種類)濕草類。(性質)苦平。(功用)塗蠍蠆蜘蛛蛇咬傷。并可杵汁服。

【鬼扇草】(種類)草類。生石壁上。(功用)人若打死在地。搗汁灌之即甦。

【鬼膊藤】(種類)蔓草類。生江南。(性質)苦溫。(功用)浸酒服。去風血。同葉搗傅癰腫。

【鬼香油】(名稱)一名天香油。(種類)草類。葉如香薷。搗汁味如香油。(功用)治諸瘰癧毒。和甘草搗罨冬瓜癰。附骨疽。擦毒蟲傷。

【鬼督郵】(名稱)一名獨搖草。又徐長卿亦名鬼督郵。(種類)山草類。(性質)辛苦平。(功用)治鬼疰卒忤。中惡心腹邪氣。溫瘧疫疾。

【鬼皂莢】(種類)木類。狀如皂莢而小。生江南。(功用)作湯浴去風瘡疥癬。葉去衣垢沐髮令長。

【鬼骷髏】(種類)蔬菜類。此乃殘老之向日葵。(功用)其子性烈。通氣透膿。合麝香急性子搗爛為膏。貼臍能落胎。

【鬼屎】(種類)土類。生陰濕地。

（功用）治人馬反花瘡。刮取油塗之。

四畫

【鬿】渠羈切。音奇。

【鬿實】山茱萸之別名。詳見山茱萸條。

【魁】枯灰切。音恢。灰韻。

【魁蛤】卽瓦楞子。詳見瓦楞子條。

●魚部

【魚】玉渠切。魚韻。

【魚鱠】（名稱）一名魚生。（種類）鱗類。（性質）甘溫。（功用）開胃利腸。宜脚氣風氣人。治上氣喘欬。

【魚鮓】（性質）甘鹹平。（功用）治聤耳痔瘻。諸瘡有蟲。療白駁代指病。主下痢膿血。

【魚脂】（名稱）一名魚油。（性質）甘溫有小毒。（功用）治癥疾。

【魚魫】（名稱）魚之腦骨曰魫。（功用）解蠱毒。

【魚鱗】（功用）解魚毒。治魚骨哽。燒灰服。

【魚子】（功用）治目中翳障。

【魚虎】（名稱）一名土奴魚。（種類）鱗部無鱗魚類。生南海。（性質）有毒。（附錄）此魚能變虎。不可食。又翠鳥亦名魚虎。詳見魚狗條。

【魚師】有毒殺人。又魚狗亦名魚師。詳見下條。

【魚狗】（名稱）卽翠鳥。一名天狗水狗魚虎魚師（種類）禽類用肉（性質）鹹平（功用）治魚哽及魚骨入肉不出。

【魚笱】（種類）器物類（功用）取舊笱鬚燒灰粥飲服。療魚骨哽。

【魚網】（功用）魚骨哽者。以網覆頸。或煮汁飲之。當自下。亦可燒灰水服。

【魚津草】即水英，詳見水英條。

【魚腥草】即蕺菜。詳見蕺菜條。

【魚鼈金星】（種類）草類。生背陰山石上（性質）涼（功用）治臌脹瘰癧火毒症。

四畫

【魴】扶亡切。音房。陽韻。

【魚魴】（名稱）一名鯿魚。（種類）鱗類用肉。（性質）甘溫。（功用）調胃氣。利五臟。和芥食之能助肺氣。去胃風。消穀。食作鱠食之助脾氣。令人能食。作羹臛食宜人（禁忌）疳痢人勿食。

五畫

【鮀】徒莪切。音駝。歌韻。

【鮀魚】即鯊魚。詳見鯊魚條。

【鮆】集禮切。音薺。薺韻。

【鮆魚】即鱭魚。詳見鱭魚條。

【鮇】物貴切。音未。

【鮇魚】即嘉魚。詳見嘉魚條。

【鮎】泥嫌切。音拈。鹽韻。

【鮎魚】即鯷魚。詳見鯷魚條。

【鮎魚鬚】（種類）草類。葉上有鬚二條。（功用）專治一切疔瘡腫毒。罨之立消。

【鮑】簿皎切。音鞄。巧韻。

【鮑魚】（名稱）即乾魚。一名薧魚。蕭折魚。（種類）鱗部無鱗魚類。或云海中自有一種。即是鰒魚。（性質）辛臭溫。（功用）治女子血枯病。

【鮑魚頭】（功用）煮汁治眯目。燒灰療疔腫瘟氣。

【鮒】扶務切。音附。遇韻。

【鮒魚】即鯽魚。詳見鯽魚條。

【鮓】菑啞切。讀如詐上聲。馬韻。又助亞切。音乍。

【鮓】魚之藏貯以為食品者。如醃魚糟魚之類。功用詳見魚鮓條。

【鮓荅】(種類)獸類此乃走獸腹中所產獨牛馬者爲佳色白如石大小不等卽牛黃狗寶之類蒙古人用以禱雨(性質)甘鹹平(功用)治驚癇毒瘡。

六畫

【鮠】吾回切音桅灰韻。

【鮠魚】(名稱)一名鮰魚、鱯魚。[illegible]魚[illegible]魚(種類)無鱗魚類。(性質)甘平(功用)開胃下膀胱水。

【鮪】羽壘切音洧紙韻。

【鮪魚】卽鱘魚詳見鱘魚條。

【鮫】皆敲切音交肴韻。

【鮫魚】(名稱)卽沙魚一名䱜魚溜魚亦名鰒魚與石決明名同類異(種類)無鱗魚類。用肉(性質)甘平(功用)作鱠補五臟功亞於鯽甚益人。

【鮫魚皮】(性質)甘鹹平。(功用)治心氣鬼疰蠱毒吐血。消魚積解河豚毒燒灰水服。

【鮫魚膽】(功用)治喉痺和白礬灰爲丸綿裹納喉中能吐惡涎。

【鮧】以如切音夷。

【鮧魚】(名稱)一名鯷魚鰋魚。鮎魚。(種類)鱗部無鱗魚類。(性質)甘溫(功用)療水腫利小便同葱煮食治五痔下血肛痛貼口眼喎斜。

【鮧魚涎】(功用)治三消渴疾。和黃連爲丸烏梅湯下。

【鮧魚目】(功用)治刺傷中水作痛燒灰塗之。

【鮧魚肝】(功用)治骨哽。

【鮮】息焉切音仙先韻

【鮮草果】(種類)蔬菜類粵人用作蔬中香料與藥中草果不同(性質)辛溫(功用)能除瘴氣久服益精明目令人

不忘。

【鮮稻露】(種類)水類用稻花蒸取尤佳。(功用)和中納食。清肺開胃。

七畫

【鯇】戶板切音浣。又戶穩切。音混義同。

【鯇魚】(名稱)一名鰀魚。俗呼爲草魚(種類)鱗類(性質)甘溫。(功用)暖胃和中。

【鯇魚膽】(性質)苦寒。(功用)治喉痺並療喉間一切骨哽竹木刺。

【鯈】移囚切。音由。尤韻。

【鯈】即鰷魚。詳見鰷魚條。

【鯉】離矣切音里。紙韻。

【鯉魚】(種類)鱗類。用肉。(性質)甘平。(功用)下水氣。利小便。治欬逆上氣。脚氣黃疸。妊娠水腫。作羹治崩漏痔瘻。

【鯉魚鮓】(性質)鹹平。(功用)殺蟲。

【鯉魚膽】(性質)苦寒。(功用)益志明目。滴耳治聾。

【鯉魚脂】(功用)食之治小兒驚忤諸癇。

【鯉魚腦髓】(功用)和膽點眼。治青盲並治諸癇及耳暴聾。

【鯉魚血】(功用)塗小兒火瘡丹腫瘡毒。

【鯉魚腸】(功用)能殺蟲。治聤耳痔瘻。

【鯉魚目】(功用)治刺瘡傷風傷水作腫。燒灰傅之。

【鯉魚齒】(功用)治石淋。研末酷和服。卒淋用酒服。

【鯉魚骨】(功用)治女子赤白帶下。並療陰瘡魚鯁。

【鯉魚皮】(功用)治癮疹。燒灰服。療魚骨鯁。

【鯉魚鱗】(功用)燒灰治吐血。

【鯊】師鴉切音沙。麻韻。

【鯊魚】（名稱）即鮀魚。一名吹沙沙溝魚沙鰛（種類）鱗類。此係南方溪澗中之小魚。與海中沙魚不同（性質）甘平。（功用）暖中益氣。

【鮹】師交切音梢。

【鮹魚】（種類）鱗部無鱗魚類。形如馬鞭尾有兩歧似鞭梢。（性質）甘平（功用）治五痔下血瘀血在腹。

八畫

【鯔】仄醫切音菑。

【鯔魚】（名稱）一名子魚。（種類）鱗類。（性質）甘平。（功用）開胃。利五臟令人肥健。與百藥無忌。

【鯖】七經切音青。

【鯖】即青魚詳見青魚條。

【鯢】逆題切音倪齊韻。

【鯢魚】（名稱）一名魶魚鰨魚。亦名人魚（種類）無鱗魚類。似鮎有四足。發聲如小兒啼。與海中鯨同名異物（性質）甘有毒（功用）食之已瘕疾。

【鯧】蚩央切音昌陽韻。

【鯧魚】（名稱）一名鯧魚。鯧鯸魚又名昌鼠形似鯿魚故又呼為鯧鯿（種類）鱗類。（性質）甘平（功用）令人肥健益氣力（附錄）腹中子有毒。令人痢下。

【鯪】離蠅切音陵蒸韻。

【鯪鯉】即穿山甲詳見穿山甲條。

九畫

【鯷】迪諧切音弟霽韻。

【鯷魚】即鮎魚之大者詳見鮧魚條。

【鯸】何樓切音侯。

【鯸鮧】一作鯸鮐即河豚。詳見河豚條。

【鯼】租翁切音宗。

【鯼魚】(種類)鱗類.或云卽石首魚者非.(性質)甘平.(功用)補五臟.益筋骨.和脾胃.多食宜人.作鮓尤宜.

【鯽】卽益切.音積.陌韻.又節億切.音卽.職韻.義同.

【鯽魚】(名稱)一名鮒魚.(種類)鱗類.用肉.(性質)甘溫.(功用)諸魚屬火.獨鯽屬土.土能制水.故有和胃實腸行水之功.作膾食.治脚氣及上氣.(禁忌)忌麥冬.芥菜.沙糖.豬肝.

【鯽魚鮓】(功用)批片貼𤻲瘡.或同桃葉搗傅.殺其蟲.

【鯽魚頭】(功用)燒研飲服.療欬嗽及下痢.酒服治脫肛及女人陰脫.醬汁和.塗小兒頭面口舌諸瘡.

【鯽魚骨】(功用)燒灰.敷䘌瘡.

【鯽魚膽】(功用)取汁塗疳瘡陰蝕瘡.殺蟲止痛.點喉中.治骨鯁竹刺不出.

【鯽魚腦】(功用)治耳聾.以竹筒蒸過滴之.

【鯽魚子】(功用)調中益肝氣.

【鯿】卑焉切.音鞭.先韻.

【鯿魚】卽魴魚.詳見魴魚條.

【鰈】迪協切.音蝶.又他臘切.音榻.義同.

【鰈】卽比目魚.詳見比目魚條.

【鰌】七優切.音秋.尤韻.一作鰍.

【鰌魚】(名稱)一名鰼魚.俗名泥鰍.(種類)無鱗魚類.(性質)甘平.(功用)暖中益氣.醒酒.解消渴.同米粉煮羹食.調中收痔.煮食療陽事不起.

【鰒】扶斛切.音伏.屋韻.

【鰒魚】亦稱鮑魚.卽石決明肉.詳見鮑魚條.

【鰕】奚牙切.音遐.麻韻.

【鰕】今通作蝦。詳見蝦字條。

【鯑】田黎切。音題。

【鯑魚】（名稱）一名人魚。孩兒魚。（種類）無鱗魚類。（性質）甘有毒。（功用）食之癒瘕疾。無蟲疾。

十畫

【鰣】石怡切。音時。支韻。

【鰣魚】（種類）鱗類。出江東。（性質）甘平。（功用）補虛勞。

【鰣魚鱗】（功用）香油熬塗湯火傷。貼腿瘡。敷下疳。拔疔根。（附錄）其鱗須取划水邊二片者佳。背上大鱗次之。

【鰥】姑彎切。音關。刪韻。

【鰥魚】即鱤魚。詳見鱤魚條。

十一畫

【鰱】離延切。音連。先韻。

【鰱魚】即鱮魚。詳見鱮魚條。

【鰳】維劾切。音勒。

【鰳魚】詳見勒魚條。

【鰵】米引切。音敏。

【鰵魚】（名稱）一名鱘魚。又名大口魚。（種類）鱗類。產寒冷之深海中。取肝製油用。（功用）滋肝潤腸。補虛勞。（附錄）此魚不載本草。余特補之。

【鰷】題堯切。音條。蕭韻。

【鰷魚】（名稱）一名白鯈。又名鰲魚。鮂魚。（種類）鱗類。（性質）甘溫。（功用）養食已憂。暖胃止冷。

【鰷魚油】（功用）治癬瘡有蟲。（禁忌）燃燈昏人目。

【鰻】模完切。音瞞。寒韻。

【鰻鱺】（名稱）一名白鱓。又名蛇魚。（種類）無鱗魚類。（性質）甘平。（功用）去風殺蟲。治骨蒸勞瘵。濕痺風瘙。陰戶蝕癢，補虛損。

【鰻鱺骨及頭】（功用）炙研入

藥。治痔痢腸風崩帶。燒灰敷惡瘡。燒烟熏痔瘻。殺諸蟲。

【鰾】㢸擾切。音摽。篠韻。

【鰾】（名稱）一名鰾䱇作膠名鰾膠。俗稱魚膠。（種類）鱗類。即魚腹中之白脬。（性質）甘平。（功用）止折傷血出。能出肉中竹木刺。燒灰傅陰瘡瘻瘡月蝕瘡。

【鰾膠】（性質）甘鹹平。（功用）燒存性。治婦人產難。產後風搐。破傷風痙。止嘔血。散瘀血。消腫毒。伏硇砂。

【鱅】蜀庸切。音慵。冬韻。

【鱅魚】（名稱）一名鱃魚。似鰱而黑。頭甚大。故俗呼黑鰱。又稱鰱胖頭。（種類）鱗類。（性質）甘溫。（功用）暖胃益人。食之已疣。（禁忌）多食動氣熱。發瘡疥。

【鰼】邪集切。音習。

【鰼魚】即鰌魚。詳見鰌魚條。

十二畫

【鱎】紀表切。音矯。篠韻。

【鱎魚】即白魚。詳見白魚條。

【鱒】族穩切。存上聲。阮韻。

【鱒魚】（名稱）一名鮅魚。又名赤眼魚。（種類）鱗類。（性質）甘溫。（功用）暖胃和中。（禁忌）多食動風熱。發瘡疥。

【鱓】市演切。音善。銑韻。通作鱔。

【鱓魚】（名稱）一名黃䱇。俗稱黃鱔。（種類）無鱗魚類。（性質）甘大溫。（功用）補五臟。除風濕。（禁忌）多食發諸瘡。大者有毒殺人。

【鱓尾血】（功用）療口眼喎斜。同麝香少許。左喎塗右。右喎塗左。正即洗去。滴耳治耳痛。滴鼻治鼻衄。點目治痘後生翳。又塗赤遊風及癬瘻。

【鱓魚頭】(功用)燒灰服。止痢除癥。治百蟲入耳。將灰綿裹塞之。

【鱓魚皮】(功用)治婦人乳核硬痛。燒灰酒下。

【鱖】固衛切讀如桂。霽韻。又菊嘰切音厥。月韻。義同。

【鱖魚】(名稱)一名罽魚。石桂魚。亦名水豚。(種類)鱗類。(性質)甘平。(功用)補虛勞。益脾胃。去瘀。殺蟲。治腸風瀉血。

【鱖魚尾】(功用)貼小兒軟癤。

【鱖魚膽】(性質)苦寒。(功用)治骨鯁。不拘久近。

【鱗】離寅切音鄰。眞韻。

【鱗蛇】(種類)鱗部蛇類。此係巨蟒。生四足。有黃黑二色。黃者良。用膽。(性質)苦寒有小毒。(功用)解藥毒。治惡疾及牙疼。

【鱘】音尋。與鱏同。

【鱘魚】(名稱)一名鱏魚。鮪魚。王鮪。(種類)無鱗魚類。鱣魚之屬。(性質)甘平。(功用)補虛益氣。治血淋。

【鱘魚鼻肉】(功用)補虛下氣。作脯甚美。

【鱘魚子】(功用)食之肥美。殺腹內小蟲。

【鱘鰉】即鱣魚。詳見鱣魚條。

【鱔】市演切音善。銑韻。一作鱓。

【鱔】詳見鱓魚條。

十三畫

【鱟】荷漏切音候。宥韻。

【鱟魚】(種類)介類。身有甲殼。青黑色。有足六對。尾肉鮮美。(性質)辛鹹平。(功用)治痔殺蟲。

【鱟魚尾】(功用)燒灰。治腸風瀉血。崩中帶下。及產後痢。

【鯊魚膽】(功用)治大風癩疾。殺蟲。

【鯊魚殼】(功用)治積年欬嗽。呀呷作聲。

【鰔】古禪切音感。

【鱤魚】(名稱)一名鮨魚。鰥魚。黃頰魚。(種類)鱗類。(性質)甘平。(功用)食之已嘔。暖中益胃。

【鱠】古外切。與膾通。

【鱠殘魚】即銀魚。詳見銀魚條。

【鱣】知焉切音邅。先韻。

【鱣魚】(名稱)一名黃魚。蠟魚。玉版魚。狀如鱘魚。故俗稱爲鱘鰉。(種類)無鱗魚類。(性質)甘平有小毒。(功用)利五臟。肥美人。(禁忌)發氣動風發瘡疥。和蕎麥食令人失音。多食生熱痰。服荊芥藥者忌之。

【鱧】力米切音禮。薺韻。

【鱧魚】(名稱)一名蠡魚。黑鱧。玄鱧。烏鱧。鮦魚。文魚。又俗呼爲火柴頭魚。其色黑。又統稱爲黑魚。(種類)無鱗魚類。(性質)甘寒。(功用)袪風下水。療五痔。治濕痺。利大小腸。治妊娠有水氣。(禁忌)有瘡者勿食。

【鱧魚膽】(性質)甘平。(功用)治喉痺將死者。點入少許即瘥。病深者水調灌之。

【鱧魚肝及腸】(功用)治冷敗瘡中生蟲。以五味炙香貼之。並治痔瘻。

【鱧腸草】即旱蓮草。詳見旱蓮草條。

十四畫

【鱭】奘禮切音薺。

【鱭魚】(名稱)一名鮆魚。鮤魚。鱴魚。魛魚。鱠魚。望魚。(種類)鱗類。(性質)甘溫。(功用)作鮓可貼痔瘻．（禁忌）其肉助火動痰發疥不可多食．

【鱮】徐語切音敍語韻．

【鱮魚】（名稱）一名鰱魚．其色、白又稱爲白鰱．（種類）鱗類．（性質）甘溫．（功用）溫中益氣．（禁忌）多食令人熱中發渴又發瘡疥．

【鱵】支音切音針．

【鱵魚】（名稱）一名姜公魚．又名銅哾魚．（種類）鱗類．其喙如鍼．（性質）甘平．（功用）食之無疫．

十六畫

【鱸】滁吾切音盧虞韻．

【鱸魚】（名稱）一名四鰓魚．（種類）鱗類出松江者佳．（性質）甘平有小毒．（功用）補五臟．益筋骨和腸胃治水氣．作鮓曬乾甚香美．作鱠尤佳．並能安胎．（禁忌）多食發痃癖瘡腫．

●鳥部

【鳥】泥了切音嫋篠韻．

【鳥不宿】（名稱）俗名老虎草．又名昏樹晚娘棒．又名刺根白皮．（種類）木類．（性質）溫．（功用）治風毒流注風痺．跌打勞怯．下胎催生．

二畫

【鳧】馮夫切音扶虞韻．俗作鳬．

【鳧】（名稱）一名野鴨．野鶩．（種類）禽類．（性質）甘涼．（功用）補中益氣平胃消食．治水腫及熱毒風瘡惡瘡癤．殺臟腑一切蟲．

【鳧血】（功用）解桃生蠱毒．熱飲探吐．

【鳧葵】即莕菜．莕通作荇．詳見荇菜條．

【鳧茈】【鳧茨】皆荸薺之別名．

詳見葶薺條。

【鳩】基優切九平聲尤韻。

【鳩】詳見斑鳩條。

三畫

【鳲】式伊切音尸支韻。

【鳲鳩】（名稱）一名布穀鴶鵴。獲穀郭公（種類）禽類。（性質）甘溫（功用）安神定志。令人少睡。

【鳲鳩脚脛骨】（功用）令人夫妻相愛於五月五日收帶之。各佩一根男左女右。

【鳳】附甕切諷如逢去聲送韻。

【鳳仙子】（名稱）一名急性子。又名旱珍珠（種類）毒草類（性質）微苦而溫（功用）治產難積塊噎膈骨鯁透骨通竅。

【鳳仙花】（名稱）一名金鳳花。又名染指甲草。（性質）甘滑溫（功用）活血消積治腰脇引痛不可忍又治蛇傷用酒下。

【鳳仙根葉】（性質）苦甘辛有小毒（功用）散血通經。軟堅透骨治杖撲腫痛。雞魚骨哽。誤吞銅錢。

【鳳眼草】（種類）草類，其枝梢間有二小葉中心白色。儼如鳳眼（功用）活血去風治一切風痺室女乾血勞又治遺精白濁（附錄）按臭椿葉別名鳳眼草又茘枝草亦有此名均與此不同。

【鳳頸蓮】（種類）草類出臺灣。（性質）平（功用）治咽喉一切諸症。

【鳳尾金星】（種類）草類。葉似鳳尾背有星點（性質）涼（功用）治咽喉火毒諸丹毒。發背癰痔。

【鳶】余全切音緣。先韻。

【鳶】卽鴟詳見鴟條。

【鳶尾】(名稱)一名烏園根名鳶頭。(種類)毒草類。或云卽射干之苗。(性質)苦平有毒。(功用)治蠱毒邪氣鬼疰諸毒。破癥瘕積聚去水下三蟲。

四畫

【鳸】胡五切。音戶。亦作扈。

【鳸】詳見桑鳸條。

【鴂】菊血切。音決。屑韻。

【鴂】亦作鵙。卽伯勞詳見伯勞條。

【鴆】稚蔭切。沈。去聲。沁韻。

【鴆】(種類)禽類。用喙。(性質)有毒。(功用)帶之殺蝮蛇毒。(附錄)其毛有大毒。入五臟。爛殺人。

【鴆鳥漿】(種類)草類。(性質)甘溫。(功用)能解諸毒浸酒服。主風血羸老。

【鴇】補襖切。音寶。皓韻。

【鴇】(名稱)一名獨豹。(種類)禽類。(性質)甘平。(功用)其肉補益虛人去風痺氣。

【鴇肪】(功用)長毛髮澤肌膚。塗癰腫。

【鴈】與雁同。詳隹部雁字。

【鴉】衣加切。麻韻。

【鴉】詳加烏鴉條。

【鴉膽子】卽苦參子。詳見苦參子條。

【鴉片烟】詳見阿芙蓉條。

五畫

【鴕】徒莪切。音駝。

【鴕鳥】(名稱)一名駝蹄雞。(種類)禽類。出西域。用屎。(功用)誤吞鐵石入腹者。食之立消。

【鴛】紆暄切。音冤。元韻。

【鴛鴦】(名稱)一名黃鴨。又名匹鳥。(種類)禽類。鳧屬。(性質）鹹平有小毒。（功用）取肉作羹臛食治瘻瘡血痔。

【鴛鴦菊】即草烏頭功用詳見草烏頭條。

【鴛鴦藤】即忍冬功用詳見忍冬條。

【鴝】權於切音劬亦作鸜。

【鴝鵒】詳見鸜鵒條。

【鴞】希么切音囂蕭韻。

【鴞】（名稱）一名梟鴟土梟餘名不錄。（種類）禽類。（性質）甘溫。（功用）治風癇噎食病。炙食瘰鼠瘻。

【鴞頭】（功用）取臘月者燒灰酒服能起痘瘡黑陷。

【鴞目】（功用）呑之令人夜見鬼物。

【鴟】尺伊切音蚩支韻。

【鴟】（名稱）一名鳶隼鷂雀鷹。（種類）禽類。（功用）取肉食之治癲疾消雞肉鵪鶉食積。

【鴟頭】（性質）鹹平。（功用）治頭風目眩顛倒癇疾。

【鴟骨】（功用）治鼻衄不止。取翅骨炙研吹之。

【鴟鵂】（名稱）一名角鴟。夜食鷹俗呼爲貓頭鷹餘名不詳。（種類）禽類。（功用）其肉食之能治瘧疾。

【鴨】乙甲切洽韻。

【鴨】（名稱）一名鶩又名舒鳧。家鳧。褐鴨。（種類）禽類用白毛烏骨者良（性質）甘冷（功用）入肺腎血分滋陰補虛除蒸止嗽利水道治熱痢。

【鴨肪】（性質）甘寒（功用）治風虛寒熱水腫。

【鴨頭】（功用）治水腫通利小便。

【鴨腦】（功用）塗凍瘡。

【鴨血】（性質）鹹冷（功用）熱血解金銀丹石砒霜諸毒及

中惡溺死者。

【鴨舌】（功用）治痔瘡。殺蟲。

【鴨涎】（功用）治小兒痓風角弓反張。又治蚯蚓吹小兒陰腫。

【鴨膽】（性質）苦辛寒。（功用）塗痔核。又點赤目初起。

【鴨肫皮】（功用）治諸骨哽。炙研水服。

【鴨卵】（名稱）一名鴨子。又稱鴨蛋。（性質）甘微寒。（功用）治心腹胸膈熱。（禁忌）多食。發冷氣。令人氣短背悶。（附錄）鹽鴨蛋俗治小兒泄痢。

【鴨屎】（名稱）一名白鴨通。（性質）冷。（功用）主熱毒毒痢。和雞子白塗熱瘡腫毒。絞汁服解金銀銅鐵毒。

【鴨跖草】（名稱）一名苶雞舌草。竹雞草。亦名淡竹葉。耳環草。餘名不備。（種類）隰草類。（性質）苦大寒。（功用）解熱毒。消喉痺。下水氣。通小便。療熱痢。敷腫毒。

【鴨脚青】（種類）草類。（功用）治疔瘡。

六畫

【鴷】力蘖切。音列。

【鴷】即啄木鳥。詳見啄木鳥條。

【鴻】胡籠切。音洪。東韻。

【鴻】雁之大者。詳見雁條。

【鴿】葛合切。音閤。合韻。

【鴿】詳見白鴿肉條。

【鴿屎】（名稱）一名左盤龍。（種類）禽類。取野鴿者尤良。（性質）辛溫微毒。（功用）消腹中痞塊。瘰癧諸瘡。療破傷風及陰毒垂死者。人馬疥瘡。炒研敷之。驢馬和草飼之。消腫殺蟲。

【鵁】皆敲切。音交。肴韻。

【鵁鶄】（名稱）一名交矑。又名

茭雞。（種類）禽類。（性質）甘。鹹平。（功用）解衆魚蝦毒。

七畫

【鵓】步沒切音孛。

【鵓鴿】詳見白鴿條、

【鵙】菊血切音決。

【鵙】同鶪。即伯勞。詳見伯勞條。

【鵜】田倪切音啼。齊韻。

【鵜鶘】（名稱）一名犁鶘。鴮鸅。逃河。淘鵝。（種類）禽類、取脂油用。（性質）鹹溫而滑。（功用）塗癰腫。治風痺。透經絡。通耳聾。

【鵜鶘嘴】（性質）鹹平。（功用）治赤白久痢成疳。燒研服。

【鵜鶘舌】（功用）治疔瘡。

【鵜鶘皮毛】（功用）治反胃吐食。燒末酒服。

【鵝】額何切音莪。歌韻。

【鵝】（名稱）一名家雁。舒雁。（種類）禽類。有蒼白二色。白者良。（性質）甘平。（功用）利五臟。止消渴。（附錄）李時珍云。鵝肉甘溫有毒。發風發瘡。火熏者尤毒。

【鵝膏】（性質）甘微寒。（功用）潤皮膚。消癰腫。解礜石毒。

【鵝血】（性質）鹹平微毒。（功用）解藥毒。愈噎膈反胃。

【鵝膽】（性質）苦寒。（功用）解熱毒。塗痔瘡初起。

【鵝卵】（性質）甘溫。（功用）補中益氣。（禁忌）多食發痼疾。

【鵝蛋殼】（功用）燒灰醋調敷癰疽。立出膿血。

【鵝腿骨】（功用）煆研摻犬咬傷。

【鵝喉管】（功用）治喉症。炙研加冰片吹之。酒服治赤白帶下。

【鵝涎】（功用）治咽喉中誤吞稻芒。並治小兒鵝口瘡。

【鵝毛】(功用)治小兒驚癇。燒灰酒服治噎疾及瘰癧。

【鵝掌】(功用)取掌上黃皮燒灰。搽脚趾縫濕爛。焙研油調塗凍瘡。

【鵝屎】(功用)絞汁服。治小兒鵝口瘡。又蒼鵝屎傅蟲蛇咬毒。

【鵝抱】(種類)蔓草類。(性質)苦寒。(功用)治風熱上壅。咽喉腫痛。

【鵝項草】(種類)草類。取花用。(功用)治咽喉生瘡。同白芷椒根研末吹之。

【鵝腸菜】即蘩縷。詳見蘩縷條。

【鵠】胡沃切讀如斛沃韻。

【鵠】(名稱)一名天鵝。(種類)禽類。(性質)甘平。(功用)取肉醃炙食之。益人氣力利臟腑。

【鵠油】(功用)塗癰腫。治小兒疳耳。

【鵠絨毛】(功用)貼刀杖金瘡。

八畫

【鵪】阿堪切。音諳。

【鵪鶉】鵪雖鶉類。與鶉本非一物。鵪即鷃。當分詳鷃鶉二條。

【鵲】七約切音碏。藥韻。

【鵲】(名稱)一名飛駁馬。又名喜鵲。乾鵲。(種類)禽類。入藥用雄。(性質)甘寒。(功用)消結熱。治消渴。通淋。去風。及大小腸澀。并四肢煩熱。胸膈痰結。

【鵲腦】(功用)入媚藥。

【鵲巢】(功用)燒灰水服。療顛狂鬼魅及蠱毒。幷傅瘻瘡。

【鵰】丁聊切音貂。蕭韻。

【鵰骨】(名稱)鵰一名鷲。(種類)禽類。(功用)治折傷斷骨。燒灰酒下。

【鵰糞】(功用)治諸鳥獸骨哽。

【鶉】殊勻切.音淳.眞韻.

【鶉】(種類)禽類.(性質)甘平.(功用)補五臟.益中續氣.實筋骨.耐寒暑.消結熱.治疳痢.

九畫

【鶖】七優切.音秋.尤韻.

【鶖】詳見秃鶖條.

【鶚】莪鶴切.音咢.藥韻.

【鶚】(名稱)一名魚鷹.鵰雞.雎鳩.餘名不錄.(種類)禽類.取骨用.(功用)接骨.

【鶚糞】(功用)燒研末.塗蛇咬.

【鶚龜】(種類)介類.兩目在側如鶚.生南海.(功用)治婦人難產.臨月佩之.臨時燒末酒服.

【鶡】何遏切.音曷.曷韻.

【鶡雞】(種類)禽類.(性質)甘平.(功用)炙食令人勇健肥潤.

【鶩】莫祿切.音木.屋韻.又無附切.音務.遇韻.義同.

【鶩】即鴨.詳見鴨條.

【鶗】田倪切.音題.

【鶗鴂】即杜鵑.詳見杜鵑條.

十畫

【鶬】雌剛切.音倉.陽韻.

【鶬雞】(名稱)一名鶬鴰.麋鴰.鴰鹿.麥雞.俗稱灰鶴.(種類)禽類.(性質)甘溫.(功用)殺蟲解蠱毒.

【鶯】阿耕切.音罌.庚韻.

【鶯】與鸎同.詳見鸎條.

【鶯粟】即罌粟.詳見罌粟條.

【鶴】何咢切.音貉.藥韻.

【鶴】(名稱)一名仙禽.胎禽.(種類)禽類.入藥以白者爲上.(功用)鶴血詳見白鶴血條.

【鶴腦】(功用)和天雄蔥實服之.令人目明.夜能書字.

【鶴卵】(性質)甘鹹平.(功用)

預解痘毒。

【鶴骨】(功用)酥炙入滋補藥。

【鶴肫中砂石子】(功用)磨水服解蠱毒邪。

【鶴虱】(種類)隰草類。即天名精子。(性質)苦辛有小毒。(功用)殺五臟蟲。止瘧。傅惡瘡。

【鶻】姑忽切。音骨。月韻。又核拔切。音滑。黠韻。義同。

【鶻嘲】(名稱)一名鶻鵃。鶻鳩。屈鳩。鸒鳩。(種類)禽類。(性質)鹹平。(功用)助氣益脾胃。主頭風目眩。

【鷃】倚諫切。音晏。諫韻。

【鷃】即鷃雀。一名鴳。又名鷃。(種類)禽類。(性質)甘平。(功用)治諸瘡陰䘌。煮食去熱。

十一畫

【鷓】至夜切。音柘。

【鷓鴣】(名稱)一名越雉。(種類)禽類。(性質)甘溫。(功用)利五臟。益心力。解蠱毒。

【鷓鴣脂膏】(功用)塗手皸瘃。令不龜裂。

【鷓鴣菜】(種類)蔬菜類。出漳浦。(功用)下小兒腹中蟲積。

十二畫

【鷦】即腰切。音焦。蕭韻。

【鷦鷯】一名巧婦。詳見巧婦鳥條。

【鷩】筆藝切。音蔽。霽韻。又筆子切。音鼈。屑韻。義同。

【鷩雉】(名稱)一名錦雞。金雞。采雞。又名鵕鸃。亦名山雞。(種類)禽類。(性質)甘溫微毒。(功用)食之令人聰慧。養之禳火災。

【鷲】疾宥切。音就。宥韻。

【鷻】即鵰。詳見鵰條。

【鷸】紆橘切。音聿。質韻。

【鴰】(種類)禽類鶬鴰之屬。(性質)甘溫(功用)補虛甚暖人。

【鷳】何斕切。音閑。刪韻。

【鷴】亦作鷳。通稱白鷴。詳見白鷴條。

【鷺】魯誤切。音路。遇韻。

【鷺】(名稱)即鷺鷥。一名絲禽。又名舂鋤。雪客。(種類)禽類。(性質)鹹平。(功用)炙食治虛瘦。益脾補氣。

【鷺頭】(功用)治破傷風。肢強口緊。連尾燒研。以臘豬脂調傅瘡口。

【鷺鷥藤】即忍冬。詳見忍冬條。

十三畫

【鷹】衣兢切。音膺。蒸韻。

【鷹】(名稱)一名角鷹。又名鷞鳩。(功用)取肉食之。治野狐邪魅。

【鷹頭】(功用)治頭風眩運。燒灰酒服。並治痔瘻。

【鷹骨】(功用)治傷損。接骨。燒灰酒服。

【鷹毛】(功用)煮汁飲。能斷酒。

【鷹觜及爪】(功用)治五痔狐魅。燒灰水服。

【鷹屎白】(性質)微寒有小毒。(功用)消虛積。殺勞蟲。去面皰皯黯。

【鸊】披激切。音甓。

【鸊鷉】(名稱)一名刁鴨。又名油鴨。餘名不錄。(種類)禽類。鳧屬。(性質)甘涼。(功用)補中益氣。五味炙食甚美。

【鸊鷉膏】(功用)滴耳治聾。

【鸂】乞鷖切。音谿。

【鸂鶒】(名稱)一名溪鴨。又名紫鴛鴦。鶒音敕。(種類)禽類。(性質)甘平。(功用)食之去驚邪及短狐毒。

十四畫

【鸐】第徼切音笛。

【鸐雉】即山雞。詳見山雞條。

【鸎】阿耕切音罌。與鶯同。

【鶯】同鶯。即倉庚。功用詳見倉庚條。

【鸏】模蓬切。音蒙。

【鸏鳿】（名稱）一名越王鳥。又名鶴頂。鸏鵬。（種類）禽類。出交趾。（功用）水和塗雜瘡。

十五畫

【鸓】魯淯切。音壘。

【鸓鼠】（名稱）一名鼺鼠。又名鳥飛生。（種類）禽類。狀似鼯鼠而身較小。蝙蝠之屬。（性質）微溫。（功用）墮胎令易產。

十六畫

【鸕】蘆吾切。音盧。虞韻。

【鸕鷀】（名稱）一名鷧。又名水老鴉。（種類）禽類。（性質）酸鹹冷。微毒。（功用）利水道。治大腹鼓脹。

【鸕鷀頭】（性質）微寒。（功用）治哽及噎。燒研酒服。

【鸕鷀骨】（功用）燒灰水服、下魚骨哽。

【鸕鷀喙】（功用）治噎病。發即啣之便安。

【鸕鷀嗉】（功用）吞之治魚哽。

【鸕鷀翅羽】（功用）燒灰水服。治魚哽噎。

【鸕鷀屎】（名稱）一名蜀水花。（性質）冷微毒。（功用）殺蟲。斷酒。去面鼾。傅疔瘡。

十七畫

【鸚】阿耕切。音罌。庚韻。

【鸚鴞】（名稱）一作鸚鵡。又名鸚哥。乾皋。（種類）禽類。（性質）甘鹹溫。（功用）食之已虛嗽。

十八畫

【鸛】固玩切。音貫。翰韻。

【鸛】（名稱）一名皂君。負釜。黑尻。（種類）禽類。用骨。（性質）甘大寒。（功用）治鬼蠱諸疰毒。五尸心腹痛。

【鸛脚骨及嘴】（功用）治喉痺飛尸。蛇虺咬。及小兒閃癖。大腹癖滿。煮汁或燒灰服。

【鸛卵】（功用）預解痘毒。

【鸛屎】（功用）治小兒天釣驚風。發歇不定。炒研入牛黃麝香炒蠍爲末。每服五分。

【鸜】權于切。音劬。虞韻。

【鸜鵒】（名稱）一名鴝鵒。哵哵鳥。八哥。寒皋。（種類）禽類。（性質）甘平。（功用）下氣止血。療五痔。治吃噎。

●鹵部

【鹵】盧五切。音魯。麌韻。

【鹵水】（種類）水類。此乃取於鹵地瀝以燒鹽之用。（性質）苦鹹。（功用）治大熱消渴。去煩除邪。下蠱毒。柔肌膚。去濕熱。除痰癖。磨積塊。洗垢膩。（禁忌）多服損人。

十畫

【鹻】昔喊切。音減。豏韻。

【鹻蓬】（種類）草類。與鹽蓬皆產北直鹹地。（性質）（功用）參看鹽蓬條。

十二畫

【鹼】昔喊切。音減。

【鹼】詳見石鹼條。

十三畫

【鹽】余廉切。鹽韻。

【鹽】分詳食鹽戎鹽各條。

【鹽藥】（種類）鹵石類。生海西南雷羅諸洲。狀似芒硝。（性質）鹹冷。（功用）去熱除煩。鎮心明目。傅臘毒。熱赤眼。

【鹽蓬】（種類）草類。其葉似蒿。燒灰淋湯。可以煎鹽。（性質）

鹹涼。(功用)清熱消積。

【鹽膽水】(名稱)亦名鹵水。(種類)水類。此乃已燒成鹽復瀝下之苦鹵。(性質)鹹苦有大毒。(功用)治蝕䘌疥癬瘻疾蟲咬。又治痰厥不醒。灌之取吐。(禁忌)凡瘡有血者不可塗之。

【鹽麩子】(名稱)一名鹽膚子。鹽梅子。鹽捄子。又名木鹽。五構。餘名不錄。(種類)木類。此係構木所結之子。(性質)酸鹹微寒。(功用)生津降火。化痰潤肺。滋腎消毒。止痢收汗。治風濕眼病。

【鹽麩樹白皮】(功用)破血止血。治蠱毒血痢。殺蚘蟲。

【鹽麩根白皮】(功用)治酒疸。及諸骨哽。

●鹿部

【鹿】盧斛切音祿。屋韻。

【鹿茸】(名稱)鹿一名斑龍。(種類)獸類。(性質)甘鹹溫。(功用)添精補髓。暖腎助陽。健骨生齒。治腰脊虛冷。四肢痠痛。頭眩眼黑。一切虛損勞傷。小兒痘瘡乾回。(用法)酥塗去毛。微炙。亦有酒炙者。不可嗅之。有蟲恐入鼻顙。

【鹿茸酒】(種類)穀部造釀類。(功用)治陽虛痿弱。小便頻數。勞損諸虛。(附錄)酒中宜加山藥浸之。

【鹿角】(性質)鹹溫。(功用)生用則散熱行血。消腫辟邪。治夢與鬼交。熬膏鍊霜則耑滋補益腎生精血。強骨壯腰膝。(禁忌)凡上焦有痰熱。胃中有火。吐血屬陰衰火盛者均忌。

【鹿齒】(功用)治鼠瘻。留血心腹痛。

【鹿骨】(性質)甘微熱。(功用)作酒主內虛續絕傷補骨除風燒灰水服治小兒洞疰下痢。

【鹿脛骨】(功用)能生肌收口。

【鹿肉】(性質)甘溫(功用)補中強五臟通脈益氣力治產後風虛邪僻。

【鹿頭肉】(性質)平。(功用)治老人消渴。夜夢鬼物。

【鹿頭酒】(種類)穀部造釀類。(功用)治虛勞不足。消渴。夜夢鬼物。補益精氣。

【鹿蹄肉】(功用)治諸風脚膝骨中疼痛。不能踐地。同豉汁五味煮食。

【鹿脂】(功用)治癰腫死肌。四肢不隨。頭風面皯。溫中通腠理。(禁忌)不可近陰。

【鹿髓】(性質)甘溫。(功用)補陰強陽生精益髓潤燥澤肌。

【鹿腦】(功用)入面脂令人悅澤。

【鹿精】(名稱)一名鹿峻。於相交時設法取之。(功用)大補虛勞。

【鹿血】(功用)大補虛損。益精血解痘毒藥毒。

【鹿腎】(功用)補中安五臟。壯陽氣。

【鹿膽】(性質)苦寒。(功用)消腫散毒。

【鹿筋】(功用)主勞損續絕。

【鹿靨】(功用)治氣癭浸酒中數次含嚥之。

【鹿皮】(功用)治一切漏瘡燒灰和豬脂納之。

【鹿胎】(性質)甘溫。(功用)補陽益精男子眞元不足者宜之。

【鹿胎糞】(功用)解諸毒。

【鹿糞】(功用)治經日不產取

乾濕各三錢研末蘿湯服。

【鹿乳餅】(功用)大能强陰。益命門火衰。發痘漿。通女子乾血勞。(附錄)此於乳鹿腹中剖得之。

【鹿藥】(種類)草類。苗根並似黃精。或云卽萎蕤。(性質)甘溫。(功用)主風血。去諸冷。益老起陽。浸酒服之。

【鹿良】(種類)草類。(性質)味鹹臭。(功用)主小兒驚癇賁豚瘛瘲。大人痓。

【鹿梨】(名稱)一名鼠李。山梨。陽檖。(種類)果類。(性質)酸濇寒。(功用)煨食治痢。

【鹿梨根皮】(功用)煎汁洗瘡疥。

【鹿角菜】(名稱)一名猴葵。(種類) 蔬菜類。(性質)甘大寒滑。(功用)下熱風氣。療小兒骨蒸熱勞。解麪熱。

【鹿角藤】(名稱)一名白毛刺。(種類)蔓草類。用根。(性質)辛臭大熱。(功用)打痞積。治風氣。其葉蒸酒服。能鑽筋透骨。

【鹿藿】(名稱)一名鹿豆。𧯷豆。野綠豆。(種類)蔬菜類。(性質)苦平。(功用)治蠱毒腹痛。腸癰瘰癧。止頭痛。

【鹿葱】藜蘆之別名。詳見藜蘆條。

【鹿蹄草】(名稱)一名小秦王草。一名秦王試劍草。又山慈姑亦名鹿蹄。與此不同。(種類) 隰草類。(功用)治金瘡出血。搗塗卽止。又塗一切蛇蟲犬咬毒。

二畫

【麂】域倚切音几。

【麂肉】(名稱)麂一名麞。(種類) 獸類麞屬。(性質)甘平。

(功用)療五痔。
【麂皮】(功用)作靴韈除濕氣脚痺
【麂頭骨】(性質)辛平(功用)燒灰飲服治飛尸
【麂目】(名稱)一名鬼目。(種類)果類出嶺南(性質)酸甘小冷。(禁忌)多食發冷痰。

六畫

【麋】蜜夷切。音眉。支韻。
【麋茸】(種類)獸類麋鹿屬(性質)甘溫(功用)滋陰益腎。治陰虛勞損一切血病筋骨腰膝酸痛。
【麋角】(功用)滋陰養血。功與茸同亦可熬膏鍊霜。
【麋脂】(名稱)一名官脂。(性質)辛溫(功用)與鹿脂同。可參看鹿脂條。
【麋肉】(性質)甘溫(功用)益氣補中治腰脚。
【麋骨】(功用)治虛勞。煮汁釀酒飲令人肥白美顏色。
【麋皮】(功用)作靴韈除脚氣。

八畫

【麒】勤怡切。音其。支韻。
【麒麟菜】(種類)蔬菜類。一云即鹿角菜。生海邊沙石上。(性質)鹹平(功用)能消一切痰結痞積痔毒
【麗】里詣切。霽韻。
【麗春草】(名稱)一名仙女蒿。定參草與罌粟同名。(種類)隰草類。用花及根(功用)治陰黃及黃疸。
【麕】居諄切。音著。
【麕】即麞。詳見麞條。
【麕舌】(種類)水草類。(性質)辛微溫(功用)主霍亂腹痛。吐逆心煩。

十畫

【麝】食夜切。音射。禡韻。

【麝香】（名稱）麝一名射父。又名香麞。（種類）獸類。香生臍中。用當門子尤佳。（性質）辛溫香竄。（功用）開經絡。通諸竅。透肌骨。治卒中諸風。諸氣諸血。諸痛。痰厥。驚癇。癥瘕瘴瘧。鼻塞耳聾。目翳。陰冷。解毒殺蟲。辟邪。墮胎。治果積酒積。（禁忌）中風未入骨髓。及各證屬虛者禁用。孕婦尤在禁例。忌蒜。不可近鼻。防蟲入腦。

【麝肉】（性質）甘溫。（功用）治腹中癥病。

十一畫

【麞】支央切。音章。陽韻。

【麞肉】（名稱）一名麕。（種類）獸類。（性質）甘溫。（功用）補益五臟。悅澤人面。釀酒。又能祛風。

【麞髓腦】（功用）益氣力。澤人面。治虛風。

【麞骨】（性質）甘微溫。（功用）益精髓。悅顏色。治虛損洩精。

十七畫

【麢】離形切。音零。青韻。俗省作羚。

【麢羊】即羚羊。詳見羚羊角條。

●麥部

【麥】莫核切。音脈。陌韻。

【麥】分詳大麥小麥等各條。

【麥芽】詳見大麥芽條。

【麥門冬】（名稱）一名虋冬。亦名忍冬。又名不死草。階前草。餘名不備。（種類）隰草類。（性質）甘微苦寒。（功用）清心潤肺。強陰益精。瀉熱除煩。消痰止嗽。行水生津。治嘔吐痿蹶。客熱虛勞。脈絕短氣。肺痿吐膿。血熱妄行。經枯乳閉。明目悅顏。（禁忌）氣弱胃寒人忌用。（用法）去心用。入滋補藥酒浸。

【麥裹藤】(種類)蔓草類。生麥田中。(功用)治跌撲。酒煎服。

【麥飯石】(種類)石類。(性質)甘溫。(功用)治一切癰疽發背。

【麥穗火】(種類)火類。(功用)煮飲食。主消渴咽乾。利小便。

四畫

【麨】齒表切。篠韻。

【麨】詳見米麥麨條。

【麪】密查切。音面。霰韻。

【麪】(種類)穀部麥類。【小麥麪】(性質)甘溫有微毒。(功用)補虛養氣。助五臟。厚腸胃。【大麥麪】(性質)甘涼。(功用)平胃寬胸。下氣。消積。癖。脹。進食。凉血。止渴。(附錄)麥用北方者良。南方地暖下濕。便能壅氣作渴。助濕發熱。又市中所買水麪。俱和鹼水拌切。不可食。

【麪筋】(種類)穀部麥類。(性質)甘涼。(功用)解熱和中。(附錄)以油炒之。其性則熱。

八畫

【麴】區郁切。讀如曲。屋韻。俗作麯。

【麴】(名稱)一名酒母。(種類)穀類。【小麥麴】(性質)甘溫。(功用)調中下氣。開胃。袪寒。除煩。破癥。消穀。止痢。【大麥麴】(功用)消食和中。下胎破血。【麪麴】【米麴】(功用)消食積。酒積。餘同小麥麴。

麻部

【麻】模牙切。麻韻。

【麻】分詳胡麻。亞麻。大麻。各條。

【麻仁】詳見大麻仁條。

【麻勃】(名稱)一名麻花。(種類)穀部麻類。卽大麻之花。(功用)能逐諸風惡血。治健忘及金瘡內漏。女人經候不通。

【麻蕡】（名稱）一名麻藍。又名青葛。（種類）穀部麻類。此卽是麻子連殼者。（性質）辛平有毒。（功用）治勞傷。利五臟。下氣破積。止痺散膿。（禁忌）多服令人見鬼狂走。

【麻油】（種類）同前。此卽大麻子油。（功用）敷頭治髮落不生。並解硫黃毒發身熱。

【麻葉】（種類）同前。此卽大麻之葉。（性質）辛有毒。（功用）搗汁服下蚘蟲。搗爛敷蠍毒。並治癰疽疔瘡。

【麻根】（種類）同前。此卽大麻之根。（功用）破瘀血。通熱淋。

【麻黃】（名稱）一名龍沙。卑相。卑鹽。（種類）隰草類。（性質）辛微苦而溫。（功用）入膀胱經。兼走心大腸。而爲肺家專藥。能發汗解肌。去營中寒邪。衛中風熱。調血脈。通九竅。開毛孔。治中風傷寒頭痛溫瘧。欬逆上氣。痰哮氣喘。赤黑斑毒。毒風疹痺。皮肉不仁。目赤腫痛。水腫風腫。（禁忌）過劑則汗多亡陽。夏月禁用。（用法）發汗用莖去根節。煮十餘沸。掠去浮沫。或用醋湯畧泡。曬乾備用。亦有用蜜炒者。

【麻黃根節】（性質）甘平。（功用）止汗。夏月雜粉撲之。煎服能治諸虛自汗及盜汗。

【麻伯】（名稱）一名君莒。又名衍草。（種類）芳草類。葉如蘭。采根用。（性質）味酸。（功用）主益氣出汗。

【麻櫪果】（種類）木類。取麻櫪樹上之鴛鴦果一對用。（功用）治胎衕。同荔枝核七枚。平地木三錢煎服卽墮。

【麻衣接骨】（種類）草類。狀如

土牛膝而粗處作紫黯色。生背陰山澗旁。（性質）溫（功用）專治跌打損傷。

●黃部

【黃】胡光切音皇陽韻。

【黃連】（名稱）一名王連支連。（種類）山草類出四川者良。（性質）大苦大寒（功用）入心瀉火鎮肝涼血燥濕開鬱。解渴除煩益肝膽厚腸胃消心瘀止盜汗治腸澼瀉痢痞滿腹痛心痛伏梁目痛瘡傷。癰疽瘡疥酒毒胎毒明目定驚止汗解毒除疳殺蚘。（禁忌）寒虛爲病者禁用。忌豬肉（用法）治心火生用虛火醋炒肝膽火豬膽汁炒上焦火酒炒中焦火薑汁炒下焦火鹽水或童便炒。食積火黃土炒。治濕熱在氣分。吳茱萸湯炒。點眼赤人乳浸。

【黃芩】（名稱）中虛者名枯芩。片芩內實者名子芩條芩。別名不錄。（種類）山草類。（性質）苦寒（功用）苦入心。寒勝熱。瀉中焦實火除脾家濕熱治澼痢腹痛。寒熱往來黃疸五淋血閉氣逆。癰疽瘡瘍。及諸失血。消痰利水。解渴安胎。養陰退陽。補膀胱水。酒炒則上行。瀉肺火。利胸中氣。治上焦之風熱濕熱。火嗽喉腥。目赤腫痛（禁忌）過服損胃。血虛寒中者禁用（附錄）枯芩瀉肺火。清肌表之熱。條芩瀉大腸火補膀胱水。上行酒炒。瀉肝膽火豬膽汁炒。黃芩子治腸澼膿血。

【黃耆】（名稱）俗作黃芪。一名戴糝。戴椹。芰草。百本。亦名王孫。（種類）山草類。（性質）甘溫。（功用）生用固表無汗能發。有汗能止。濕分肉。實腠理。瀉陰火。解肌熱。炙用補中益元氣。溫三焦。壯脾胃。生血生肌。排膿內託。瘡癰聖藥。痘證不起。陽虛無熱者宜之。(附錄)其莖葉療渴及筋攣癰腫疽瘡。

【黃精】(名稱)一名黃芝。戊巳芝。菟竹。鹿竹。仙人餘糧。救窮草。又俗名山生薑。餘名不備。(種類)山草類。(性質)甘平。(功用)補中益氣。安五臟。益脾胃。潤心肺。塡精髓。助筋骨。除風濕。下三蟲。以其得坤土之精粹。久服不飢。(用法)九蒸九曬用。

【黃精酒】(種類)穀部造釀類。同蒼朮枸杞根柏葉天門冬釀之。(功用)壯筋骨。益精髓。變白髮。治百病。

【黃環】(名稱)一名凌泉。大就。就葛。生芻根韭。(種類)蔓草類。(性質)苦平。(功用)治痰嗽。消水腫。利小便。解蠱毒。辟邪氣。(附錄)實名狼跋子。另詳。

【黃藤】(種類)蔓草類。狀若防己。生嶺南。(性質)甘苦平。(功用)利小便。能解飲食中毒。

【黃秫】(種類)草類。(性質)味苦。(功用)治心煩。止汗出。

【黃辯】(名稱)一名經辯。(種類)草類。(性質)甘平。(功用)主心腹痛疝瘕口瘡臍傷。

【黃柏】(名稱)卽黃蘗。(種類)喬木類。川產者良。(性質)苦微辛寒。沉陰下降。(功用)瀉膀胱相火。補腎水不足。堅腎潤燥。除濕淸熱。療下焦虛。骨蒸勞熱。諸痿癱瘓。目赤耳鳴。

消渴．便閉．黃疸．水腫．水瀉．熱痢．痔血．腸風．漏下．赤白．諸瘡痛癢．頭瘡．口瘡．殺蟲．安蚘．（禁忌）久服傷胃．尺脈弱者．禁用．（用法）生用降實火．蜜炙則不傷胃．炒黑能止崩帶．酒製治上．蜜製治中．鹽製治下．（附錄）其根名檀桓．另詳．

【黃櫨】（種類）喬木類．（性質）苦寒．（功用）除煩熱．解酒疸目黃．洗赤眼．及湯火漆瘡

【黃蒸】（名稱）一名黃衣．又名麥黃．（種類）穀類．此磨米麥粉和罨之．薰蒸成黃．（性質）甘溫．（功用）溫中．下氣．消食除煩．治食黃．黃汗．效力與女麴相似．

【黃麻】（種類）穀部麻類．（功用）破血．通小便．療折傷．

【黃麻葉】（名稱）一名牛泥茨．天珠草．天紫蘇．（種類）草類．苗如麻．葉有微毛．（性質）苦微辛．（功用）治諸血症．及氣症．心疼．肚痛．痢疾．痞結

【黃麻子】（功用）治欬．傷肺．

【黃藥子】（名稱）一名木藥子．又名赤藥．紅藥子．其味極苦．故又名大苦．（種類）蔓草類．用根．（性質）苦平．（功用）涼血．降火．消癭．解毒．治諸惡腫瘡瘻．喉痺．蛇犬咬毒．

【黃藥酒】（種類）穀部造釀類．用萬州黃藥．浸之．（功用）治諸癭氣．

【黃花蒿】（名稱）一名臭蒿．（種類）隰草類．（性質）辛苦涼．（功用）治小兒風寒驚熱．

【黃花蒿子】（性質）辛涼．（功用）下氣．開胃．治勞．止盜汗．逐邪氣．

【黃護草】（種類）草類．（功用）主痺．益氣．令人嗜食．

【黃花子】(種類)草類．生信州．花開黃色．似辣菜花．(功用)治咽喉口齒病．

【黃花地丁】即蒲公英．詳見蒲公英條．

【黃寮郎】(名稱)俗名倒摘刺．(種類)草根．生天台山．采根用．(功用)搗汁滴喉痛．燒取烟煤塞牙痛．並能治風．

【黃德祖】(名種)德祖即黃石公．號此草生圯上．故名．(種類) 草類．(功用)治瘡癬．

【黃蜀葵】(種類)隰草類．用花．(性質)甘寒滑．(功用)治小便淋．及催生．消癰腫．浸油塗湯火傷．

【黃蜀葵子及根】(功用)與花相同．並通乳汁．

【黃甘菊】詳見菊花條．

【黃大豆】(種類)穀部豆類．(性質) 甘溫．(功用)寬中下氣．利大腸．消水腫脹毒．研塗痘後癰．

【黃豆油】(性質)辛甘熱．微毒．(功用)塗瘡疥．解髮膩．

【黃豆稭】(功用)燒灰．入點痣去惡肉藥．

【黃瓜菜】(名種)一名黃花菜．(種類)蔬菜類．(性質)甘微苦微寒．(功用)通結氣．利腸胃．

【黃矮菜】(名稱)一名黃芽菜．杭人呼為花交菜．(種類)蔬菜類．(性質)甘溫．(功用)利腸胃．除胸煩．解酒渴．利大小便．和中止嗽．

【黃練芽】(名稱)一名黃槤頭．(種類)蔓草類．(性質)苦甘澀寒．(功用)解暑止渴．生津明目．利便．清熱解毒．治痢．

【黃葛樹】(名稱)一名嘉樹．(種類) 木類．生川中．(功用)

治疥癬取其根皮煎湯浴之。

【黃楊木】（種類）灌木類用葉。（性質）苦平（功用）治婦人難產入達生散中用。又主暑月生癤搗爛塗之。

【黃皮果】（名稱）一名黃彈子。（種類）果類生粵中（性質）酸平（功用）消食順氣。除暑熱主嘔逆痰水。胸膈滿痛。蚘蟲上攻心下痛多食荔枝者用此解之。

【黃茄水】（種類）水類。用秋天黃老茄子以新瓶盛埋地中。一年化爲水（功用）治大風熱痰能消痰成水。

【黃金火】（種類）火類。（功用）以金器燒紅烙肉上能止血。凡誤針出血不止者用此。

【黃土】（種類）土類。（性質）甘平（功用）治洩痢冷熱赤白。腹內熱毒絞結痛。下血。又解諸藥毒及食物毒。

【黃礬】（種類）鹵石類。（性質）酸濇鹹有毒（功用）療瘡生肉治陽明風熱牙疼。

【黃石脂】（種類）石類。（性質）苦平（功用）養脾氣。治洩痢腸澼下膿血。去白蟲。除黃疸。療癰疽。

【黃石華】（種類）石類。（性質）味甘（功用）主陰痿消渴膈中熱去百毒。

【黃明膠】（名稱）即牛皮膠。一名水膠海犀膏（種類）獸類。（性質）甘平。（功用）治血止痛潤燥利腸。其功與阿膠相近亦可代用。用葱白煮粥通大便。

【黃羊肉】（名稱）一名播羊。（種類）獸類（性質）甘溫（功用）補中益氣治勞傷虛寒。

【黃羊髓】(功用)補益。功同羊髓。

【黃鼠肉】(名稱)一名禮鼠。拱鼠。鼪鼠。遼人呼爲貔貍。(種類)獸部鼠類。(性質)甘平。(功用)潤肺生津。煎膏貼瘡腫。解毒止痛。

【黃花魚】即石首魚。詳見石首魚條。

【黃鯝魚】(名稱)一名黃骨魚。(種類)鱗類。用肉。(性質)甘溫。(功用)白煮汁飲。止胃寒洩瀉。

【黃鯝魚油】(功用)治瘡癬有蟲。(禁忌)燃燈昏人目。

【黃顙魚】(名稱)一名黃鱨魚。黃頰魚。(種類)鱗部無鱗魚類。(性質)甘平微毒。(功用)其肉能醒酒。祛風。消水腫。利小便。燒灰治瘰癧久潰不收斂及諸惡瘡。

【黃顙魚涎】(功用)治消渴。其涎於翅下取之。

【黃顙魚頰骨】(功用)燒研茶服。治喉痺腫痛。

【黃頷蛇】(種類)鱗部蛇類。(性質)甘溫有小毒。(功用)主風癩頑癬惡瘡。釀酒或入丸散用。

【黃頷蛇頭】(功用)燒灰主久瘧及小腸癰。入丸散用。

【黃頷蛇骨】(功用)治久瘧勞瘧。炙入丸散用。

【黃蜂子】(種類)蟲類。(性質)甘涼有小毒。(功用)治雀斑面皰。餘功同蜜蜂子。

【黃麻梗蟲】(種類)蟲類。蟲生麻梗近根上一節中。(性質)溫。(功用)去風行血。焙末酒服。能使疔化爲水。幷傅用。

●黍部

【黍】書語切。音暑。語韻。

【黍米】(種類)穀類稷之黏者爲黍。(性質)甘溫。(功用)益氣補中，燒灰和油塗杖瘡。嚼汁塗小兒鵝口瘡。(禁忌)久食令人多熱煩。(附錄)丹黍米微寒。下氣止欬逆。除熱止煩渴。並治鼈瘕。

【黍穰莖幷根】(性質)辛熱有小毒。(功用)燒灰酒服。治妊娠尿血。煮汁服。下小便。治心氣疼痛。浴身去浮腫。(附錄)丹黍根莖利小便。止上喘。

三畫

【黎】力倪切。音犁。齊韻。

【黎豆】(名稱)一名貍豆。又名虎豆。(種類)穀部豆類。(性質)甘微苦溫有小毒。(功用)溫中益氣。

【黎椒】(種類)木類。(性質)(功用)均同川椒。其力尤勝。含之可辟瘴氣。解魚蝦食毒。

黑部

【黑】呵刻切。職韻。

【黑薑】(種類)蔬菜類。此卽乾薑炮黑者。(性質)辛苦大熱。(功用)除胃冷而守中。去臟腑沈寒錮冷。能去惡生新。使陽生陰長。故吐衄下血有陰無陽者宜之。亦引血藥入氣分而生血。故血虛發熱產後大熱者宜之。引以黑附。能入腎而祛寒濕。能回脈絕無陽。通心助陽而補心氣。(禁忌)凡陰虛有熱勿服。孕婦尤忌。

【黑大豆】(種類)穀部豆類。緊小者更佳。(性質)甘寒。(功用)色黑屬水似腎。故能補腎。鎭心明目。下氣利水。除熱祛風。活血解毒。消腫止痛。搗塗一切腫毒。煮食利大便。入鹽尤能補腎。(禁忌)忌厚朴。犯之動氣。

【黑大豆皮】(功用)生用療痘瘡目翳嚼爛傅小兒尿灰瘡。

【黑大豆葉】(功用)搗傅蛇咬。煮服治小便血淋。

【黑大豆花】(功用)主目盲翳膜。

【黑石脂】(名稱)一名石墨。又名石涅。(種類)石類。(性質)鹹平。(功用)養腎氣。強陰。主陰蝕瘡。止腸澼洩痢。療口瘡咽痛。

【黑石華】(種類)石類。(性質)味甘。(功用)主陰痿消渴去熱。療月水不利。

【黑丑】【白丑】牽牛黑者名黑丑白者名白丑詳見牽牛條。

八畫

【黨】朵榜切。養韻。

【黨參】詳見上黨參條。

●黽部

四畫

【黿】愚袁切。音元。元韻。

【黿甲】(種類)介類。(性質)甘平。(功用)殺蟲。逐風。治瘡痔瘰癧。風頑疥瘙。功同鼈甲。並療婦人血熱。

【黿肉】(性質)甘平。(功用)治濕氣。邪氣。諸蟲。食之補益。

(黿脂)(功用)摩風及惡瘡。

【黿膽】(性質)苦寒。(功用)治喉痺。以生薑薄荷汁化少許服取吐。

六畫

【鼁】烏瓜切。音哇。古蛙字。

【鼃】詳見蛙條。

十一畫

【鼈】筆子切音鷩。屑韻。俗作鱉。

【鼈甲】(名稱)俗名團魚。(種類)介類。(性質)鹹平。(功用)色青入肝治勞瘦骨蒸。往來寒熱溫瘧瘧母腰痛脇堅。血瘕痔核。經阻產難。腸癰瘡腫。驚癇斑痘。厥陰血分之病。（禁忌）惡礬石。忌莧菜雞子。（用法）醋炙。若治勞。童便炙。亦可熬膏。

【鼈肉】（性質）甘平。（功用）涼血補陰。治瘧痢及虛勞痃癖脚氣。（禁忌）冷而難消。脾虛者勿食。

【鼈脂】（功用）除日拔白髮。取脂塗孔中。即不生。欲再生。白犬乳汁塗之。

【鼈頭】（功用）燒灰。療小兒諸疾。婦人產後陰脫。並傳大腸脫肛。

【鼈頭血】（功用）治風中血脈。口眼喎斜。小兒疳勞潮熱。塗脫肛。

【鼈卵】（功用）鹽藏煨食。止小兒下痢。

【鼈爪】（功用）五月五日收藏衣領中。令人不忘。

【鼈菜】蕨之別名。詳見蕨條。

十二畫

【鼉】徒我切音駝。歌韻。

【鼉甲】（名稱）鼉俗稱鼉龍。又名豬婆龍。土龍。（種類）鱗部龍類。（性質）酸微溫有毒。（功用）殺蟲療瘡。除血積。治風癲。功同鼈甲。並治陰瘡。

【鼉肉】（性質）甘有小毒。（功用）與黿肉相似。

【鼉脂】（功用）摩風及惡瘡。

【鼉肝】（功用）炙同蒜齏食。治五尸病。

●鼓部

【鼓】戶切音古。麌韻。

【鼓子花】即旋花。詳見旋花條。

●鼠部

【鼠】書語切音暑。語韻。

【鼠】（名稱）一名鼷鼠。老鼠。首鼠。家鹿。（種類）獸類。取牡者入藥.(性質)甘微溫.(功用)搗傅瘀踒折續筋骨豬脂煎膏治打撲折傷諸瘡瘻及凍瘡湯火傷.

【鼠肉】(性質)甘熱.(功用)炙食治兒疳鼠瘻.

【鼠肝】(功用)治聤耳出汁塞之能引蟲.

【鼠膽】(功用)點目治青盲雀目滴耳治聾.

【鼠脂】(功用)滴耳治聾傅湯火傷.

【鼠腦】(功用)搗塗竹木針刺.小兒解顱綿裹塞耳治聾.

【鼠頭】(功用)治瘻瘡鼻齄.湯火傷瘡.

【鼠目】(功用)明目.

【鼠脊骨】(功用)治齒折多年不生者研末日日揩之.

【鼠足及尾】(功用)燒服催生.

【鼠皮】(功用)燒灰封癰疽口冷不合者生剝貼附骨疽瘡.即追膿出.

【鼠糞】(名稱)亦稱兩頭尖.兩頭尖者爲雄鼠屎(性質)甘微寒.(功用)治傷寒勞復發熱男子陰易腹痛小兒驚癇疳疾研末傅鼠瘻及疔腫諸瘡.

【鼠婦】(名稱)一名鼠負.負蟠.伊威俗名濕生蟲亦名鼠姑.鼠粘(種類)蟲類(性質)酸溫(功用)治久瘧寒熱.風蟲牙痛.產婦尿秘小兒撮口驚風鵝口瘡痘瘡倒靨.

【鼠穴泥】(種類)土類(功用)治偏正頭風炒熱用絹帕包頭上即愈

【鼠壤土】(種類)土類.(功用)用小兒尿和塗疔腫蒸熱袋盛熨風痺身痛.

【鼠李子】(名稱)一稱楮李.鼠

梓。山李子。牛李。皂李。又名烏巢子。牛皂子（種類）灌木類。（性質）苦涼微毒。（功用）治痘瘡黑陷及疥癬有蟲。

【鼠李皮】（性質）苦微寒。（功用）治諸瘡熱毒發背口疳。

【鼠粘子】即牛蒡子一名惡實。詳見惡實條。

【鼠尾草】（名稱）一名葝。又名山陵翹烏草水青（種類）隰草類用花葉（性質）苦微寒。（功用）治鼠瘻痢血。瘧疾水蠱。

【鼠麴草】（名稱）一名米麴。鼠耳。佛耳草。茸母。無心草。（種類）隰草類（性質）甘平。（功用）益氣調中。除痰止嗽。雜米粉作糗食味甚甜美。

【鼠牙半支】（種類）草類生高山石壁上。（性質）寒（功用）消癰腫。治濕爛水腫。

四畫

【鼢】父吻切。音憤。又平聲文韻義同。

【鼢鼠】即鼴鼠。詳見鼴鼠條。

【鼢鼠壤土】（種類）土類。（功用）治鬼疰氣痛。傅腫毒。

五畫

【鼧】徒我切。音駝。

【鼧鼥】即土撥鼠。鼥音撥。詳見土撥鼠條。

【鼪】師亨切。音生庚韻。又細淨切。音性。義同。

【鼪鼠】即鼬鼠詳見鼬鼠條。

【鼫】時釋切。音石陌韻。

【鼫鼠】（名稱）一名碩鼠。鼩鼠。雀鼠。鼨鼠（種類）獸部鼠類。用肚（性質）甘寒（功用）治咽喉痺痛一切熱氣研末含嚥。

【鼬】逸救切。音袖宥韻。

【鼬鼠】（名稱）即黃鼠狼一名

鼪鼠。又名地猴。(種類)獸部鼠類。(性質)甘臭溫有小毒。(功用)取肉煎油。塗瘡疥。殺蟲。

【鼬鼠心肝】(性質)臭微毒。(功用)治心腹痛。殺蟲。

七畫

【鼯】兀胡切。音吾。虞韻。

【鼯鼠】即鸓鼠。蝙蝠之屬。詳見鸓鼠條。

九畫

【鼲】胡綸切。音渾。元韻。

【鼲鼠】即黃鼠。詳見黃鼠條。

十畫

【鼷】檄倪切。音奚。齊韻。

【鼷鼠】又名甘口鼠。祇爲人害而無功用。如食鼠殘而成鼠瘻者。可食貍肉而以豬膏摩之。

【鼹】音偃。與鼴同。

【鼹鼠】(名稱)即鼢鼠。一名田鼠。亦名隱鼠。(種類)獸部鼠類。(性質)鹹寒。(功用)能去風。療瘡疥痔瘻。

【鼹鼠膏】(功用)摩諸瘡。

【鼹鼠糞】(功用)治蛇虺螫傷腫痛。研末豬脂調塗。

●鼻部

【鼻】弼肆切。讀如避。寘韻。

【鼻烟】(種類)火類。以出西洋者爲上。(功用)通關竅。治驚風。明目。定頭痛。辟疫。

【鼻冲水】(種類)水類。出西洋。(性質)辛烈。(功用)治外感風寒等症。嗅之能發汗。(禁忌)虛弱者忌用。禁勿內服。

●齊部

【齊】前倪切。齊韻。

【齊頭蒿】即牡蒿。詳見牡蒿條。

●齒部

【齒】豈倚切。紙韻。

【齒垽】(名稱)一名齒垢。(種

類）人類。（性質）鹹溫。（功用）塗蜂螫及竹木入肉破癰腫。

●龍部

【龍】閭容切。冬韻。

【龍骨】（種類）鱗部龍類。（性質）甘濇平（功用）入心腎肝大腸各經。能收斂浮越之正氣。濇腸益腎安魂鎮驚辟邪解毒治多夢紛紜。驚癇瘡痢。吐衄崩帶滑精脫肛。利大小腸。固精止汗定喘斂瘡。皆濇以止脫之義。（用法）酒浸一宿水飛三度或酒煮酥炙火煅。亦有生用者。

【龍齒】（性質）澀涼（功用）鎮驚辟邪治心病。

【龍角】（性質）甘平。（功用）磨服治心熱風癇。

【龍腦】（功用）其形肥軟能斷痢

【龍涎】（性質）味甘氣腥。性濇。（功用）益精髓助陽道。利血脈。消氣結。製香用。

【龍眼】（名稱）一名龍目。圓眼。益智亞荔枝荔枝奴俗稱桂圓。（種類）果類出閩廣川中。（性質）甘平。（功用）補心長智。開胃益脾。療健忘與怔忡。能安神而熟寐一切思慮過度勞傷心脾及血不歸脾諸證。（附錄）又一種名龍荔。狀如小荔枝而肉味如龍眼。其性甘熱有小毒。不宜生食。

【龍眼核】（功用）擦胡臭。爇腦漏。療疝氣傅瘡癬。又止金瘡出血。

【龍眼殼】（功用）敷湯泡傷。

【龍葵】（名稱）一名苦葵苦菜。天茄子水茄天泡草老鴉酸漿草。老鴉眼睛草。（種類）隰草類。（性質）苦微甘滑寒。（一功用）消熱散血壓丹石毒。

【龍葵莖葉】（功用）療癰疽腫毒跌撲傷損消腫散血。

【龍葵根】（功用）與木通胡荽煎服通利便亦傳疔腫毒瘡。

【龍葵子】（功用）治風益男子元氣婦人敗血。

【龍珠】（名稱）一名赤珠。（種類）隰草類與龍葵一類二種用苗（性質）苦寒（功用）能變白髮令人不睡功與龍葵同。

【龍珠子】（功用）治疔腫。

【龍膽草】（名稱）一名陵游。（種類）山草類用根。（性質）大苦大寒（功用）沉陰下行。入肝膽而瀉火兼入膀胱腎經除下焦之濕熱與防已同功酒浸亦能外行上行治骨間寒熱驚癇邪氣時氣溫熱熱痢疸黃寒濕脚氣咽喉風熱赤睛努肉癰疽瘡疥（禁忌）過服損胃無實火者禁用忌地黃。

【龍舌草】（種類）水草類。（性質）甘鹹寒（功用）搗塗癰疽湯火灼傷。

【龍牙草】卽馬鞭草詳見馬鞭草條。

【龍常草】（名稱）一名糭心草。（種類）隰草類用莖（性質）鹹溫（功用）輕身益陰氣療痺寒濕。

【龍鬚草】（名稱）一名叉雞草。綠袍草鐵線草（種類）草類。（功用）散風火理濕熱治口咽諸毒火症牙痛。

【龍鬚菜】（種類）石草類生東南海邊石上（性質）甘寒（功用）治癭結熱氣利小便。

【龍鬚藤】（種類）蔓草類色分五種藤細如髮產粵東其花

與子皆入藥。(功用)浸酒服。補筋骨通脈絡。搜風解毒。

【龍手藤】(種類)蔓草類。(性質)甘溫。(功用)主偏風口喎。手足癱緩。補虛益陽。去冷氣風痺。酒浸服。

【龍脊茶】(種類)木類。出廣西。造成磚用。(功用)除瘴解毒。治赤白痢。

【龍涎石】(種類)石類。(功用)主大風癘瘡。

【龍窩石】(種類)石類。山中有龍蟄處皆有之。(性質)大寒。(功用)磨面能滅瘢痕。解熱瘡毒。煅粉撲暑疿立消。

【龍石膏】(種類)石類。如鐵脂中黃生杜陵。(功用)主消渴。

●龜部

【龜】姑追切。支韻。

【龜甲】(名稱)一名敗龜板。敗將。神屋。漏天機。(種類)介類。(性質)甘平。(功用)補心益腎。滋陰資智。治陰血不足。熱勞骨蒸。腰腳痠痛。久瀉久痢。久嗽欬。瘧癥瘕。崩漏。五痔產難。陰虛血弱之證。(用法)酥炙。或酒炙。豬脂炙。煅灰用。以桑柴熬膏良。

【龜肉】(性質)甘酸溫。(功用)治濕痺身腫筋骨疼痛。止瀉血血痢。

【龜肉酒】(種類)穀部。造釀類。(功用)治十年欬嗽。

【龜血】(性質)鹹寒。(功用)治打撲損傷。和酒飲之。塗脫肛。

【龜膽】(性質)苦寒。(功用)點痘後目腫。

【龜尿】(功用)走竅透骨。染鬚髮。治啞聾。

一九五一年五月新二版

中國藥物新字典

精裝一册 實價人民幣二萬元
平裝一册 實價人民幣一萬六千元

編著者 江忍庵
出版者 廣益書局 上海河南路
總發行所 廣益書局 上海福州路
分發行所 廣益書局